天人合一

继《八卦象数疗法》畅销两年后本社隆重再推：

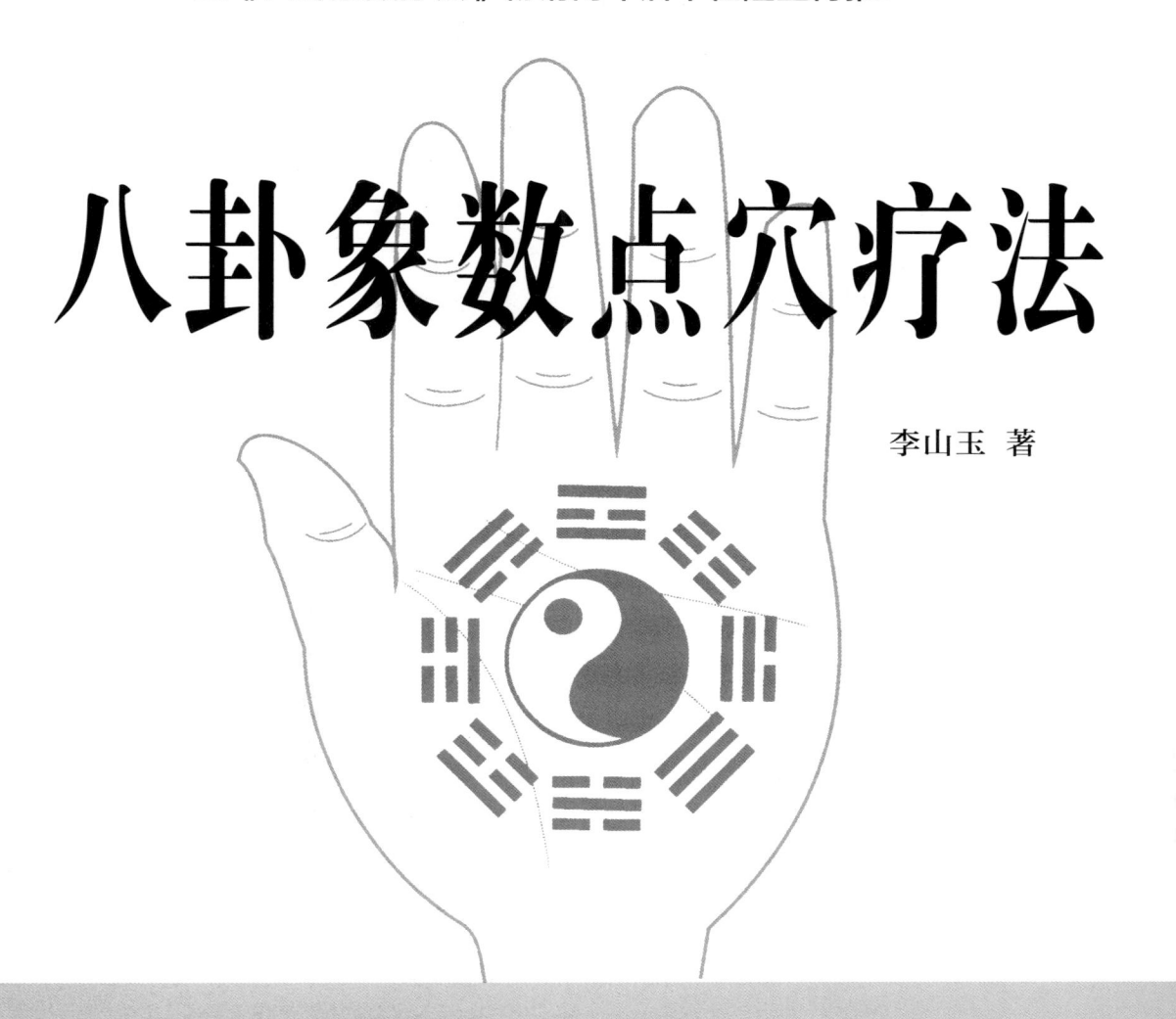

八卦象数点穴疗法

李山玉 著

源于易经，基于中医，效于气场
用之不竭的"药库"，随时相伴的"医生"
至简深奥 无方无体 其力非凡
通过五行生克规律，补不足，损有余达到阴阳平衡

团结出版社

© 团结出版社，2011 年

图书在版编目（CIP）数据

八卦象数点穴疗法 / 李山玉著. -- 北京：团结出版社，2011.7
（2024.12 重印）
　ISBN 978-7-5126-0530-5

Ⅰ. ①八… Ⅱ. ①李… Ⅲ. 八卦—应用—穴位疗法
Ⅳ. ① R247.4 ② R226

中国版本图书馆 CIP 数据核字 (2011) 第 143453 号

责任编辑：韩金英
封面设计：韩金英

出　　版：团结出版社
　　　　　（北京市东城区东皇城根南街 84 号 邮编：100006）
电　　话：（010）65228880　65244790（出版社）
　　　　　（010）65238766　85113874　65133603（发行部）
　　　　　（010）65133603（邮购）
网　　址：http://www.tjpress.com
E-mail：zb65244790@vip.163.com
　　　　　tjcbsfxb@163.com（发行部邮购）
经　　销：全国新华书店
印　　装：天津盛辉印刷有限公司

开　　本：170mm×230mm　16 开
印　　张：18.5　　　　　　　　字　　数：239 千字
版　　次：2011 年 7 月 第 1 版　　印　　次：2024 年 12 月 第 20 次印刷

书　　号：978-7-5126-0530-5
定　　价：38.00 元
　　　　　（版权所属，盗版必究）

八卦象数点穴疗法

自序

《八卦象数点穴疗法》系《八卦象数疗法》与《手上点穴疗法》（原为手掌点穴按摩法）的综合，它们的渊源是合一的，是同一的，均为源于易经，基于中医，效于气场。是利用八卦场，通过五行生克规律，补不足，损有余，达到阴阳平衡；合于《黄帝内经》的养生原则，是遵循自然规律，是遵循大小宇宙的本源规律。

《八卦象数疗法》与《手上点穴疗法》最终之目的为达到人体身心的和谐，达到身心动态平衡而康复，这就是中医的要点，传统文化的基石。故动态平衡是人生的奥秘、宇宙的奥秘，动态平衡是健康的奥秘，长寿的奥秘，是天人合一的奥秘。

《手上点穴疗法》是基于《八卦象数疗法》的又一实践的总结，故为同理、同源。通过近二十年的实践，其疗效不逊于《八卦象数疗法》，它们是一脉相承的。近年来，广大学员的实践亦证实了其大道至简，疗效非凡的特点。据《易经》其大无外、其小无内的特点，人体的任何部位、范围均有后天八卦的结构模式与先天八卦场，故手上可以点穴按摩，人体的其他任何部位同样可以点穴按摩，但手上点穴按摩是最方便的，可施治于任何场合、时间，故此选择了手上点穴按摩；即手掌八卦与手背中指相对应的六爻位（手背的任何掌骨均可点按，但中指对应的掌骨更合于天人合一的玄机）。

《手上点穴疗法》与《八卦象数疗法》有异曲同工、浑然一体之妙，它们是同理、同源，易如反掌，大道至简。均沟通了宇宙能量场，其内涵深邃，前景之深广，匪夷所思矣。

宇宙的自然法则是万物的行为规范，由卑下至高大浑然并存；宇宙的自然法则是先天为体，后天为用的简易、变易、不易之生化不息；八卦内涵的信息能量是无限的，八卦是"以通神明之德，以类万物之情"的。据"易经"的其大无外、其小无内的思想，通过《八卦象数疗法》与《手上点穴疗法》可以广泛地实践、挖掘、探索，利用宇宙八卦场的能量，无中生有地调节人体身心的和谐，与八卦场同步共振、同化，为人类的回归自然，可效法乾坤，自强不息。

本书主要包括两部分：一、手上点穴疗法及病例；二、八卦象数疗法及典型病例。

作者
庚寅．夏

地址：青岛市香港东路87号建飞花园
邮编：266061
电话：0532—88013026　85653575
邮箱：baguaxs@hotmail.com

目 录

第一章　八卦象数点穴疗法 ……………………………（001）
  第一节　手上点穴按摩疗法的基本原理 …………（001）
  第二节　手掌点穴按摩 ……………………………（001）
  第三节　手背掌骨点穴按摩 ………………………（005）
  第四节　手上点穴按摩疗法的基本操作 …………（008）

第二章　八卦象数点穴疗法病例选 ……………………（017）
  洛阳中医大夫房××的病例 ………………………（017）
  手上点穴疗法是绿色疗法 …………………………（018）
  八卦象数点穴疗法快速解除病痛 …………………（022）
  两分钟治好腰扭伤 …………………………………（028）
  喻大夫的点穴病例报告 ……………………………（030）
  信手拈来，点穴简便实用 …………………………（032）

第三章　八卦象数疗法病例选 …………………………（037）
  可信吗？非信？ ……………………………………（037）
  几十年的严重肠炎好了 ……………………………（041）
  象数用在哪，哪就好 ………………………………（044）
  020·160治好了患7-8年的气管炎 ………………（049）
  养生保健，八卦象数配方显奇效 …………………（050）
  坚持用象数排毒（甲醛）效果好 …………………（055）
  象数疗法对消化系统疗效显著 ……………………（057）
  生活处处有八卦 ……………………………………（058）
  象数治疗便秘、念象数战胜阴寒 …………………（059）
  象数疗法治疗痿证兼治了其他症状 ………………（060）
  念象数顺利排尿、排便两例 ………………………（061）

八卦象数疗法治愈骨髓炎、治愈骨折……………（062）
象数疗法显神奇………………………………………（069）
不敏感者不一定对所有疾病都不敏感………………（072）
我对易经"简易、变易、不易"的理解………………（075）
特例报告和记录………………………………………（078）
难治之症不药而愈……………………………………（086）
象数疗法调整上下肢不便……………………………（094）
感而遂通………………………………………………（096）
德高悟性好，念数获佳效……………………………（097）
为云南昭通患上矽肺的农民工寄去象数配方………（108）
治愈冠心病……………………………………………（115）
象数疗法使一家人受益………………………………（116）
经常给别人"药"方，放"止疼药"…………………（119）
中医大夫陈××的报告………………………………（121）
大胆配方获奇效………………………………………（129）
象数治疗腮腺炎………………………………………（130）
"灵丹妙药"八卦象数疗法显神奇……………………（132）
浅谈形象思维…………………………………………（135）
八卦象数疗法——打开健康之门的"金钥匙"………（139）
念牙痛象数配方冷得直哆嗦…………………………（144）
一夜治愈感冒，自治颈椎病…………………………（144）
用象数自救……………………………………………（146）
事实让他信服了………………………………………（147）
八卦象数疗法为血管瘤手术…………………………（150）
老师为我女儿送子……………………………………（152）
治疗结肠炎、丘疹、严重失眠等……………………（155）
老师一方治好了多种病………………………………（157）
治疗煤气中毒痴呆症…………………………………（159）

要想象数效果好，时间保障是关键 ……………………（161）
一位乡村医生的感悟 ………………………………………（168）
象数避免了卵巢囊肿手术 …………………………………（169）
阑尾炎没有再犯过 …………………………………………（169）
情系救命法，青岛谢师恩 …………………………………（170）
异国他乡的中医师盛赞象数疗法的神奇 …………………（174）
象数疗法没有副作用，就是用自然规律来治疗和
　养生 ………………………………………………………（182）
胰头占位，在全力默念象数中再现神奇疗效 ……………（187）
我的老师是李山玉 …………………………………………（190）
肾病、心脏病、腰间盘突出念数见效果 …………………（192）
正人先正己 …………………………………………………（193）
学用八卦象数疗法点滴体会 ………………………………（194）
我庆幸自己能用象数疗法自救 ……………………………（197）
手足口病在象数疗法中的神奇效应 ………………………（198）
病来数挡，有空就念数 ……………………………………（201）
学会用比类取象取数 ………………………………………（202）
哪里不舒服就对"号"入座 ………………………………（205）
肺腺癌已转移的患者，现健康地生活工作着 ……………（206）
念数使硬块变软变小了 ……………………………………（209）
爱犬晕车把数贴 ……………………………………………（211）
贴念象数治疗多种病 ………………………………………（212）
象数快速治愈老人骨折 ……………………………………（214）
老中医配合象数治疗获佳效 ………………………………（215）
治好了腰间盘突出，全身都感轻松 ………………………（216）
形象思维治胸积液 …………………………………………（217）
八卦象数疗法真神了 ………………………………………（218）
生活中离不开念象数了 ……………………………………（221）

边学边用，立竿见影 ……………………………………（222）
象数与我家的特殊缘分 …………………………………（223）
心存感恩，象数疗法最方便 ……………………………（226）
感谢八卦象数疗法寄予的恩惠 …………………………（228）
象数疗法如金子般地珍贵 ………………………………（230）
是象数疗法救了我 ………………………………………（235）
象数治愈中耳炎 …………………………………………（239）
八卦象数救了猫咪的命 …………………………………（241）
肺主一身之气 ……………………………………………（242）
象数治疗股骨头坏死、高梗塞、前列炎等 ……………（245）
治疗前列炎 ………………………………………………（246）

部分网友（博客）留言及来信（邮件）…………………………（249）
　　致《益生文化》读者的一封信 …………………………（249）
　　一封邮件 …………………………………………………（251）
　　从好奇到信服（邮件）………………………………………（252）
　　来自捷克　布拉格的信（邮件）……………………………（254）
　　我对000的感悟（博客）……………………………………（256）
　　去西藏旅游用上了象数疗法（博客）………………………（256）
　　默念象数不需要找感觉（博客）……………………………（257）
　　有付出，才能有收获（博客）………………………………（257）
　　不是授人以"鱼"，而是授人以"渔"（博客）………（258）
　　笑谈一元象数"160"（博客）……………………………（259）
　　这个配方我记下了（博客）…………………………………（260）
　　一封感谢信（邮件）…………………………………………（261）
　　一封来信（邮件）……………………………………………（262）

附录一　先后天八卦方位图和先后天次序图 …………（263）
附录二　经络图解 …………………………………………（267）

第一章　八卦象数点穴疗法

第一节　手上点穴按摩疗法的基本原理

手上点穴按摩疗法是对手上的相关穴位进行点压或按摩，从而达到治病健身目的的一种疗法。这种疗法，是运用中华民族的易医原理，根据手掌中八卦穴位或手背掌骨六爻位来取穴点按，通过对相关穴位点按以达到疏通经络、调节气血、平衡阴阳，以达康复。其大道至简，安全有效，与象数疗法同道同理，具有异曲同工之妙。因此在临床实践中，与象数疗法可以相结合，也可以独立运用，是自然疗法又一富有生命力的长青树。

无论八卦象数疗法或手上点穴疗法，均可沟通宇宙八卦场能量，为我所用。故可谓至简深奥，无方无体。

手上点穴疗法分为手掌点穴按摩与手背掌骨点穴按摩两种形式。分述如下。

第二节　手掌点穴按摩

一、手掌的八卦方位

手掌点穴按摩是对手掌上的相关八卦穴位进行点压或按摩。见图一。

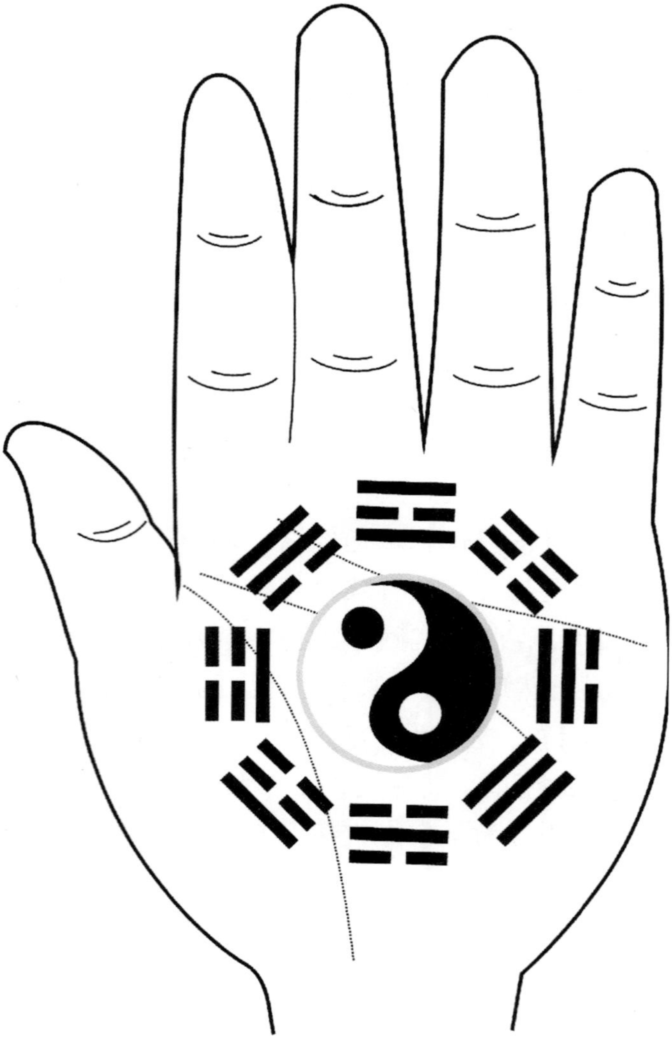

图一　手掌点穴八卦图

二、手掌八卦方位的简要说明

手掌八卦方位，为后天八卦的方位。即左东右西、上南下北，具体分述如下：

离：为上、为南、为前、为头、为心、为目等；

坎：为下、为北、为后、为会阴，为足、为肾、为耳等；

震：为左、为东、为左肋、为左手臂、为肝、为足等；

兑：为右、为西、为右肋、为右手臂、为口、为肺等；

艮：为左下、为左后下、为东北、为左腿、为左足、为胃、为手等；

巽：为左上、为左前、为东南、为左肩、为左肩臂、为胆、为股等；

坤：为右上、为右前、为西南、为右肩、为右肩臂、为脾、为腹等；

乾：为右下、为右后、为西北、为右腿、为右足、为大肠、为首等。

八卦与人体的关系，我们不仅要从人体的整体、对应的脏器看，更要从象数的角度看，其内涵是无限的；如乾为硬，可坚骨；乾为亮，可明目；乾为天，可增力、增智等；

又震为动，可调平衡；震为东方初升的太阳，故为生命，为生机；震为动，可通滞；震为肝，肝藏血，故平抽筋、震颤等。见图二。

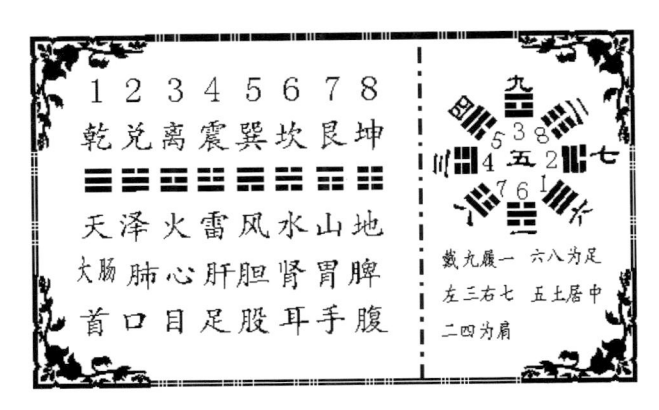

图二　九宫八卦配先天数

特别提示：不论男女，不论左右手，不论手掌或手背，均以大拇指一侧的方向为左、为东，以小指一侧的方向为右、为西。

三、手掌八卦穴位与治疗疾病例举

乾穴：可治疗头部之疾，右腿、右足、大肠之患。骨病、急性暴病、便秘壅结、气管之疾。胸部疾病、气亏、低血压、嗜睡症、倦怠乏力、眼疾、脊椎疾病、发育不良等。

坤穴：可治疗腹部、脾胃之疾，右肩、右肩臂、便秘、血管硬化、浮肿、肌肤糜烂、肿瘤、晕症、劳累、肝阳上亢（如高血压）、皮肤病、失眠多梦、妇科病、血液病、耳鸣、头鸣等。

震穴：可加速代谢、吐故纳新、故可加速创伤后的行气活血、排泄异物，促进创伤后愈合。可治疗左肋、左手臂、肝、足之患，可治疗耳聋、羊痫风（癫痫）、惊吓、妇科病、运动障碍等。

巽穴：可治疗左肩、左肩臂、胆股之疾、四肢疾病、大小肠之患、血管之疾、气亏、伤风感冒、抽筋、肺及气管之患，可治胀气、风湿、皮肤病、萎缩性疾病、眼疾、咳嗽、气喘、无汗等。

坎穴：可治会阴部疾病、肾及膀胱之患，可治耳病、血液病、中毒、大便不通、小便异常、腰背之患、津亏口渴、妇科病、骨病、牙齿之患。可治失眠盗汗、头部之疾以及血滞血亏、热性病等。

离穴：可治头部之疾、心、目之疾、眼病、血脉、火伤、烫伤、乳房之疾。可治充血、发烧、贫血、心烦不眠、红肿、神志之患以及囊肿、多汗、口干等。

艮穴：可治胃病、手部之患，可治左腿足之病、头晕、牙齿不固、骨发育不良、多种痘疹、各种关节之患，可治头部之患、结石之患。可治中气虚、子宫脱垂、脱肛、肿瘤、鼻病、麻木之症以及背部之患等。

兑穴：可治右肋、右手臂、肺口之疾，可治口、鼻、目、耳之患（兑为诸孔窍），可治气管之患、皮肤病、高血压、肿瘤、结石之患，可治蛀牙、咳嗽、痰喘、肛门、会阴部之患，可治气亏、外伤、头部受伤等。

以上各穴位，可根据不同疾病，将各穴位相互配合施用，亦可单独施用。总之，要辨证施治，才能收到良好的效果。

** 其病例含于本书 八、"手上点穴按摩取穴配方方法"中

第三节　手背掌骨点穴按摩

手背点穴按摩

手背点穴按摩是中指对应六爻位，且多选掌骨两边，将掌骨视为人体的站立位，由卑下至高上布列六爻卦，即依次为足、胫、股、腹、心、头，手上掌骨两边寻找敏感点点按或左右旋转按摩。按易经原理手背任一掌骨或部位均可点按，但中指对应的掌骨更具天人合一之机。

手背掌骨点按系六爻卦的布列模式与场，故可治疗全身之疾，见图三。

一、从全身看

头即戴九履一，左三右七，二四为肩，六八为足。若头部之疾可从掌骨"头部"周围寻找敏感点；若颈部之患或者双肩部的疾患，可于掌骨头稍下寻找敏感点；若内脏之疾可于"腹心"位置寻找敏感点；若为左侧的病，可于靠拇指方向掌骨侧寻找敏感点，若为右侧之疾，可于靠小指方向的掌骨侧寻找敏感点；若为足疾、会阴部之疾，可于"履一"部位（即初爻）寻找敏感点，其他以此类推。

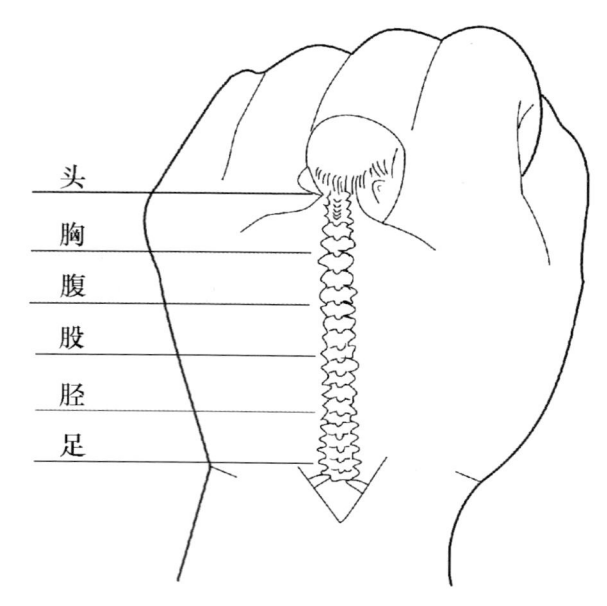

图三　手背六爻点穴图

二、从对应的爻位看

即由下至上的足、胫、股、腹、心、头所布列的掌骨两边寻找敏感点点按施治；即足疾可于"足部"的掌骨两边寻找敏感点；头部及周围之疾可于"头部"掌骨两边寻找敏感点；大腿或腹部之疾，可于"股部""腹部"掌骨两边寻找敏感点等，其他以此类推。

三、从象数的角度看

如手背掌骨头为凸起，不仅视为头部，亦可视为关节及其周围；故相关部位之疾患可寻找敏感点点按，其他以此类推。

下面先举一、二病例，以飨读者。

1993年秋月中旬的一日，学院一讲师王×，男，打球膝关节扭伤，同伴扶助而来救治。步履艰难，待他坐定，令其手平放于桌上，寻找胫部敏感点，即闪电般强力点一下，只听其"哎呀！"一声跳起来，一次即愈（以泻法泻其淤滞）。

又1992年冬，戌月，木家营镇学校一老师，李××，女，左颈部长了一肿物，椭圆形，犹如半个鸡蛋大小，已年余，不时隐隐作痛，经多处治疗无效而来求治。我即于掌骨两侧"头部"稍下寻找敏感点点按，平补平泄，每次点按3～4分钟，每周点按两次，六次即愈。后又巩固治疗几次，未见复发。

又1992年2月1日，72岁的彭××，男，求治，其左手渐乏力月余，现持物困难。我令其将手平放于桌上，于手背掌骨约手下垂处（靠拇指侧）寻到两个敏感点点按，平补平泄，隔日施治一次，四次即愈。后令其持念070·1650·4000象数配方以固疗效。

手上点穴疗法不论手掌点穴按摩或手背掌骨点穴按摩均可施治全身之疾，但一般地说内脏的疾病多用于手掌点穴按摩；而头、颈、后背的疾病多用于手背掌骨点穴按摩，此又为阴阳也。

手上点穴疗法其效多快捷、简易、方便，不拘时间、地点、方位，随时可用，随时可疗。亦同"八卦象数疗法"一样，是取之不尽，用之不竭的"药库"，是随时相伴的"医生"。

** 敏感点的拟释：

1. 气滞血瘀处的反映（不通则痛）；
2. 疾病的外象，"有诸内，必行于诸外"，从外象可查其内。
3. 从相关八卦、六爻位的敏感点点按可沟通八卦场能量，此敏感点可谓八卦能量场的"枢机"，故其力非凡。

第四节　手上点穴按摩疗法的基本操作

一、手上点穴按摩的工具

1. 牛角点穴工具；
2. 木制（自制）的点穴工具；
3. 圆珠笔（代用品）点穴工具；
4. 牙刷棒（自制）的点穴工具。

手上点穴按摩的工具简易而方便，可就地取材。

1）可直接用大拇指或食指点按；

2）可用一圆头的木棒或钢笔、圆珠笔的笔杆的圆头以及其他类似的工具进行点按，见图四。

手掌点穴按摩工具要注意讲究卫生。

二、手上点穴按摩的补泻方法

1. 补法

（1）一按一点，其手法较为轻柔；

（2）向拇指方向边点、边按、边转，其力较轻柔。

2. 泻法

（1）点按时其力较重、较快；

（2）向小指方向点按旋转、其力较重。

3. 平补平泻

以不轻不重之力点按，即一按、一起或左右方向交替旋按。

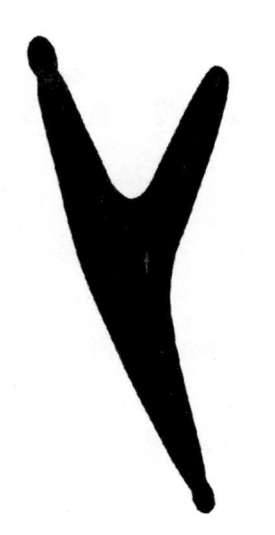

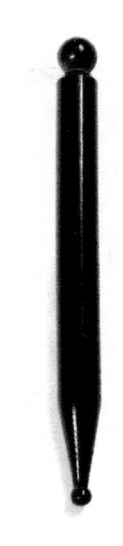

1. 牛角点穴工具　　　　2. 木制点穴工具

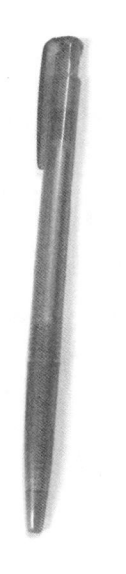

3. 圆珠笔点穴工具　　　　4. 牙刷棒点穴工具

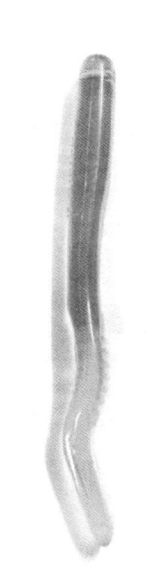

图四　点穴按摩工具

第一章　八卦象数点穴疗法

三、寻找敏感点

治疗时先在相关区域寻找敏感点点按，随敏感点的消失，疾病即除，但需治疗几次，以固其效。

四、点按时间

每次每穴点按 1–3 分钟，或据具体情况可长可短。

五、点按穴位时对左右手的不同选择

手上点按穴位时，一般情况下男取左手，女取右手；或男以取左手为主，配以右手；女以取右手为主，配以左手。另，不论男女亦可右侧之患取右手，左侧之患取左手，或交叉取手点按施治均可。

六、手上点按穴位治疗疾病的机理

1. 手上点按穴位时，通过补或泻或平补平泻的手法，疾病得以缓解或治愈。其原理为通过相关穴位的点按可通经络、活气血、调和阴阳、消瘀散结，通则不痛、痛则不通，与象数疗法的原理相同。

每个卦穴不仅对应了相关的方位、部位、脏腑器官，还对应了相关的经络与相关的疾病；故点按手掌穴位，可调节不同的部位，不同的脏腑器官、经络及千变万化的疾病。总之调节人体的阴阳平衡，即动态平衡。

2. 点按相关的手上穴位，除了调节相关的局部外，同时调节周身，易学认为宇宙同一切事物均为太极八卦的组合模式，所以当某一脏器发生疾病时，局部的"八卦场"已紊乱，同时影响周身"八卦场"。即所谓"牵一发而动全身"。故点按相关的穴位，除了可调节局部，同时可调节周身。这是同步共振、同气相求、其大无外、其小无内的"八卦场"效应。

七、辨证论治

请参阅团结出版社出版的《八卦象数疗法》一书中的相关部分。

八、手上点穴按摩取穴配方方法

手上点穴按摩的配方与八卦象数疗法的"取数"配方原理相同。其区别为象数疗法为按五种配方原则"取数"配方持以默念，而手上点穴按摩配方为按五种配方原则"取穴"施治，具体如下：

1. 按八卦之象取穴点按

按八卦之象"取穴"是一切配方的根本。

按八卦之象取穴点按。如腰扭伤可取坎穴。腰扭伤多为急性扭伤，可取泻法。如1998年7月11日。赤峰松山区一农民周某（男）不慎跌入一深坑而伤腰，即用车送来求治，待他放松片刻后，我即为其点按坎穴、震穴、艮穴；术后即可正常站立、行走。如此点按三日即愈。其方义为：坎为腰、震为肝，有疏泻功能，可通瘀活血，艮穴为止痛、扶助正气。又如便秘可取坤穴、乾穴、坎穴。一般取平补平泻法。如邻居王氏老太太多年便秘，约六七日通一次大便。为其点按上述穴位，当日通便；通便后令其默念80·16000，通便良好。其方义为：坤为腹、脾，加强脾胃运化；又坤为浊物、为软；乾为大肠，强化大肠功能，尤其扶助机体元气，调节气机的升降出入；坎穴为肾，扶助肾气又通利，故而有效。

2. 按脏象理论取穴点按

按脏象理论取穴点按。如阴虚火旺所致头晕头痛，可取坎穴、兑穴，据"虚则补之"之理。补其不足之阴。如赤峰郊区一小学教师高××（女），经常头晕、失眠、乏力、血压低。经查实属肝肾阴亏、虚火上挠神明之故；为其点按坎穴、兑穴，取平补平泻法。待二次复诊即告曰：点按当夜睡眠大改善。如此点按五次基本告愈。并说血压亦正常，浑身轻松。为巩固疗效，嘱其持念60·20。

不料，约过两个月后该患者疾病又复发，因期末考试紧张所致。于是又如上法点按，加一艮穴，即缓解。令其默念象数60·20·70。其方义：坎为肾、为水，可滋补肾阴；兑为泽、为缺，故可补阴、降虚火；艮为山、为固、为扶正、为安稳，故滋阴潜阳而得效。

3. 按君臣佐使取穴点按

君臣佐使的配伍为中医配方的法度，同样可用于手上点穴按摩。

如赤峰地质队家属一小孩田某（男），轻度脱肛。大便不畅。胃纳不佳，面黄、体弱，即以补法为其点按离穴、艮穴。术后，孩子在回家的路上即要吃东西。家长十分惊喜。后，隔日点按（小孩、老人、孕妇、体弱者，其点按手法宜轻不宜重）六次即愈。其方义：离为火、为上、为扶助胃气（火生土），又为下病取上（提气）为臣；艮为山、为固、为中气、为君。

在取君臣佐使配方时，并非君臣佐使面面俱到，而是根据病情灵活取穴。所以有的配方中君臣佐使全到位，而有的配方中可能只有君、臣、佐或只有君、臣，或只有一君等。总之，完全根据辨证所需而定，要灵活运用。

4. 按经络循行取穴点按

点按穴位同样可按经络循行取穴配方点按。十二经脉均络属于十二脏腑，故取相关的经脉时则取相关的八卦穴位即可。如肺经可取兑穴；脾经可取坤穴；大肠经取乾穴（另督脉取乾穴、任脉取坤穴）；心经、小肠经取离穴；肝经取震穴；胆经取巽穴；胃经取艮穴；肾经取坎穴；膀胱经取坎穴；三焦经、心包经取离穴（关于奇经八脉，十五络脉均有相关的穴位在十二经与十四经中相交会、相联络、故调节了十二经脉，即可疏通相关的奇经八脉及十五络脉，不必另归类于八卦）。

如赤峰松山区木兰街一理发师夏×，女，左手大拇指内侧（左侧）红肿疼痛，打针服药已多日，其效不佳而来求治。观其部位正属肺经循行的末端，即为其点按同侧手掌兑穴，用泻法快速点按，由于兑穴疼痛，她当时尖叫一声，但随即曰："奇怪，有这么快吗？"我说："是不是轻了？"她说："几乎不痛了，真神。"但观其手，肿势并未消退，只见颜色淡了一些。嘱其常揉同侧食指（食指左侧为大肠经循行部位与兑穴肺经互为表里）。第三日特意来告，一次即愈。

5. 按五行生克规律取穴点按

由于五行生克制化规律能使宇宙保持相对平衡。所以手上点穴按摩能调节人体阴阳平衡。按五行生克规律取穴点按，是手掌点穴按摩的重要方法。如胆结石、肾结石均需克去多余之石，即损有余；可取震、巽、艮穴等点按。反之，如气血亏损者，则需补其不足。

如赤峰教育学院一蒙族学生斯×，女，右乳部增生，其肿块犹如鸡蛋大小，平时常感到局部不适，每遇经期或情绪不佳时尤甚。为其点按坤、兑、震等穴位，隔日一次，四次即消大半。又点三次即愈，后巩固治疗二次。其方义为：坤为柔软、为浊；兑为坤之子，为破损，取之可软化肿块、排浊、破损肿物，又可补气。取震为木，木克土，克肿物、消瘀结，合而取效。其中坤、兑穴取平补平泻，震穴取泻法。总之，只有通过五行生克规律，方可达到补不足、损有余。

上述取穴点按的五种方法（主要施用于手掌点穴，并要寻找敏感点点按），可据病情酌情选用。

九、注意事项

1. 心血管患者（如心疾、高血压、脑血栓、脑溢血等）。其手法需轻柔，并密切观察患者的变化。

2. 孕妇、妇女经期，手法不宜过重，多用揉按。

如赤峰教育学院一职工李某，一日由于经血不调为其点按后，其坐在诊桌旁又有意无意地自我点按，结果当日夜间即经血过多。大伤气血。

3. 小孩、老人、体虚者，手法要轻柔。

一般相隔1-3日点按一次。而体质较壮或实证多，可每日点按一次，每次点按可在1-3分钟。

4. 每当点按相关穴位常出现异常疼痛现象（如胃痛点按艮穴敏感点往往异常疼痛），故首次点按时，手法宜轻，不宜重。

5. 一般情况下，若以点按为主时，在点按过程中不宜同时默念象数配方，待点按后可据病情配以象数配方，令其默念。若以象数疗法为主，则待默念象数配方后，无异常反应，再行点按。如果点按穴位与默念象数同时进行，则不易分辨何种方法有效。也不易分辨为何种方法引起的不适。

6. 点按时令患者坐稳，手平放于桌上施治。

7. "晕针"现象的出现及处理：

由于点按过猛，而产生剧痛时，有的患者会出现头晕、恶心或面色苍白、汗出等类似"晕针"现象。遇到此种现象，即刻停止点按，令患者放松休息或喝些开水，稍待片刻即可缓解。若反应较为强烈则令其卧床，并用手指轻揉患者手心；或边点边念80·70·40或650·430即可。亦可据患者具体情况，可施以不同象数配方。

对饮酒后的患者要更加注意"晕针"情况出现的可能性。

第二章　八卦象数点穴疗法病例选

洛阳中医大夫房××的病例

点穴治愈颈椎病、腿疼

杨女士，2010年7月15日来我处就诊时叙述，颈椎病，腿疼不能下蹲。用掌上点穴按摩法治疗，当时就取艮位、巽位和坤位点按。大约1分钟病人说颈椎疼痛轻了，继续点按约3分钟，我让病人下蹲试试怎么样了，当即就能蹲下去了，在场的人都很惊讶！连连称赞这种方法好，病人连说谢谢！这位病人点按了八次全好了，至今未再复发。

一次点穴快速治愈腰扭伤

宋女士家住唐宫东路老公安局家属院和我同住一个小区，因搬重物把腰扭伤，拍X光片子被诊断为腰椎小关节错位。腰疼的不能弯曲和负重，2010年7月20日晚8∶30在小区门前找到我，当时就取穴为艮位，艮为止，为关节。坎位，坎为腰为肾，兑为肺，肺主一身之气，乾位，乾为骨为通督脉。用掌上点穴法，点按了约两分钟，就听见"咔嚓"一声，当时病人吓了一惊，我说复位了是正常情况，约点按五分钟，我让病人起来试试，"啊呀！好了"。就点按一次至今未复发。

掌上点穴治愈腰椎关节错位

李先生家住起重机厂家属院，2010年8月20日上午10∶30来我处就诊时叙述，因骑自行车上坡时不小心扭伤了腰，现在从臀部一直疼到小腿部，经检查诊断为：腰椎小关节错位压迫坐骨神经。用掌上点穴按摩法，当时取穴为，艮位，艮为止，为关节，为止痛消炎。坎位，坎为腰为肾，肾主骨。离位，活血通瘀；点按约5分钟，我让病人起来试试，蹲蹲弯腰一试说不疼了，点按一次就好了。

手掌点穴治疗口腔溃疡

付××，男10岁，7月5日上午9：50来我处就诊时父母代述说付某近一年来反复患口腔溃疡，时轻时重，有时疼得吃不成饭很痛苦，经检查诊断为：复发性口腔溃疡病。现在病人疼痛很厉害，我就取兑位，兑为口，为皮肤。离位，（离主血，活血化瘀）；艮位，点按约1分钟，病人说不怎么疼了，继续点按，第二天病人父母来我处说，点完后回去中午就能吃饭了，共点按两次，至今未复发。

****

手上点穴疗法是绿色疗法

手掌点穴和六爻掌骨点穴按摩法是对手掌上的相关穴位进行点压按摩，从而达到治病疗疾、健身目的的一种新的治疗法。这种新疗法是李山玉老师运用中华民族的易医原理，根据手掌中八卦穴位来取穴点按和六爻掌骨敏感点来取穴点按，直接通过外部刺激以达到疏通经络、调节气血、平衡阴阳、大道至简、安全有效，与象数疗法同道同理，有异曲同工之妙，在给患者施治中只要取穴和敏感点准确，手法适宜，疗效显著，和八卦象数疗法结合使用疗效更佳，往往会出现意想不到的效果。

此法易懂易学，随学随用，操作方法简单，所用器具点穴棒即可，也可用其他小圆头物品代替。此疗法可自助自疗，也可帮助他人治疗，可单独施治，也可结合八卦象数疗法和其他疗法施治。可为内病外治的捷径。无创伤，无毒副作用，安全有效。

手掌点穴和六爻掌骨敏感点点穴按摩法，是看得见摸得着的绿色疗法。是自然疗法常青树上的一枝富有生命力、含苞欲放的花朵，是李山玉老师为人类健康奉献的又一奇宝。

手掌点穴按摩治疗风湿性关节炎

2009年11月22日，陈某双膝关节内侧疼痛，轻度肿胀凸起有半个鸡蛋大小，疼处如锥刺，痛处不移，腿关节曲伸不利，医生诊断为关节滑膜周围组织炎性病变，为急性风湿性关节炎。近几天天气寒冷，大雾潮湿，风寒湿之邪侵犯经络，凝滞经气，阻闭气血，属风寒湿痹，治于祛风散寒除湿温经通络。象数配方2650·37000让其试念无不适感。我按配方取手掌八卦对应穴位点按，兑穴用泻法重点1分半钟，坎穴平补平泻，中度点按1分半钟，巽穴用补法顺时针点按转动1分半钟，取离穴重按用泻法1分半钟，艮穴用补法1分半钟中度轻点顺时针，操作下来共点按摩7-8分钟，取穴点按时以患者感到酸疼麻刺痛传感度强为取穴准确，22日上午，取右手点按一次，下午取左手点按一次，下午点按完毕，患处疼痛明显减轻，嘱其持念象数配方，点按时患处有冲击感，跳动感，穴位往四肢似有针刺传感，连点三天疼痛完全止住，嘱其持念配方，七天点按下来，肿全消退，疼痛全消，患处经络已疏通，凸物已平。

兑坎巽三穴，兑主一身之气，坎为先天之本主肾，巽为胆为风为阳气，为下肢可直达局部，此三穴点按可助气行血温通下肢。离穴，艮穴，离为火，燥湿温通经络调和气血，易曰火就燥，艮为山为止，艮穴可止痛，消凸通堵，利关节；离主血脉，活血。此六穴祛风湿散寒温通经络，调和气血而获效，为巩固疗效嘱其持念配方 2650・37000。

旅途巧用点穴术救治癫痫

2010年6月14日在太原往青岛的列车上，车刚过青州站，突然车上广播说14号车厢有一急症病人，请乘坐本次列车医务工作者、医生到14号车厢来一下，实施救助。我当时听到广播后，停一会儿看没医生过去，我就走了过去，一看病人是癫痫发作，口吐白沫，不省人事，情急之下，我取出手机笔，抬起患者左手在其震穴位先轻后重点按约1分半钟，病人突然抽了一下手动了下说好痛。

因他随行的哥哥抱着他，他就用手推他哥哥要站起来。我一看点震穴起效，笑着说你能喊疼，要的就是你的这一声，说明你在点按刺激下已从晕厥中醒来，恢复正常了。

我嘱其哥哥让该病人念4000，常念能治好他的癫痫。

14号列车上好多旅客都投来惊奇、赞许的目光，该车厢列车员王某因在她的车厢里患者得到救治也表示感谢，我简单讲了一下上青岛学习八卦象数疗法，她说早听人说有一种念数治病疗法，不想这次真碰到了高人，她也要了治心脏病的配方。因该次列车每次超员，她写下了手机号并说如以后来青岛没座位可打电话找她。

此例也说明了八卦象数疗法手掌点穴按摩法是随时相伴的医生。

六爻掌骨敏感点，点按医治耳鸣

2009年11月21日早上送孙子上学的路上，突然我听到异常的响声，我以为是电车有毛病了，停下看车子，但听起来还是有声响，我想可能不是自己的车子，结果骑车往前行驶，还是有声响，好像跟着车子，停下来还响，我体会了一下似轻微的蝉鸣，周围没有别的车子行走，我才意识到左耳在耳鸣，即组方默念2000·6660·44500，念了约30分钟，觉得鸣响明显减弱，持念几天，想起来念念，耳鸣逐渐消失，后来也没留意，由于每天有咨询电话，习惯用左耳接听，特别到值班时间日接电话50-60多个咨询电话，左耳在5月份又出现耳鸣，这次念配方好些，不念还鸣，我根据左病右治之理，取右手六爻掌骨对应头部位外侧靠小指方向用点穴棒在中指掌骨与中指弯曲点最高点往下0.8厘米处，找准敏感点米粒大小，点按刺痛感强烈，采取先轻点，渐渐加重手法，此时敏感点产生放射性刺痛感，传感冲击至肩，下至足底，点一分钟后，取里侧靠大拇指一侧对应点，取准敏感点，点按一分钟，手法加重有钻心刺痛感，我体验了一下，加强点按真的可以用刹那间痛彻骨髓表述，但点按之后耳部觉轻松清亮，闷胀感消失，下午又点了一次左手对应两侧，第二天方法同前，连点三天耳鸣彻底消失，为巩固疗效，平时经常默念2000·6660·44500，到目前为止，尚未出现耳鸣。

六爻掌骨点穴治疗颈椎疾患

7月17日下午，黄女士41岁，自述双肩膀板结，手摸双肩似左右有肩章一样，感觉非常不灵活，双肩上抬后伸均感不适，严重时影响颈项扭动。诊其为风寒湿所致。

让患者对面而坐，取右手掌骨上爻头部对应点，掌骨高点往下1厘米处下外侧靠小指方向找准敏感点米粒大小，点按时，患者有刺痛感，并有向肩膀手指、胸肋放射感。点准后由轻到重渐渐用力，患者在强刺激下，似觉疼痛难忍，头上下左右不停晃动，我怕其疼痛，为分散其注意力，我说您数数到50下就停止，她按我要求数到50后我停止点按，约1分半钟，随即点对应里侧敏感点，办法如前，点按只用了2分半至3分钟，她站起来松松肩膀，用手摸了摸双肩，激动地喊起来：真的有效，她双肩软了，和以前一样了，她今天上班同事一姐妹还摸过她的肩，她说好像木板一样没柔软感，说着让同事摸了摸，同事说真的同上午其摸时不一样了，因几十个人在场，黄女士本人讲了点按效果，引起一片赞许的掌声。

为巩固疗效，我让其每天可点按一次，也可在左手对应位点，象数配方650·030·820·160因其还有便秘。

邯郸学员　耿××报告

****

八卦象数点穴疗法快速解除病痛

八卦象数疗法创始人李山玉老师在八卦象数疗法的基础上同时创悟了八卦象数点穴疗法，使这一疗法更快捷，一步到位，更准确直达病灶。让更多的病痛在瞬间得到缓解，让"不治之症"甚至是世界难题也在点按中改变、消失，使八卦象数疗法、点穴疗法不断升华。

点穴疗法治好了老中医的耳鸣耳聋

山东淄博老中医窦××，60岁，一生帮人治病解决了很多病人的痛苦。但自己耳聋近30年，最近10年来出现脑鸣，非常痛苦，用他自己的话说："我不但治不了自己的病，吃下的药一节火车厢都装不下，可还是解决不了问题。"当看到八卦象数点按疗法的神奇后，就约定时间为他点按，我按八卦象数点按法，在掌骨六爻耳的位置和掌心坎位给他进行点按，三次下来不但脑鸣消失，双耳均可听得见，坐在最后几排听老师讲课也毫不费劲。解决了困扰他30多年听不清听不见的耳聋。

点按几分钟牙痛、颈椎、肩肘、手指全好了

广州学员肖××，74岁，牙痛、牙床肿，两天不能吃饭只能喝粥，同时还患有肩肘、颈椎病，牙痛在掌骨相关部位点按一次疼痛消失，再点牙龈肿消，3分钟后就主动拿起筷子吃凉拌菠菜，她自己也感到非常惊讶，于是让接着点按颈椎和肩肘，点按后她在感受颈椎、肩肘的同时，突然双手握住了拳头，她很吃惊，原来她去年左手中指和无名指挤伤骨折，用钢钉固定了半年，几个月前做手术取出钢钉，手却一直不能做握伸运动；经这次点按治疗颈椎、肩肘的同时，左手的中指和无名指也能舒展、握伸自如了，老太太高兴得几乎要跳起来，这点按太神奇了，几分钟下来牙痛、颈椎、肩肘、手指全好了，为保证疗效，又教会了她回去后自己点按的方法，还给她几组象数配方结合默念，经反馈情况稳定，持念配方。

点穴使帕金森抖动好了许多

长沙的许先生86岁，十几年前患帕金森病，给生活带来不便，其子女曾带他去住过几个有名的大医院，均无很好的疗效。在子女的介绍下，许先生带着半信半疑的态度接受八卦象数疗法的点穴治疗，当他把左手伸过来时，我看到他的左手抖得很厉害，我想他可能有些紧张，嘴抖得说话都不大清楚，于是就先与他交谈，想分散他的注意力，并告诉他这个点按方法很简单，1分钟时间如果坚持不下来可以告诉我，于是就先点了他手掌的脏腑部位，等他接受了后又给他点按掌骨。由于老人家年龄大了，我以轻揉法给他点按，短短的几分钟过去后，当我提起点按工具时，突然发现老人家的嘴不颤抖了，又看放在桌面上的双手不抖了，周围的二十几个人都不敢相信自己的眼睛，刚刚还抖动不停的双手停止了抖动，再看看老人家的脸，嘴唇也不见颤抖了。神奇！太神奇了！！老人家看看自己的手，又用手摸摸自己的嘴，一时不知所措。

我便让老人家站起来走动走动，老人家缓缓站起来向前走了几步，很平稳！为了巩固疗效，几个小时后又给他点按了一次，点按后他更感轻松。配以象数配方，让老人家每天默念4小时以上，又教他几个简单的点穴方法。一周反馈三次均是效果稳定。十多天来老人家默念配方还对其他疾病有了明显的疗效。这就是八卦象数点按法，十几年的痛苦和不便，通过几分钟的点按，几近恢复正常。当然回去仍要按要求点按，默念象数配方，以巩固疗效。

点穴使外伤岔气患者能下楼了

广东顺德陈××，不小心从楼梯上摔了下来，腰椎3-4骨脱、1根肋骨断裂，用八卦象数疗法基本治愈。一个月后再次从楼梯摔下，两肋肌肉挫伤岔气，不能侧卧，不能来回翻动；又卧床半月配以象数默念效果明显，但还不能翻身下床，正巧我有机会到广州，顺便去看看她的情况，见到她后，人在床上半躺着，不能动，碰到胳膊都会痛，我拿出随身带的工具给她做点按，由于她伤重，点按时出现多处敏感点，点按后让她试着下床走路，她先用双手摸摸两肋说感觉不痛了，后来又使劲抓两肋的肌肉，一点也不痛了，用她自己的话说："真是遇到活神仙了，竟然好得这么快！几分钟就不痛了。我在家躺了一个多月了，也一直默念配方，感觉好多了，没想到这点按更神奇了！"晚上，她竟能下楼（她家住7楼）去陪我们吃饭。当然还要给她配以象数配方和教会她如何点按巩固疗效。

点穴治疗两肋胀痛、胸闷

深圳莫××因肝胆脾胃不适呼吸困难，说话少气无力，才二十几岁就显得很憔悴，见到她时看到两胳膊两腿内侧皮肤黑紫色像撞击后的瘀血，问明情况，她说由于两肋胀痛，胸闷，堵得慌，上下不通，呼吸受阻，头胀痛而求助于拍打疗法，撩开衣服不忍目眩，拍打后稍有缓解，但两肋仍胀痛憋闷，我在她右手掌点按震、巽、坤位，她开始打嗝，我停下来让她喝水缓解一下。由于她还患有颈椎病，又给她点掌骨颈椎位，点后她扭扭脖子，不痛了，扭动自如了，当她大声喊一声"不痛了"时，突然又觉得两肋不胀了，轻松了很多，十几分钟后，人开始来回走动，伸胳膊、抬腿，又做深呼吸。两小时过去后，她人显得精神有活力，与来时完全判若两人。

点穴使耳膜破裂患者恢复了听力

一个30岁女子说："小时候因不听话，被母亲一耳光打下去而导致左耳膜破裂，治疗后落下耳鸣，听不到声音，靠一个耳朵的听力，在很多医院治疗过至今都没治好，点按可以治好吗？"我说："可以试试看。"当在两手掌骨双耳位置点按后，她就说："有感觉了！"立即拿起手机拨通了电话，用左耳接听和对方聊了起来，并说："听到了，能听清楚了！"在场的人都给她鼓掌。

虽然八卦象数疗法通过默念几个简单的数字、点按手上全息穴位的神奇疗效让人难以置信，但她会给越来越多的人们带来福音。

研讨班上点穴获奇效

沈××，2009年10月参加八卦象数疗法养生游研讨班，由于几年前被车撞伤，引发股骨头坏死，右腿走路抬不起脚，是挂着拐杖来参加学习的。由于本人学习非常认真，几天下来感觉好多了，但走路抬脚还有困难，对丢掉拐杖信心不足，我就鼓励她多念数，争取扔下拐杖回家。到10月18日晚，学习班就要结束了，她试试还不行我就按李老师讲的循行经络点穴法给她做点按，同时加配方：65550·4000·7770，在点按的同时让她和我一起默念，经过两分钟点按后，奇效显现，她很轻松地就站了起来（这之前她要想站立是要借助拐杖的），然后抬腿就大踏步地向前走了起来，她高兴地说："好了！好了！"，在座的学员们给她鼓掌加油，连声叫好，太奇妙了！第二天一早她又主动找我再做一次点按，点按完后她的感觉更好了，她真的丢下拐杖提起行李返程了。这就是八卦象数疗法的神奇效果！

在这期学习班上，北京来的李××、胡××，上海的黄××，河南的方××、张××都是70岁以上的老人，他们来时都有多年的耳鸣、耳背，时间长的有二十年，听课非常困难，平时耳朵有堵塞、流水、蝉鸣，还经常伴有头痛、头晕、恶心等症状，由于听力不好人也显得较为迟钝，我就根据每人不同的情况，分别配以象数配方，260·640，6000·450，640·050等，按循行经络选择手背进行点按，均达到一次耳朵听音清晰，使原有的蝉鸣、流水、吱吱声没有了，二次听力恢复到对面小声交流都能听得清清楚楚。他们都说这太神奇了，医治了十几年、几十年都没治好的耳聋，竟然在这次象数学习班上用八卦象数疗法一次治愈，特别是北京的李××、胡××当即高兴得都跳起来了，眼睛里充满了激动的泪水，真是太感谢李山玉老师创悟的八卦象数疗法了，让这些听不到声音的老人重新感受到了耳聪目明的神奇疗效。

火车上给旅客实施点穴治疗再现神奇

在返程的火车上，对面坐着一位老人和两位中年女子，经交谈后了解到他们姓荆，这位老人80多岁，是个旅游爱好者，这次是由两个女儿陪他到西安去旅游，老人家身体很健壮，但一直不说话，经过进一步交谈两个女儿说老人家身体没什么毛病，就是耳聋，什么都听不见，这次旅游怕听不到导游的讲解，才要两个女儿陪同。

这时的我一是为他有两个孝顺的女儿而感动，二是这个老人今天能碰到我也是一种缘分，我就有要帮助他恢复听力的想法。

一路上，不停地有学员打电话来要求配方，引起了他两个女儿的好奇，她们就主动问我："你是大夫吗？你是医学院的吗？"我都否认，给她们俩作了简单介绍后，就开始把八卦象数疗法的最基本知识讲给她们听，她们听后就迫不及待地要我为她们治病，我说你们先等等，我想先给老人家把耳聋治好。她们看我这么有把握都瞪着双眼看着我，意思是："真的可以治好她爸爸几十年的耳聋吗？"我想：我就让她们见识见识八卦象数疗法的神奇疗效吧！老人家的两个女儿带着怀疑的神色对着老人家的耳朵大声地说明情况，老人家听到后双眼放光地看着我，我拿出小工具在他的手掌穴位上点按，两分钟下来，老人家用双手拽了拽两侧的耳朵，他高兴了，嘴上说耳朵轻松了，能听到声音了，开始和我对话交流，他的两个女儿不敢相信，一直追问老人家："你能听见了？你真的听见了？"老人家不停的点头，喜形于色地主动与两个女儿交谈；这时他的两个女儿完全相信了，就主动围坐在我身边诉说她们的多种病痛，向我求方治疗。

大女儿后背皮下长了一个杏儿大小的脂肪瘤，说医生一直建议她开刀取出，她由于害怕不敢手术结果越长越大，现在压迫着两个胳膊抬起困难，后背神经被压迫致使脖子也活动不便，我一边安慰她不要着急，一边取出水笔在她的脂肪瘤局部写了一组配方：820·720·400，并告诉她立刻默念。

接着她妹妹开始诉说病症，她是先天性心肌缺血，十几年前因昏倒做了心脏手术，手术后身体一天比一天差，说不了几句话就喘，身体非常虚，平时什么事都不能做，连走路都困难，后来练气功还稍微减轻了一些病症，生活一直由80多岁的老爸照顾，了解她的病症后我也给了她一组配方：43000·380·720·60，让她默念。

由于她们觉得八卦象数疗法神奇，又给丈夫、儿子、亲朋好友要配方；一路上还不停地念叨："这次旅行真是太值了！"到中午吃饭的时候，大女儿伸手到行李架上取东西，马上就叫起来，她的手怎么就伸上去了呢，原来她身上的脂肪瘤压迫神经手一直抬不起来。这在车上仅念了几个小时就有效果真是太不可思议。

正巧我们陕西铜川的学员也同乘这趟车，就找到了车厢，继续提一些学习班上没有弄懂的问题，解答后，听说他两耳也听不清楚，且有耳塞不畅，由于在学习班上看到下课休息时学员都围得满满的，不忍心找老师，所以也没得到点按；于是我又给他做点按，仅一次他感觉轻松多了，原有的耳鸣消失了，后来我又给了他一组配方，并教他学会自己点按，他还给坐在自己对面的乘客要了配方。

过了一会儿，一路返程的学员方大姐突然感到腰部不适，疼痛难忍，我赶忙扶她坐定，问她是怎么回事，她说："这些年一直有腰痛的毛病，由于年龄大毛病多，加上这几天一直有些劳累，刚才不知怎么突然就不能动了。"我说："别着急，我们有八卦象数疗法！"于是我拉过她的手，找到穴位点按，同时给她配方：70·160·450，让她配合默念；几分钟下来，她很轻松地站了起来，扭了扭腰、伸了伸胳膊，不痛了，接着又弯下腰双手摸到车厢地板，竟然也没有疼痛的感觉，周围的乘客看后，都说："太神奇了！太神奇了！"纷纷要了电话和地址。

郑州学员　彭××报告

****

两分钟治好腰扭伤

点穴念象数治疗突发心脏病

我的一位朋友因为天气太热、运动量太多突然心脏病犯了，我马上给她手掌上点430·650，震穴、离穴、与坎穴、巽穴，并让周围的朋友一起念象数，这样过了十分钟左右就好了；我又给她大椎穴位和丹田穴位贴了象数，让她有时间就念念。

7月份我们长春市朝鲜族妇联30多人去辽宁省的五龙背温泉疗养所旅游一个星期。在火车上，在游泳馆里，在宾馆里有疼痛的病人我都给她们治疗了。举几个例子：

用点穴治好手不能握拳：

有一位60岁的金大姐她的左手不能握拳，在右手上相关卦位点按后，原来一点都握不了的手指头竟能握一些了，第二天换左手找出敏感点又点了两分钟，手握得更容易了，治疗了5次基本上可以自由地握拳没问题了，她非常惊讶地说："我到了很多医院又放血，又打封闭，又扎针，针灸，吃中西药都不管用，可是你这么几次按摩就好了，真的是很神奇呀！"

点穴治颈椎病、腰疼、膝盖关节疼

50多岁的尹女士，又是颈椎病，又是腰疼，膝盖关节疼，腿关节肿，因为腿疼艾灸烧的膝盖周围一圈有七八个小坑，我在她的右手掌骨上找到了4个敏感点，先从右手开始每天每个点按摩两分钟，一个星期后都不痛了，她高兴得不得了，我让她平时念象数还要巩固一下，由于她很认真所以现在基本都好了。她说这么好的疗法能否治疗瘫痪病人，我说可以试试，她说哪天有时间请我去。

脑血栓头晕点穴见好了

62岁的朴姐，因为脑血栓头总是晕沉沉的，我们一起游泳时找我要给看一下，我在她的右手掌骨上找到了敏感点，点了两分钟她说：眼睛明亮了，并且头脑也清醒多了。她还有因为颈椎骨质增生和腰椎增生引起疼痛，我又在她右掌骨上找到了两个敏感点给以按摩后她说有点舒服了，因为我们不能经常在一起，离的又远，我告诉她怎样自己按摩了。

两分钟治好腰扭伤

60岁的李姐，游泳时突然扭着腰了，疼得直皱眉头，我在她的手掌骨上找到了敏感点按摩了两分钟后马上不疼了，她惊奇地说：你真行啊，有这么好的一手啊！我说：这是和李山玉老师学的。

李老师好！

今天写信想请教一个问题。

我的丈夫在韩国来电话说：他在韩国不小心受伤了，右边脖子和锁骨很痛，说可能有裂纹了，我给他象数4440·7770·80。并且让他在手背掌骨上找敏感点按摩两分钟，他在左手怎么仔细找也没有，但却在右手上找到了，可是敏感点在腹部的位置，按摩了两分钟，他说惊奇般的立马脖子和锁骨不疼了，太神奇了。

我们想知道为什么，敏感点不在头部下面的位子上？在腹部的位子上？可是也立马止疼了？为什么，请老师指教。

老师答疑：此正是易经"其大无外，其小无内"的道理。可将"人体站立位"的图像放大，即可洞若观火，一目了然。

****

喻大夫的点穴病例报告

治疗慢性过敏性鼻炎和鼻窦炎

1. 宋××，女，10岁，小学生，因鼻塞、流涕、喷嚏、头痛，一年来经常鼻不通气，晚间连作业都做不了，吃药也只好一阵，来诊所求治。慢性鼻炎的诊断成立，所以每晚给点按掌心之兑坎巽艮等穴，按平补平泄的原则轻点，当日即感鼻塞通，流涕解，但次日晨又会犯，不过头已不疼，先连续点了五天，以后改为隔日一次，持续约十余日，随后默念象数配方2000·60·50·70，一直持念，现已基本痊愈，连感冒发烧也很少犯了。

2. 夏××，女，13岁，中学生，因过敏性鼻炎、鼻窦炎求治，每于冬春都犯鼻塞、鼻附窦处压痛、头痛，影响学习，服药不少，疗效甚微。于是我用平补平泻之法给点按手掌之艮震兑坎等穴，隔日一次，点约十余次后，持念象数配方720·650·40，已基本痊愈。

治疗积食、腹痛及疳积

李××，女孩，5岁，经常腹痛腹胀大便不调舌苔白厚口气较重，经常服消食药效果不著，一次又腹痛难忍，面色苍白来诊，我给用平补平泻手法轻点右掌坤、艮、震等穴，点按约3分钟痛止，要上厕所，排便后腹胀之症亦消，皆大欢喜。

治疗岔气胸痛及扭腰背痛

1. 谢××，女，60岁，附近居民退休工人，一日晚饭后来诊，当时表情极为痛苦，情绪也较紧张，说在厨房干活时，右胸突然疼痛难忍，不敢吸气，诊为岔气了，遂在其右手背中指掌骨胸段处找到敏感点做点按，中间时长出了一口气，说松快了。继续点按约3分钟说："真不错，我原以为贴贴膏药，今晚怕是睡不成了，没成想全好了，真快。"

2. 张××，女，36岁，工人，诊所附近居民，2009年10月12日晚6点刚上班，说，刚才在带孩子下楼梯时打一喷嚏，突觉腰背剧痛，不能活动而直接来诊。病史简单明确，属闪腰岔气的状态。当即让她坐下，在右手背中指掌骨胸腰段处找出敏感点进行点按，在全身放松状态下，以平补平泻点了约3分钟，即可活动自如，也不疼了，指着三岁多的孩子说："乖乖，看奶奶神不神，快帮妈妈谢谢奶奶。"说完高高兴兴地背着孩子走了。我心想奶奶一点不神，神的是老师传授给我的真法。

3. 王××，男，10岁，来诊时诉，在校和同学一起玩得高兴，哈哈大笑后，突然胸疼得不敢出气了，呼吸都疼，其父带来求治。又是一例典型的岔气症。于是按操作要求给孩子做了点按，不到两分钟，气顺痛止，孩子疑惑地说："笑也会笑出毛病来，太难受了，以后还能笑吗？"我乐了，说，"没问题，该笑还笑"。整个过程，像一段笑话，而疗效却是立竿见影。

****

信手拈来，点穴简便实用

我是读了《2002年第1期自然疗法研》开始初步了解手掌点穴法的，2008年以前自己主要采用默念、粘贴象数疗法的方式进行治疗实践，由于效果比较明显，所以，对于点穴方法使用较少。后来，就作为一种爱好开始实践，并在李山玉老师的指导下逐步熟悉了这一疗法。因为这个方法实在太方便了，许许多多的治疗活动见效了没有记载下来，想来也是件憾事。仅以几个较典型的病例向老师作以汇报：

以身试法，以痛止痛真的非常奇妙

经历过点穴的人都会有体会，如果你身体发生了某种疼痛，在手背的掌骨上或手掌上相应的位置上都能找到敏感点（刺痛点），用点穴工具去点压这个位置可想而知是很疼痛的。作为一个施术者就要了解和掌握这个疼痛的程度，以便为他人施治时既能达到疗效又能确保治疗安全。我与象数治病一样，还是从自身试起：

1. 胃痛点艮位、兑位。一次参加战友聚会（战友会战友就是喝大酒），饮、食都有些过量，次日胃涨痛难受，这次自己有意识地选取了点穴法，根据内痛、前区痛选手掌的原则，自己以象数 72000 取数形式先点艮位，找准敏感点后用泻法旋 49 圈（约用时 1 分钟），然后找到兑位用先泻后补法各旋 22 圈（约用时 1 分钟），先感手热，渐有胃部发热感，约 5 分钟后胃涨痛症状消失。自己通过点手掌时感觉到手掌耐痛能力较掌背指骨耐痛能力强一些，敏感点也不如掌骨的敏感点容易找到。另外，自己感觉无论是自点还是给他人点穴，一边点穴，一边默念相应位置的象数效果更佳。

2. 闪腰引起后背痛点中指背掌骨。一次中午帮妹妹往车上装大米，用力比较突然，把腰闪了，动作受限，不敢做伸展动作，于是赶紧拿出点穴笔，在左中指掌骨找到了敏感点，因为敏感点位置较小，我就采取了点住不放的办法，并且默念象数 72000·1110·6660，大约两分钟，疼痛和岔气症状明显缓解，但是做动作还是不完全自如，晚饭前又在右手中指背掌骨处找到敏感点，还是采取点压不动方法两分钟，仍然配以象数 72000·1110·6660，点穴过程中后背有热感，结束后约 5 分钟止痛，无反复。自己感觉，点掌背敏感点时非常痛，自己点时能掌握好轻重，为他人施法时要由轻到重渐步加力比较安全。一次在面授班上，我睡觉落枕，彭老师在餐桌上给我点，上来就是猛药，脖子是不疼了，也差点把我点晕，至今还有余悸。

信手拈来，点穴简便实用

我曾经为我身边的不少人点过穴，反正不是亲属就是朋友，谁痛我就点谁，解除了不少人的病痛：

1. 我岳母，73 岁，她不大信象数，前年她左膝关节痛，我给她行电针三次止痛，后来她要求巩固，又给她扎两次，一直没犯，所以她比较信任我的手法。

去年她另一膝关节、还有大腿根部、腰椎部位疼痛，要求我给她针灸，我故意没带针灸针和电针仪，我说试试给她点点穴，我先择了她的右掌背中指掌骨寻找到两个敏感点，每个敏感点以由轻到重的手法点按两分钟（心里默念72000·01650·400），点压结束后她当时感觉膝关节和大腿根不痛了，我让她在屋里来回走走，感觉正常了，感觉腰部有点麻感，效果没有腿上明显，但是不疼了。次日我换另一只手找到腰椎部位两个敏感点，手法与前日同，这次我不是默念象数，我是出声念，告诉她随着我念，当点穴结束后，她活动腰腿时一切如常，我嘱咐她，为巩固点穴效果必须要持念象数，从此，她也开始念象数了。后来我又为其点了两次，效果非常好，有一天我去她家，她告诉我边念象数边散步一气走了有5里地。她现在点穴有点上瘾，只要我去她家，就让我给她全部穴位都点点保健保健。现在我只要打电话第一句就是问："我的象数用不用调方？"

2. 我内弟，某公司副总，45岁。今年春节前去给我送年货，关车门时右肋岔气，斜着身子进的我家门，站也站不直，坐也坐不了，我就让他站着给其点掌骨穴，找到敏感觉点后我逐步用力，他疼得哎哟地叫，我突然加了一下力他惨叫一声挥开我的手，自己去揉手背。人也站直了，也能坐了，临走还揉着手背埋怨我"姐夫你也太狠了！"我告诉他这是恶治，要不你咋过年？

3. 我战友田某，55岁，从旗县到市里参加战友孩子婚礼。喝了不少啤酒，晚上睡觉着了凉，第二天吃早餐时遇到他腰直不起来了，我逗他说你别开车了，这姿势骑马吧。那天我刚好没带点穴笔，我就用大拇指搓他两个手中指背掌骨，他感觉左手疼得厉害，我边默念象数7770·11160边用手搓他的较痛部位，搓了大约有5分钟，他说快破皮了，我就结束治疗，他站起来试试说，能开车，不用骑马了。

　　类似这样的病例还有很多，为避免雷同也就不——向老师汇报了。自己点穴只有两三年的时间，还需继续努力实践和提高，也请老师对自己点穴过程中的谬误之处给予斧正。

　　　　　　　　　　　　内蒙赤峰　李××报告

****
****

第二章　八卦象数点穴疗法病例选

第三章　八卦象数疗法病例选

可信吗？非信？

——当灾难来临

　　2009年9月24日一大早，突然接到一位象数学员雷××打来电话、急促之中说有一位危重病人求救，详细情况他让另一个人给我作了介绍，是她丈夫的弟弟出车祸了，一辆停在他左边等红灯的大货车突然轮胎爆胎，整个车身压在了他的弟弟开的小车上，经救出后送到医院抢救检查，他弟弟身体左侧受挤压严重、断裂十根肋骨、左肩胛骨粉碎性骨折、肺部挤伤、内脏多处受损，在医院抢救两天了仍无法进行手术，现已形成气胸，喘不上气、呼吸困难、疼痛难忍很危险。真是飞来的横祸！我问多大了，但脑子里却在思考着配方，她补充说，伤者本人叫吴××，30多岁了，是广州第一军医大的博士生，你一定要想办法救他。

　　由于此人是我们象数学员雷××的同事，也是雷××介绍让她用八卦象数疗法看能否创造奇迹，情急之下，她说她是相信八卦象数疗法的。

　　于是我就给吴××配了第一组配方3338880·2000·64440·7770。方义动机是病人情况危急、用加强以收宏效。3为心，主血脉；8为脾，统摄血液主运化功能；2为肺，主一身之，司呼吸；6为肾主骨生髓，主水纳气，通脑镇恐（吓）；4为肝，主藏血，主筋，主疏泄畅达，又为震动为恢复复原功效；7为止，止血、止痛，同时又提中气。几元配方反复重叠数字，主要考虑伤者严重、危急、以达宏效之力。配方组成后，我一方面告知应如何默念，如何贴象数和贴的部位，一方面又反复强调默念的质量、时间和如何保持良好的场效应，同时又要求他们要及时反馈情况，以便随时调整配方。他们一是对要求作了详细记录，一是迫不及待地将所有信息传递去了广州。

第二天9月25日晨，广州反馈信息，自从接到配方那一刻起，全家人就分别不停地帮他助念，念后病人从痛苦的呻吟，转为安静，后来就慢慢入睡了，这是四天来第一次出现安静入睡。家人对这神奇的八卦象数疗法更有信心了。

9月26日反馈，念后效果明显、一念就入睡，且呼吸也均匀了。

9月27日反馈，病人完全苏醒，且有饥饿感，很想吃东西，在没有得到医生的许可情况下，他自感应该吃下没事，就背着医生进食了。

9月28日反馈，病人每天自己自念时间不长就呼呼大睡，还是家人助念时间长，于是我打电话向李山玉老师汇报情况，李老师意见是应让本人多念效果会更好，不能一直睡，给他增加阳气，唤醒他自念，于是我就给他在原方的基础上，改方为3338880·2000·64440·5550·7770。5为阳木，有温煦作用，又与肾同源，起振奋肾阳之功效。这组配方默念后到29日下午反馈，自己能翻身了，左肋感觉稍有力气，活动全身基本无疼痛感，吐痰也能用上劲了。但呼吸还有障碍不很顺畅。这是伤者吴××第一次给我通话，他用自身的感受告诉我，虽然今天是第九天，整个感觉是院方医疗无论如何也是达不到这种效果的，只有他自己能亲身体会和感受。我听后非常振奋，于是又将配方作了微调，把配方中的2000改为2220以强化肺的功能，增强呼吸能力，以达呼吸顺畅之目的，改方为3338880·2220·64440·5550·7770。

10月1日早上不到6点，被急促的电话吵醒，一看是广州的电话，心中一惊，昨天 30 日没来电话，今天这么早就打电话不会有事吧？接听后方知原来昨晚吴××的爱人从医院回家，可能是几天来的劳累，不慎上公交车踩空摔倒失去知觉，救护车送医院抢救，检查得知脾脏摔破、肾脏摔裂。于凌晨 2 点实施了脾脏摘除手术，现正在昏迷中，急求方以解除痛苦。我听蒙了，灾难，又是一场灾难！这家人怎么了？！这飞来的横祸怎么就同时落到一个家庭呢？！难道这就是祸不单行？真是有一种说不出的滋味。心里又暗自责怪他们为什么不早点打电话保住脾脏呢？！于是马上给她配方 2000·650·400·380 仍是让家人助念，方义 2 为肺主皮，强化 0 的功效使刀口愈合快无痛感，650 振肾阳之气，400 为肝，肝肾同源固振肾气；380 火生土尽管脾摘除，但其场存在，促其运化。

到 10 月 3 日电话那边传来的是让人振奋的好消息，吴××能和正常人一样用餐了，而且比正常人吃得还要多，精神也特别好，自己感觉完全可以坐起来了。但医生坚决不允许。他爱人念后刀口麻药过后也没感觉疼，但就是高烧不退，医生一直在做物理处理仍不降温。于是又配 00002·00006·00003·050。念了两个多小时体温从 39.3 降到 37.7。10 月 4 日，吴××的爱人又因不通气和高烧反复而换配方 8880·72000·1650·4300，这个方持念二天到 10 月 6 日，不仅没有发生发烧反复外，人也精神了，面部也有红润了，而且念后总感后背有一股暖流在流动，很舒服，试着竟然坐了起来。这对肾脏破裂又摘除了脾脏的人是无论如何在这么短短的时间都是不能做到的。这一点又让博士生吴××感受到了用八卦象数疗法的神奇和奇妙。

从 10 月 7 日的吴××反馈说，几天来他又有了更为明显的变化，自己不仅能坐，也试着下地，在医生完全不知道的情况下，竟从 12 楼下到 11 楼去看他的爱人了，而且上下各两次去探望。10 月 8 日反馈左肩胛骨不能摆动，不敢用力抬，我按藏象理论取数配方又给他配了一组：44450·3338880·72000·1116660。

10月9日电话中说了医院的一个情况，同住一室的香港车祸伤者入院比吴××早，症状比吴××轻得多，但他的恢复远不如吴××，于是就找医院问个究竟，怀疑医院对待病人不一样，这也是医院连日来感到惊讶的事。

到10月12日，夫妻两人都恢复很好，伤口、刀口都已基本愈合。体力得到恢复后，生活也基本能自理，亲人们都逐步离开广州回家了。

到10月16日，吴××左手不仅能端碗，且能送到嘴边，医生说他活动得太早，按常规不可能，肋骨断裂这么短时间能长上，肩胛骨更是粉碎性骨折更不可能长上，吴××说拍片看看也遭主治医生严厉拒绝，如果真想看也要等一个月后再拍片子。10月18日反馈，胳膊能抬至与肩膀平了，活动基本不受限了。

10月24日来电话，23日满一个月，在他强烈要求下医院拍了片子效果让人震惊，左十根肋骨完全恢复原位，长得很好，肩胛骨粉碎性骨折都恢复了各就各位非常整齐到位无痕迹，只是还不太牢固，还不能进行强力活动和锻炼。这足以让原来断言就是治好左胳膊也不能抬起来而留下残疾的医生目瞪口呆。这一奇迹已作为特殊病例在整个医院讨论，分析，研究。

10月30日，伤肢已能提起3斤的重物，奇迹仍在延续着……

一场灾难接着一场灾难的降临！让常人无法承受！但仅半个月、一个月的时间，神奇般地使灾难化险为夷，梦幻般地让断裂破碎的肢体恢复如初，这不是美丽的传说，这就是八卦象数疗法！！这就是八卦场的效应！！！可信吗！非信？可这是千真万确的事实！！！

脑瘫患儿走路协调了

今年9月23日杨×来电话求方，说他的小孩今年11岁了，患有脑瘫，智力还可以，主要是两腿伸不直，走起路来四肢不协调。多年治疗一直没什么效果。听说象数疗法后想试试，请求给他的小孩配方治疗，我为其配 6000·4440·3820。24 日就打电话说其母助念后没反应；我说时间太短不可能就见到效果。25 日又打电话我改方为 2000·260·44450，反馈其母助念后，小孩表现安静，但又告知小孩还患有癫痫。后又换配方数 430·8000·260·4450。按此方默念感觉有效果，全家人每天轮流帮他助念约 6 个小时以上。10 月 14 日来电反馈，激动地说："小孩两腿基本伸直了，走起路来协调了，全家人都非常高兴，真是太神奇了，要不是自己的孩子怎么也不会相信这是真的。"又嘱其持念还会出现更好的效果。

学员彭××的报告

****

几十年的严重肠炎好了

我叫王××，今年 74 岁，我是 2007 年 7 月下旬参加普通班，7 月 30 日收到老师的讲义和教材的，8 月 13 日老师告诉我治疗配方的。下面我把学习情况向您汇报一下。

我是 20 世纪 80 年代初在医院查出患结肠炎的，到 20 世纪 90 年代初发展到便血，住院查出是溃疡性结肠炎，住院 40 天。出院后不到一年又犯病了。开始吃西药效果不错，两年后效果就不明显了。经人介绍在北京东直门中医院看效果挺好，吃汤药连灌肠，一个星期内就控制住流血，很快就稳定下来了，改成吃汤药就不用灌肠，灌肠就不用吃汤药，时间长了光吃药也不管用了，必须经常灌肠才行。过了两年半以后必须每天灌肠了，2007 年 6 月以来大便变细，只有筷子粗，而且特黏，我心里很着急，但毫无办法。

就在这时我的一位原同事住院做了手术,我去看她时,我问她现在伤口还很痛吧,她讲:"我始终就不怎么痛,我一直在默念7000。"我非常惊讶,心想有这么好的事?随后她借给我两本李老师关于象数疗法的书。回家后我就坐下来看书,由于我练过气功,一读李老师的书身上就有反应。开始肚子感到暖和,有气感,再过一会儿,肚子有点痛。我回想一下今晚没吃什么不新鲜的东西,心想不管它,反正我肚子常痛,又过了一阵小痛三次,再后来好像有一只大手紧紧抓住患处狠狠把病处拉出来一样,痛得浑身大汗。我想这是象数疗法在起作用,今晚不用灌肠。第二天早上大便正常,既没血又没脓,黏液也没有。要是以往这样痛,就便得大量地流血,可这次什么事也没有,把我高兴坏了。我马上按书上地址给赤峰打电话,对方说没有这个机构。过了好几天,大便又有浓了,但粗细是正常的,也没有黏液。找不着李老师我很着急,由希望变成了失望。后来我女儿在网上查到了您在青岛的地址,我连续三天才打通了电话,钱寄出后很快就收到了老师的讲义及资料。我如饥似渴地读着,只要看书我肚子就暖和,全身舒服,越看越想看,家人都说我像换了个人。从资料上看,老师那儿的学员不少是博士生、研究生、大学教授,我是初中文化,年龄大记忆差,加上对八卦、象数、阴阳、五行、脏腑等缺乏知识,理解很费力,越学胆子越小。本应收到资料就该给老师打电话求方,准备了好几天没敢打,我不知怎么说。直到8月13日给老师打了电话,老师非常和气地让我拿笔记下了72000·650·40。

开始默念时左边头部及耳发闷,耳朵什么都听不见。不知怎么办,但我相信老师给的数是一定能治好我的病。这时老伴建议我一次少念几遍试试,自己先摸索一下经验。于是我一次念三遍,感觉还是不行,就改一次念一遍停一会儿再念。我从8月13日开始默念到8月20日才算正常,再没有什么不良反应。到九月中旬,大便里面脓量减少，到十一月下旬，大便里脓就没有了，8月下旬以后没有便过血，12月份以来若肚子痛，只念一会儿就不痛了。这么多年来我都不敢吃剩菜饭，不敢吃生冷硬的东西，五十多年来没敢吃过冰棍（因有关节炎），但现在从9月份以来从冰箱里拿出来冰棍就吃，就是这样吃什么事也没有。过去我千注意万小心还吃不好就便血，一便血我就只能吃稀饭，浑身无力，走路都走不动。平时都不敢随便出门，无论是在家还是在外面，经常突然感觉有一股凉气凉进肚子，就得马上大便，经常拉在裤子里，对我来说是一件非常痛苦及尴尬的事，当时我无论走到哪儿都先把厕所找好，以备不测。现在我每天一起床就把大便排出，然后一天什么事都没有，而且现在不管什么冷风凉气都击不到我肚子，我的肚子一天到晚总是暖和的。以前我进入秋天小腹及肛门就感觉很凉，有时就感觉像是坐在冰里一样，现在小腹不凉了，肛门的凉也减轻了。今年以来小便经常控制不住，等感觉到要上厕所时，已尿出一部分在裤子里，但12月份以来，这毛病大大减轻，我有浮肿历史，近来情况也大大减轻。

几个小病例

去年11月我后背特别胀，就好像一根铁把肉从肋条里挤出来，痛得坐立不安，一组数只是有所缓解，解决不了根本问题，后来在资料里看到200·70，这次感觉比我之前念的数合理，我就把书从左边放到右边，不超过1秒，突然我感觉后背轻松，我感到只要数准确，就可数到病除。

一个亲戚的孩子结婚几年没孩子，我把老师怀孕的数告诉她，我叮嘱她要认真、实心实意地念，她说她一定认真念。去年10月她生下了一个女儿，非常高兴。

我爱人血小板低，一次剪指甲剪破一块皮，血流不止，这时我让他念6000·7000，很快止住了血。

2007年我女儿三叉神经痛，曾在医院吃过西药止痛片，中药汤剂，扎过针灸均未根治，后来老师给了一组数0002000·640·380，念过之后至今再也没犯过。

我的邻居有一个80岁的老人，牙痛几天没有吃东西，我让他念050·070，上午念的，晚上就能吃饭了。

通过学习及念象数，我有两点体会：

1. 信则灵。我是坚信不移，相信老师，相信象数治病，我要是有半点怀疑，就没那么大的决心，也就没有现在这么好的效果了。

2. 要有足够时间念，时间少了也不行，我是除了吃饭和睡觉几乎都在读数。

认真读书，学习知识，接受气感。

八卦象数疗法太神奇了，不用打针不用吃药病就好多了。我一万个感谢李老师，是您给我晚年带来了幸福。

北京学员　王××的报告

****

象数用在哪，哪就好

学生在您的指导下学习八卦象数疗法又有些进展，特向老师汇报。

010·720·6660·440·5500，调理食道癌效果好

2009年1月20日任改荣到我家为婆婆求方。说是食道癌晚期，现已不能进食。因她老伴此前做手术只活了半年就去世了，老太太不愿意去医院治疗，于是我让她念010·720·660·440·550，让她试试，并告诉她默念方法。

1月9日下午我同老伴去看望任婆婆（老关系）。进门后老人

说的第一句话就是："谢谢二位关心，我念数很管用，已经能吃些东西了"我老伴说那就好，希望你早日康复。我说我们是来给你拜年的，老太太特别高兴，今年79岁。任说她母亲非常认真，每天念6个小时以上。

29日我同老伴去给王玮老师拜年讲了此事，并请她指导，王老师在原方的基础上改为010·720·6660·440·5500，当天晚上我就让患者念这个方子。持念了一个月就什么东西都能吃了。三个月我去她家6-7次，老人精神都很好，现在馒头、烧饼什么的都能吃了，实在是太神奇了。

我对000的体悟

1. 1月12日早上我因受凉而感冒，流清鼻涕，早饭后咳嗽不止，我就念200·650·70，半天无效，改念200·050·70还是不见效，正在着急之时，电视卖药的广告说灵灵灵，我马上悟到灵灵灵就是通通通，于是我就念200·650·000，一念马上见效了，几分钟工夫就不咳嗽了。

2. 2008年12月23日凌晨3点多，我感到心脏不适而后就感到头一阵阵的剧烈疼痛，我就念100·60·40·000马上缓解，又念了十几分钟就不疼了。1为乾卦为头位上；6为坎卦，为水为肾为下；4为震卦为肝为木为疏为散。在这里我把0当通。通则不痛，止痛快，真太神了。

3. 我是30多年的心脏病患者，还不断发作，2009年1月19日，下午我在河边遛弯，感到心绞痛，疼得比以前厉害，连喘气都有困难，我念王玮老师的配方650·430·820，念一会儿无效，我就在原方上加了一组000，一念就管用，我念着650·430·820·000回到家心绞痛就止住了，出了一身的冷汗。

2009年1月31日（年初六）晚上7点多，正看电视新闻，心脏病又发作了，疼得厉害，我就念650·430·820·000默念了一会儿虽有缓解，但未止住疼痛，持续有一个多小时，老伴着急要去医院，我没有去，我改念 000·43000·000，又进一步地缓解。心想心动就死不了，这是李山玉老师 2008 年 9 月在面授班上讲的。于是我就坚持念，到 9 点 15 才止住痛，又出了一身冷汗，换了衣服，我老伴在一张 16 开的白纸上写满 000·430·000，放在我的枕头下面我就睡觉了，一夜睡得挺好。000 就是通通通力量大，通经络通气血快，效果好。

雷动，风行，大雷大风促大便快

2009 年 4 月 28 日 12 点洛阳象数疗法学友陈景茹女士收到 2009 年刊物之后，看到我向老师汇报便秘的病例后，试念我的原方 111000·666000·444000·555000。后两天念 444000·555000，用重雷大风，促，12 分钟就解下大便，高兴得她当即给我打电话报告这一好消息，因我不在家，是我老伴接的，我晚上 9 点多才回来给陈回电话。第二天早上她又来电话，我又没在家，她同我老伴谈了半个多小时，（我老伴也是函授学员），我老伴给她讲邯郸学习小组学习象数疗法的事情。下午我又回了电话，她说她今天就念 5 分钟就解下大便，要我以一个特效方子向李山玉老师汇报，她连续 5 天都是很顺利，没有任何痛苦感了。444000·555000 神奇，雷动风行快，是促大便的佳方。

"象数用在哪，哪就好"的小例子

1. 我老伴 72 岁，是国家一级教练员，也是我们象数疗法的学员。2009 年 4 月她练气功的收录机突然声音变小了，调到最大也不行，5 月 2 日她在收录机的两个喇叭上分别用白胶布写象数 444000。声音大了，放在前面，前面的人嫌声音太大了，放小声点后面的人也都听得很清楚的了。练完功后我老伴问大家，你们知道这声音为什么变大了？有人说是修好了，我老伴说没修，提着收录机给大家看，说就是444000象数的效应，是象数把它调整好的。

4为震卦，又为雷，为声音，三个4和三个0力量大，所以声音就大了。有几位都是象数疗法的受益者，他们信。

2. 2008年12月底，我的两只脚趾之间潮湿出水，痒的十分难受，开始我用棉花蘸醋擦不管用，后在脚背上用圆珠笔写上0005000·0004000·70三天后见轻，又多写了几天就好了。5疏风止痒，4解毒，3个0强化力度，70止痛止痒。

我的两只脚长脚垫已经多年，但不严重，2009年3月由棉鞋换单鞋后因脚垫硬走路疼痛难忍，于是我在每天晚上泡脚之后就在脚垫处写上800，一个脚写6组，半个月之后不疼了，到现在有两个月了，没再疼。用800将硬垫软化了。

3. 2009年4月11日下午，练功点的一女士说她的两肩背又凉又沉，已经两年了，问我能不能治？我说可以试试。我当即给她拍打肩膀，并让她试念80·50·380，待一会儿她说轻了，我就告诉她每天坚持念，睡前念到睡着为止，醒了也接着念。第二天她告诉我，念数真管用，现在两肩背热乎乎的，也不发沉了。第二天来到我家为其老伴求治疗食道癌的方子。

拍打两肩通经络，8、5为两肩背，3为火；8为温土，火热土温，所以管用。

今年2月底一个下午，功友领着一杨姓女士，50多岁，说牙疼1-2天了，吃药不管用，脸都肿了，向我老伴求方，我老伴就让她念050·070，这人很敏感，几分钟后就说不疼了。老伴叫她继续念。第二天那位又来说念数真管用，比吃药还管用，而且速度还快，谢谢你。我老伴说这是李山玉老师编创的便民特效疗法。

念444000治疗冠心病、心绞痛和全身疼痛获奇效

从今年10月17日同老师告别，仅5天时间。今天给老师写信时因我念 444000 治疗冠心病心绞痛和全身疼痛获奇效。

事情是这样的，我于 10 月 2 日早冠心病发作，心绞痛的厉害，念 650·430·820，过后改念 000·430·000 大约 5 分钟缓解。后来浑身疼痛，走路两腿发软无力，躺了两天还是不适，上楼需扶栏杆很费劲。

10 月 7 日下午，我和王玮、耿文涛两位老师商量去青岛参加面授班之事宜时，王玮老师知道我身体不适，劝我不要去了，我说我能坚持。当 14 日到崂山以后，听到章老师说的一件事情，很生气，犯了病，引发心绞痛，王玮老师让我念 650·430·880，马文杰给我做按摩，坚持听课三天（全身疼痛难忍）。17 日又坐了夜车回邯郸，当 18 日早 9 时回到家，进屋就大哭一场"因为大有回不到家的感觉"。回家浑身疼痛，但一点也不困，晚 8 时躺下，王玮老师从青岛打来电话，问我身体如何？（在青岛时数也念了，也服药了）晚上 9 点全身疼痛加重，难忍，于是就想到用重雷把全身经络炸开，就念 444000，念了十几句，就感到气从脑部开始向下排，至腹部发热而稍有停滞，我又念 555000，意在加快向下排气，当气从涌泉穴排除后，全身疼痛即止。当时身体舒服极了，那松快劲就别提了，于是 70 多岁的人，像小孩一样在床上打起滚来，后又下地走，确实很轻松，我高兴得又躺下，很快睡着了，第二天 6 点醒来还是浑身轻松。今天已是 5 天了还是很轻松无不适的感觉。这是念 444000 重雷炸开全身不通的经络，当然就不疼痛了，通则不痛嘛。同时心脏也好了，太神奇了！现仍念数（后改为 720·1650·444000）。

念 444000 功效的神奇引起了我的注意。2004 年夜间我用 444000 治自己的腿抽筋获奇效；又联想用 111000·666000·444000·555000 治严重的便秘获奇效（见 2009 年期刊）；念 010·22660·4440·5550 念了一个多月治好了严重脱发（一个 20 多岁的男孩脱发，头上一根头发都没有了）一个月就长出新发理发两次后头发长的比脱发前还黑。

以上几个例子确实神奇。我认为 2、6、4、5 都是一通二生，三消炎解毒效果奇特，所以治病效果又快又好。

邯郸学员谢 ×× 报告

****

020·160 治好了患 7-8 年的气管炎

张 ××，女，34 岁，2007 年 5 月从韩国回来。2007 年 12 月 17 日前来我家找我刮痧治疗气管炎。她说这几天郑州雨雪不断、天冷我的气管炎犯了，咳，胸闷一天比一天重夜晚不能正常入睡，我患气管炎已经七八年了，多方治疗均无效果。我说你为何不在韩国治疗？她说：韩国医疗费太贵，也治疗了两三次效果不好。当时我取数配方为 020·160。我一边刮痧一边用手握着她的大椎代她默念象数约二十分钟，结束后喝了一杯温开水。她惊讶地说：刮痧治疗法真好，比我这几年吃药治疗任何一次的疗效都好。（我代她默念象数配合治疗事前没有告诉她，我想试一试）我感到浑身轻松。我说：不是单用刮痧而是加上象数疗法（她不懂）与刮痧配合治疗。接着我给她讲了什么是象数疗法及它的神奇作用，它比刮痧的疗效快还简单，同时冬天不适合刮痧疗疾，象数不计较什么。你如果同意的话就用象数疗法治疗，她同意了。我便将象数写在胶带上贴在出痧最重的部位，交代她回去后默念，念的时间越长越好。

12 月 25 日她来告诉我身上的痧完全消失，呼吸顺畅，从头到脚都感到爽，你再给我贴一次巩固巩固。我说：用不着刮痧，回去念象数很快就会好。十多天后的一天雪停了，但比下雪还冷，我俩正在一个公交车站相遇，她平时戴的口罩不戴了，而且红光满面。笑着对我说：阿姨你真好！我真要好好感谢你。我说咱们共同感谢象数疗法的创始人李山玉老师吧！共同祝福她及全家人春节愉快！万事如意！

方义：020——清热、化痰、宣肺；
160——清热、降浊、通利。

来自郑州岳××的实践报告

****

养生保健，八卦象数配方显奇效

视网膜脱落术后好得快，俺有密电码

2009年4月18日，陈××在八卦象数疗法养生游学习班结束后说：一位朋友，女，51岁，视网膜脱落，看配个什么方，当时思维视网膜脱落，就给她复位，网膜属离卦，为日为高，为目，脱落肯定从高处往下落到低处，配方：6430·810。

4月25日反馈，患者念后效果很好，她做手术一直念号，术后眼不怎么肿胀，也不怎么疼痛，同室患者同一种手术，同一个医生动刀，结果眼肿的似灯笼，疼痛，同室患者好几个都觉得奇怪，做手术的大夫问：你眼为何好得这么快？陈××诙谐地说：他们有密电码，当即把象数讲给患友们听，同室的患者听到有如此好的疗法，当即纷纷要求给配密电码。

方义：6430·810。6坎卦主肾，元阴元阳之气，固本通络；4震卦，木气，为生长上升之气；3离卦主目，为视网膜，6430相合，水生木，木生火，以相生之力，把视网膜托回高处，8坤卦为地为下，落是要落在地上，地气上升，也就是脾气上升助乾阳"1"，复位。

全方：6430·810。肾水滋干木，肝血以养目，脾土运化生助乾目。

养血荣目助阳抑阴，消炎止痛，而获佳效。

象数疗法治疗妇女阴道前壁膨出

2008年5月6日儿媳说我妈有点毛病看能否治疗。我问啥病，她说具体也不太清楚。她说医院妇科检查医生说是阴道前壁膨出走路直立有下坠感，躺下平卧就没有下坠感。一用劲就有下坠感，特别难受。邯郸治不好，需做手术，手术还得去北京。见我念象数治好了几种病，也想用象数治疗，不想做手术。我考虑，既然膨出即为凸物为艮卦，肾开窍于两阴。下坠属中气虚，中医有因虚下陷之说。阴道前壁膨出为肾气亏损。

治于补中益气，滋肾育阳举陷；斯方7200·650写好交于儿媳，让其母亲试念如不适可随时调方。一周后反馈，其母亲念配方后有向上提升的感觉，20天后下坠感基本消失。只是在劳累负重后感觉不适，症状轻多了，也不想去做手术了。我高兴地告诉她让其母亲持念。

方义。7200·650。

7卦为凸物兑卦主肺属金；2兑卦，肺主一身之气，金气有收敛之力，7200相合收敛膨出之物，7200补中益气。650，6坎卦主肾肾主阴阳之气；5巽卦，为阳，650相合补肾益阳。

故7200·650相合，补中益气升阳举陷而获效。

肾阳气化，调理尿路之患

内经云：膀胱者，州都之官，津液藏焉，气化则能出焉。八卦象数疗法讲，尿液的排泄虽在膀胱，但要依赖肾阳的气化，如果肾阳不足，气化失常，就会引起水液代谢障碍，而导致疾病，如小便短少，全身浮肿等，八卦象数疗法中常以补益肾阳，健脾化湿为主，肺主肃降，通调水道，降肺气能利尿，所谓气行水行，气止水止，正是说明了通调水道，是由肺气的宣发与肃降来完成的。

如若肺失肃降宣发而致小便不利，水肿等，象数疗法可振奋本藏之气，以利肃降并佐以温通肾阳。

治疗前列腺疾病时，基于这一肾阳气化理论思路配方，往往获效。

病例：2005年4月30日，张××63岁，清晨说：这几天，尿不净，尿频，尿疼，医院检查是膀胱炎，请你给个象数配方：2000·60，让其试念，无不适感，5月7日反馈，已复如前。

2009年3月13日，儿媳同事，女，31岁，尿频，配方：60。其3日后反馈，小便已正常。

2009年3月20日，张×老伴儿，女，80岁，来电，患尿路感染，尿疼，尿少，象数配方，2000·6500。4月14日反馈，念后次日缓解，一周后，恢复正常。

2009年7月3日，杨×，女，68岁，晨练时说，最近一星期尿少，尿频，尿疼，受不了，尿不出，吃了3天药，效微，你今天来了给配个方，象数配方：2000·66650·440。5日反馈，3日家里来人，忙了一天，没怎么念，4号亲人走后，好好念了一天，晚上排小便2次，可痛快了，也不疼了。7日反馈，我抽空就念，昨天，排尿3次，很舒服，前几天，没念号前，以前天热，喝水多，尿不出来，腹部胀满，也不想吃东西。这下好了，尿通畅了，也能吃饭了。我嘱其持念，以固疗效。

方义：2000·66650·440中，2兑卦主肺。主一身之气，主肃降，通调水道，气行水行，后3个0，加强振奋肺脏，以助肾阳；6坎卦，主肾，与膀胱相表里，主水；5为巽，为阳气；650相合，3个6加大水生木之力，促肾阳助膀胱气化；440中，4震卦主肝，肝主疏泄。44增强疏泄之力，以助膀胱。故：2000·66650·440，3元相合，共奏通调水道，促肾阳膀胱气化，而获奇效。

7200·1600·440 治疗幼儿便秘

2009年7月8日儿媳说：单位一同事女孩2岁半近月余大便秘结无便意，经常因肚子疼直哭叫。大便硬得似球球，灌肠才下大便，十分痛苦，给配个方。考虑大便结硬，滞阻大肠，配方：7200·1600·440。嘱其抱着孩子念或握手念。如孩子烦躁不安可停念。第二天晚上反馈：她母亲抱着孩子念一会儿就想上厕所。后不敢给孩子念，用胶布写上配方贴在孩子屁股蛋上，小腹部颈椎处。只一小时孩子喊着快拿便盆解下了大便。儿媳讲这个方真管用。

方义：7200·1600·440

7200中7艮卦为阻为硬，主胃主降，取7以滞硬取之，2为兑为折毁为损伤又为艮之子取之，以泄艮阻；1600中1乾卦大肠，以象取之，6为坎水，便干加水润之，又泄大肠滞物；440中4震卦主肝，震为动，肝主疏泄。44相叠增强疏泄气机，促大肠蠕动而通便。

三元相合泄凝滞调畅腹部气机而通便。

养生保健－八卦象数疗法配方显奇效

北京。郑某，女，76岁。2009年6月20日主诉。颈椎病，头顶后有一板块压迫神经，肚子胀，双腿无力，走不动。

念象数配方：4380·7000·1650，到8月24日反馈：

两个多月来持念象数配方，身体健康状况有了明显改善，肚胀消失了，腿有劲了，并说两次往返老家，一次七八天。老家卖掉房子处理财产，也没感到累，顶下来了。这一改善身体状况的过程是象数配方扶正祛邪的过程，是原本受疾病折磨的身体基本上恢复健康、消除了不适感。

这就说明八卦象数疗法在老年养生保健上起到药物所起不到的作用。为何配方能有如此之效？

方义如下：4380·7000·1650

4380中4震卦主肝，肝主疏泄，藏血，取4以给心脏输血；促使气机调畅；3离卦主心，心主血脉，藏神，取3助心脏，通气血经脉；8坤卦，主脾，脾主运化气血津液，主四肢，取8以增强脾运化，生化气血津液功能，同时主四肢，使腿有劲；7000中7艮卦，主胃，胃主中气，主通降，消凸通堵，取7以补气养血；1650中1乾卦为首，主大肠，通督脉，取1通堵阳经，助功能恢复；6肾主骨生髓，先天之本，取6以振奋肾经，补肾益气。老年人肾气衰退是自然规律，5巽卦，主胆，为阳气，为四肢。

故全方共和，疏肝调气，通经活络，益气养血，培本固元而获效。

双手湿疹消失了，手变得光滑了，输尿管结石也不见了

2009年7月15日，四川成都胡某经韩金英女士介绍，电话和我联系上，为两位亲朋好友求治疾病。一位是老爷子。双手湿疹，经常瘙痒，象数配方：80·2000·6500·440。

一位是阿姨，输尿管结石，配方：72000·66650·440。

8月9日反馈：在一次宴会上，老爷子和我握手说双手湿疹好了，我握手觉得老爷子双手光滑了。

阿姨检查说输尿管中结石没有了，肾中还有，让其持念。

方义：80为坤卦，主脾，脾主肌肉，主运化水湿；2000为兑卦，主肺，肺主皮毛，西方凉燥，燥胜湿，6500补肾气益心气；5为风，风胜湿；440震卦，藏血养筋，其华在爪，440重叠滋肾养血。

故全方：健脾，益气养血，疏风祛湿，通经活络，而获效。

72000中7艮卦，为结石，2兑卦，为破坏结石，3个000，补中益气，加强气化；6650中6坎卦，主肾；5巽卦，为风主胆，为阳气，66650重叠加强肾阳气化，以利排石，440震卦，震克石而设，44，以加其效。

故全方同奏，益气补中，震石消石，增强肾阳气化，而获效。

1650·430·720 治疗脑硬后遗症

2009年7月1号早晨，韩××，女，65岁，右半部脑硬塞后遗症，两年右侧手脚不听使唤，走路出门主拐杖。象数配方：1650·430·720，试念无不适感。

7月19日反馈没什么大的感觉，就是念了8天走路不用拐棍了。我笑着说你这效果真不错，8天丢掉拐棍要持念以固疗效。

方义：1650·430·720

1650中1乾卦，主脑，为健，主督脉；取1为清脑振督脉疏脑塞，偏助右侧；6坎卦为肾，肾主骨生髓，脑为髓海，取6以补肾气健脑；5巽卦主胆，为风为散，为脑血管，通硬塞；4震卦，主肝，肝为动，以震通经络，肝经通颠顶；3离卦主心，主血脉。取3震心经，通经活络，增加脑部供血；720中7艮卦，为头为滞，7可通堵，以通凸起之头顶血脉；2为兑，为肺，为右，主一身之气，气行血行，同时可泄7之淤滞。

全方共奏清远神之俯，补肾益气，养血通经活络，阴阳渐趋平衡而获效。

邯郸耿××的报告

****

坚持用象数排毒（甲醛）效果好

您创造的八卦象数疗法是无可计量的神医良药，我受益匪浅。

象数排毒（甲醛）效果好

2000年在展销会上购买了一对双开门的大书橱，设立在卧室的床前。每当打开门找书时，就有强刺激气味，眼泪哗哗流，之后眼睛视物模糊，咽喉常年红肿发炎，舌体常溃疡，听力下降，血压升高，心脏也不好，腿脚常抽筋，易跌倒。之前对甲醛的危害性认识不足，碰巧电视台播出两例因装修导致甲醛超标中毒而住进了医院的案例。我买了进口药喷刷治理后，又买了7盆植物能吸收甲醛，放在打开的柜子门前，一周中6盆花全死了，就1盆君子兰没死，但叶子也枯黄了。我与这对书橱接触了5年多，才会导致这么多疾病，唯一的办法是排除体内的毒素，从老师的教材中，找出排毒方：720·650·430；820·160·430；007200·1600·4500；007200·0160·450……，每一组象数默念中都有体感，就坚持念，无感觉就换另一组，经过近一年的排毒，身体明显好转了。

当腿脚抽筋时默念7000·4000或4000·7000；后来默念38700·2000更灵验，当有抽搐预兆时马上默念此配方，症状即消失。腿抽筋时真难以忍受，有李老师这组配方解除了我的痛苦。

血压高，头疼时就念04000·260·260·430·720，很快缓解了。

2007年和老伴一起去女儿、儿媳那里住了几个月，同时参加了旅游团玩了近一个月，团里就我俩年龄大，那么长时间都能愉快地度过，真应感谢八卦象数疗法的功劳。

因我没有坚持排毒，2007年底回北京后，原病复发，2008年我是在病魔的痛苦中渡过的。2009年我准备向体内的甲醛毒素发起全面进攻，自配了一组象数配方：60·50·3872000·160·4445300，经几天的默念感觉全身从脚趾往上至头顶均有麻、热、针扎、虫爬的现象，关节痛有所改善，视力好转。我打算再坚持一段时间以观疗效。

2005年6月外出乘车跌倒在车的台阶上，腿磕在角铁上，疼痛起不来，别人扶我才坐上。我赶快默念7000·6000，很快止疼了。

北京学员　黄××的报告

****

象数疗法对消化系统疗效显著

自上海学习班一别数年，一直没有和老师联系上，前几天，我想老师一定办有网站的，就请朋友上网，真就查到了网址，很高兴！

先汇报我这几年的学习情况。

治疗小儿先心病

我孙女已满6岁，生下来只一个多月，因感冒去医院儿科就诊，结果检查发现患有严重的先心病，心室心房都有小孔（隔膜）上相通，儿科专家认为今后手术都没有意义，建议生二胎。后来我给老师打电话，老师亲自配数为720·650，给孙女一念原来四肢冰凉就变为发热，效果很好，她奶奶为孙女念了一年，2004年8月27日去医院检查，说只有一处为室缺（隔膜），又继续念到2007念5月19日复查，心脏一切正常，心电图正常。后继续念了一段时间，现在身体一切正常，很少患病，智力也好。在学前班参加运动会跑步还得了两块金牌，乒乓球打得也好。

我的体会是象数疗法对消化系统疗效显著

我本人及亲友中凡是拉肚子，结肠炎，胃病等念数有神效，如体虚性的拉肚子，结肠炎等只要念650·380·7000，几分钟就能见效，且能治愈。

心血管疾病效果非常好，见效快

我本人2007年3月突发心脏病，一下子不能走了，身上出汗，心脏有压迫感，疼痛，喘气，当时情况急，周围又没有人，怎么办？我一下子想起了老师您，马上给自己配数650·430·820，念了约10分钟，我就能走路回家了。第二天去医院检查说是冠心病。后来我经常念此数，现身体健康，没有再复发，为别人配数也一样有效果。

足部扭伤，甚至是骨折，用象数疗法有神效，特效

扭伤后接着念数只要1-3分钟就可以站立行走，骨折需多念一段时间，以巩固。我用过多例都是如此。我配的数是0004000·70；或者是0004000·7000。

但我也有配数效果不理想的，就是感冒之类的，特别是小儿感冒发烧，代念的效果一般不够理想，还有一个甲状瘤病人，给她一组数念一段时间就消失了，但一个月之后又复发了，可能是没有巩固疗效的问题。她没耐心，后来还是开刀了。

湖南学员　郭××报告

****

生活处处有八卦

我今年9月份第二次参加了研讨班，听了老师讲课和各位学友们交流发言，使自己受益良多。最遗憾的是因为车票不好买，还差一点没有最后听完练习部分的课！

我学象数疗法老伴受益

自从我学了象数疗法后，老伴也受益匪浅，这6-7年也基

本没大病，没住院，瘦了一辈子的人，现在胖了一些。以前一病就不吃饭，现在一天三餐都很正常，前些日子腿疼也不说，吃晚饭扶着小茶几在那抖落腿，我问了才说腿疼，我就写上组方070·050贴到膝盖处，一条腿一组方，贴了几天后逐渐好转，一个月全好了，又上走步机上锻炼了，中间洗澡组方掉了，就让我再给写，贴上。现在每天还能做饭。他已经85岁了，我觉得完全受益于象数疗法！另外老伴是几十年的老烟民，平时就痰多，特别是感冒后更多，我在去青岛前请李老师赐方020·650·3820，除感冒外，最近痰少多了。

我前些日子，右腿膝盖也疼，我也写上070·050组方也贴上，在一次我洗澡时开的浴霸灯我擦到腿那儿时，看到组方的边有一分多宽的红光，怎么看都有，这说明组方有能量，所以它才能治病。

生活处处有八卦

前年我买了一件中长袖T恤衫，回家后我试穿时在衣服上贴的规格小圆形标签，给贴到后背肉上了，和大黄豆粒那么大，是110型的还是倒着的即"011"红底黑字，当时我并不知道，过一会儿我就觉得背后有一节椎骨错位了的感觉。

真难受，我赶紧把衣服脱下来，老伴看见问我，贴得什么，我让小孙女看，她给我揭下来后，一会儿又恢复正常了。在没学习八卦象数疗法之前也不懂得八卦场这么重要！

学员：杨××

****

象数治疗便秘、念象数战胜阴寒

向您汇报最近使用象数疗法的体会，如有错误请指正。

对于便秘的人每天能通便是一快事，2008年底我试读过许多组数效果不佳，每看到汇编上的"药方"也试读但都无效。而且排便配方都有820，我想8和2都是阴数，可改为阳数7和1，7为凸，为止。肠子在腹部也形成"7"形；而且降结肠在腹部的左下方，在八卦图的艮位；1为大肠，也为长（肠子有4-5米长）。于是以710·260·430成为一组试验配方，以此为基础又形成7100·2600·4300加强配方，通过默念效果很好，经常默念几分钟就排气。2为肺，主气，主肃降，与大肠互为表里（如果肠子蠕动慢、无推动力也形成便秘）；6为肾，可纳气，可排毒；4为肝，为震；3为心，以小肠互为表里；430震动小肠，大小肠一起震动为排便打开了通道。达到了每天都痛快排泄，真舒服，真是一把钥匙开一把锁，后因想减肥把药方调整为8200·1160·4300也起到了排便的作用，比前方略差。

2008年深秋一晚因寒冷很长时间睡不着，念了几组数身体还是冷，这时我忽然想到：我们的身体就像一座高楼，布满了很多管道，如果下层的管道堵塞了，高层的水就通不到下层，所以病根在下。于是在54000这组配方的默念中睡着了，当一觉醒来好热呀，被子都要盖不住了，心里真高兴，象数战胜了阴寒。5为巽，

为风，为阳，可驱散阴寒；4为肝，为震，为雷，风雷相博，000通络驱寒，而且肝经与胆经都起于足下，足底通了上身的热气随之流下。

北京学员　高××

****

象数疗法治疗痿证兼治了其他症状

老师，您在百忙中于12号赐720·1650·40·3870配方，16

号电话调 3820·1650·400 方，治疗我的痿症，同时兼顾冠心病、双眼黄斑裂孔和白内障术后视疲劳、左肩周炎、清晨双手发胀等疾病。我是敏感体质，只要默念全身发热，甚至微汗。调方后没有不适感，我期待奇迹出现。在治病的同时也用学来的知识为自己和家人调理小病收到可喜效果，特向您汇报：

1. 妹妹原有腰椎病，近日给卧床母亲洗头后腰痛直不起身，其默念 6000，一个多小时腰不痛了。

2. 爱人感冒咳嗽念 820 并贴大椎穴当晚止咳。

3. 本人 17 日晚 12 点喉痛吞咽困难，默念 020 并贴大椎穴，仅一个小时感到消肿了，又一个小时基本不痛了。后咳嗽流涕，由于怕影响痿症的治疗，不知与感冒方如何念为好，便白天念原方，晚上念 07，到咨询日李山玉老师给配了方，三日感冒即痊愈。前后一周，一片药没吃，这在过去是不能想象的。

李山玉老师，这小小的实验更坚定了我用象数治疗顽症的信心，也使亲属感受到象数疗法的神奇。由于咨询时间全国电话很多，怕影响老师工作特写信告之。

祝老师的科研之花开遍神州大地，为国人造福！

青岛学员：张××

****

念象数顺利排尿、排便两例

我是一名退休医药人员，1998 年有幸成为函授学员。我边干边学，曾为周围 80 多人治疗，有些疗效显著，现汇报如下。

1. 范××，男，2 岁半，2002 年 8 月 9 日。因吃安利蛋白质粉喝水少，致小便闭塞，在中医院治疗，医生说不用服用药，让其大量饮水，促其排尿，下午 5 点多，孩子的外公、外婆，孩子的母亲抱着孩子找到我家，说小孩憋得难受，哭闹不止，也不喝水，我为其配方：020·060。

方义：2兑卦，为肺，可肃降，通调水道，前后各加0为阴阳平衡，利水，又2可消炎；6为坎卦，为膀胱，为水，为通，方法是让孩子妈妈抱着孩子到房间持念，约10分钟，小孩安定不哭闹了，连续念了40多分钟，就排尿1000ml，是深棕色的，在场的大人都松了口气。

2. 楚××，女，城关镇梁沟村人，2005年9月1日，其说她外甥女18岁，已经5天没大便了，不想去医院灌肠。我为其配方：160·40，1为乾卦，大肠；6为坎卦，为凉，为通，160为除解大肠热，泄大便；4为震卦，为动，为肝，主疏泄，全方清利大肠热毒，通大便，女孩在她家持念4个多小时，晚上8点多排了很多便，兴奋异常，给楚打电话，让她姨马上到我家谢我。

学员李××的来信

****

八卦象数疗法治愈骨髓炎、治愈骨折

编者按：读完了陈景茹的实践报告，心底不时地涌出一句话：写得好，写得刻骨铭心。

她的实践报告，几乎都有按语，她对象数疗法热血沸腾的感悟，总是按捺不住澎湃的心潮。可以说她对象数疗法的感受已渗透于气血之中，神灵之中。她与实践中的每一个环节在同步，在共鸣，由此呼出心底的感应，释放出效应。

由于她刻骨铭心的感受，故持之以恒，坚定不移地实践，终而迎来了绚烂的硕果、灿烂的曙光。

今年，恩师的新著成功出版发行，应该说是易医界的一大盛事。我从心底里感到高兴。恩师的再版前言简洁精练，却又意义深远。

象数疗法治愈骨折

学生自从三年前接触了八卦象数疗法并经亲自实践体验到了她的神奇之后，就知道我的生命轨迹从此必将发生改变，对于这颗无价之宝，我无法自私地独藏宅内，只为自己和家人疗疾健身而用，而只能是怀着一颗感恩的心，将恩师的恩泽通过我的传播而惠及更多的人，以期产生更大的社会影响和人文效益。

现向恩师汇报一个学生使用八卦象数疗法治愈骨折的病例。说到使用八卦象数疗法治愈骨折的成功例子，在恩施众多的学子当中早是举不胜举了，然我汇报的这例，却有不同于其他范例的特殊之处，所以每每忆起，我都难以平复我的心潮的波澜。

2008年的那场罕见的冰雪灾害，不光使我们的国家经受了一场全方位的考验，同时也由于骨折患者的激增而使整个社会并存着的主流与非主流的各种医疗手段之疗效发生了一次不经意的PK。结果是我们可以自豪地向世人证明——使用八卦象数疗法治愈骨折的疗效是快捷的！神奇的！相当令人振奋的！

金××，女，54岁，2008年1月9日因滑倒而摔伤，经当地医院X光拍片显示：左肱，骨大结节骨折，25日为我所知。电话中，患者诉说，因骨折部位所限，医院无法打石膏、上夹板，没有有效的治疗方案，只能在家干养着。6天来，疼痛难忍，生活不能自理，就连脱穿衣服都需要爱人的帮助。问我念数能止住疼不？能治好不？我毫不犹豫地告诉她：能！同时我也和她讲了，我自己也是在劫难逃，摔裂了尾椎骨，但我连医院的门都没进去，就是用八卦象数疗法治的，已愈。这极大地增强了她的信心，催着我赶快给她配组方，我即嘱她念65000·7770。方中之65组合一向是益肾强肝促骨折愈合的佳配,其温经散寒,化气通滞之功效可谓屡试屡验,而她又伤在左肩,按后天八卦方位巽在东南,为左肩,故可直达病所,疏通速通局部脉络,数后三个0,则温机体密腠理,强化助阳之力。而7770呢,7为艮卦,艮象为山为凸为硬,就人体外部讲,肩为凸,就人体内部讲,骨为硬,内外部都迎合了艮象;7又主胃,属阳土,其经络为足阳明胃经,恩师讲过,阳明胃多气多血,那么多气血则气血易通,气血通则断骨可愈;又7为止,7770可谓大止,其止痛之效绝不逊色于一剂麻醉药,用之便可止大痛,可迅速缓解患者当下最为急迫的问题而不留一点副作用。

拿到所赠配方,她就立刻开始了高质量的默念,念到1月28日,反馈说,念着配方患处就发热,就冒热乎气,疼痛就大为减轻,已经可以自己慢慢地脱衣服了,但由于临近春节,新女婿又要首次上门过年,所以心中时时发急,求我将配方加重些,于是组方:0001000·65000·7770,但没过多久,电话再次响起,她又说不慎患了感冒,挺重的,要求兼治一下,于是组方:0001000·65000·7770·2000,没想到仅隔1小时,就反馈说,怎么念了第3方说患处不往外冒热气而变成冒凉气了呢？这种改变使她心中不安,我告诉她,别太在意这个事情,无论患处所谓之气为凉为热,都说明配方在你体内发挥着作用,所排的均为病气,而且你现在是患着严重的风寒感冒,其寒邪很可能就在八卦象数的围剿下选择了机体最薄弱之处,即你的骨折患处夺路而逃。我觉得自己的分析挺站住脚的,但却未能安慰得了患者,她的要求是让患处继续冒热气！说真的,我当时真有点头大,不大有底气地对她说那就试试吧,于是乎,我给了第4方:65000·7770·380·2000 没想到这次的反馈结果相当有趣,金××说,念着第4方,患处依然不停地往外排气,是忽冷忽热的气,凉热交替！患者心理接受,所以投入大量的时间苦念。

这组配方在采用象数疗法的第9天，再次拍片显示：复查，对位、对线良好！！这是一个什么概念？仅仅念数9天啊，骨皮质连续性中断的左肱骨大结节骨折就痊愈了，能不让人激动吗？但这还不是让人最激动的理由。

我感谢上苍让我结缘于李山玉恩师，同时也感谢上苍给我送来了一位念配方如此有心的患者。她使我对八卦象数疗法的认识再上了一个台阶。在骨伤愈合后，该患者没有因春节的合家欢而忘乎所以，没有犯许多人都犯过的见好就收的习惯性错误，而是本着对象数疗法的更高期望，继续持念着，念到2008年3月28日，经同一个医院第三次拍片显示：复查，对位，对线良好，骨折线消失！

骨折线消失？也就是说，通过苦念八卦象数疗法的配方，把骨折线都给念没了？这可能吗？经电话核实：没错！而且更有手中的X光片报告单（寄上复印件）为证啊！我的眼泪再也控制不住了……中国有句古话叫"破镜重圆"，再圆，它也是一种残缺美，而无法完美；然中国还有句古话叫"天衣无缝"，但那得是"天衣"啊！而我们的李山玉老师悟创的八卦象数疗法就真的能将天地之能量之灵气作用于人体，用天之针地之线在患者的体内修残补缺，治病显奇效，祛病了无痕啊！

恩师啊，看到患者的报告单的时候我哭了，从滴下的泪水中，我悟到了什么是"天人合一"。

象数治愈骨髓炎

当学生写下这个汇报题目时，心情竟有些像是一个跟随者久战沙场的将军横扫了顽敌之后敲着得胜鼓、高唱着凯歌归来的战士似的，有股豪气在体内弥漫升腾。

因为骨髓炎这个令世人谈之色变的世界性的疑难杂症，无论是当今主流医学，还是古老中医，抑或散在民间的一些独门绝技，都对之束手无策。从我44岁的外甥女张某多年来的求医过程就证实了这一点。

我的外甥女从周岁那天起，就由我来带大至上小学，她对我的感情很深，我对她的牵挂也是发自内心。为了我自己的身体，也为了我那一出生就是先天性脊椎裂、20多岁便患上了骨髓炎，后又相继失去母亲和父亲的苦命的外甥女。我由早期的无神论者转变成了一个苦苦等待真人出现的痴者，最终是苍天不负有心人，于2006年让我得与李山玉恩师接上了缘！读着恩师的著作，读着一期一期的《自然疗法研究》，通过八卦象数疗法的千万实例，不但增强了我自己挑战命运的决心，同时也看到了用此方帮助我外甥女治疗骨髓炎的可行性。就这样，我这个不是医者的八卦象数疗法初期函授班的学员作为术者，于两年前开始与我的外甥女展开了对顽疾骨髓炎的较量，并于今日敢以白纸黑字的方式骄傲地向世人宣告：我们成功了！

2009年2月我的一份实践报告中，曾以《象数治疗骨髓炎》为题，介绍了我外甥女张某的大致情况，现再做以下补充：她一生下来，后背腰脊处便有一个鸡蛋黄大的包包，经医院确诊为先天性脊椎裂，鼓起的包包乃流出的脊髓所致，后经手术却没有成效，还伤及到马尾神经，造成不少后遗症。她的脊柱是偏的，不等分；左侧腿细、无力，后发展为无知觉痛感，后来肉包包则随人长，以蔓延至腰部，由于身体的严重失衡而挂上了单拐继而又是双拐。患上骨髓炎后，左下肢做过四次手术，两次为跟腱拉长，一次截下左脚小趾，一次剔除了左脚第四趾趾骨，整个身体也更加畸形，还要每天清理由骨髓炎导致的脚底烂洞不断流出来的脓血污物，生活对于她来说，真可谓极其艰难。

2006年11月，她接受了八卦象数疗法可治病的全新理念，开始默念我推荐给她的第一组配方：0001000·6000·7000，我当时是"初生牛犊不畏虎"，想从她的腰部入手，将其先天性脊柱裂与后天病脊髓炎一举歼灭，半年后虽以失败告终，但她的体质却得到提升，腰部也较轻松。冷静思考后，我将治疗方案做了战略性调整，主攻后天骨髓炎，赠方：2000·6660·380，思路已做过汇报，不再赘述。此方她苦念至2008年4月，期间她的收获可圈可点，不但是感冒不再得了，高烧不再起，脚底板患处脓血不再流，而且随着骨髓炎症的不断消失，左腿左脚从上往下长出了新肉，以致原先左脚底板大拇指指甲大的烂洞竟愈合至黄豆粒般的小眼了，只是小眼里偶有清水流出。为了攻克这最后的堡垒，又经过三次调方，分别是：40·72000·6660·3820；3870·2000·1660；1660·38720·2000。2009年3月28日，外甥女打来报喜电话，声音很是激动，说："老姨，我左脚底剩下的那个小眼已经连水都不流了！"我听了非常高兴，嘱咐她，一定要再接再厉地苦念，不可松懈。

更激动人心的日子终于来到了，2009年5月22日中午1点，报喜电话再次响起，外甥女说她左脚烂洞已全部长满彻底封口了，也长了皮，这回是没洞也没眼了，她的骨髓炎真的靠念数念好了！

我一手拿着电话，另一只手按着因过分激动似要跳出来的心，身子微颤，喜泪长流。没办法啊，我这颗同样是靠八卦象数疗法调好的心脏又总是因为我一次次的亲历的象数疗法创下的奇迹而不安分地妄动，叫我如何是好呢？一算日子，5月22日正好是青岛面授班的最后一天，我赶紧打电话，想将这天大的喜讯在最短的时间里让恩师知道，但电话没人接，我又通过在青岛参加学习的包曼林老师转达给了李老师，直到收到"转达完毕"的短信，我才发觉自己的身体已经被兴奋折腾得没有一点劲了。

1660·38720·2000这组攻克了我外甥女骨髓炎顽症的最后一方，就像刀刻一样从此长在了我的脑海里。此方三元为数后加0，是因患者的体质需要。第一元1660，1乾卦主督脉，统一身体之阳，以振奋周身阳经，固本扶元。1又为大肠为骨；6坎卦，主肾。肾为先天之本，主骨生髓。6亦为血，为水，为毒。两个6连用可强化肾之功能，亦可强化泻大肠之毒的力度。故1660合元可壮骨强肾，解肠毒血毒，生新血新髓，加速人体新陈代谢，同时也自然缓解了患者便秘和兼症。第二元38720，这是本元中最值得玩味的一元。本元中，3为离卦，属火，主心，心主血脉，通脉道，促血液循环，为血卦；本元中位于第二第三序列的象数是8和7，应该说此二数是构成本元的灵魂、核心，尤其是8，8为坤卦，属土，主脾，脾主肌肉、四肢，取之可直至病所；又，坤卦方在西南、季应长夏、气乃温热，本元中，前有离火燥其湿；后有善治疑难杂症且正对应着左腿左足的同行之数艮土的相帮相扶，又具驱阴邪逐瘀腐，可谓后天阵营强大，生肌活血力足啊！想想患者多少年来左小腿内乌黑的骨头上根本就没有肉了，肉都腐化为脓血污物流失掉了，现在又长出了新肉，直至彻底封住了那个烂口，八卦象数疗法之坤艮二数有多么的神奇，还用再费笔墨吗？那么本元中的最后一个象数2，其作用又如何呢？应该说，它的功劳虽比不上土母辉煌，却也同样不可小觑。李山玉老师在她的著作里，已经让我们懂得了兑卦2是可以用来佐助心气的，而坤与兑的组合则为健脾益气，艮与兑的组合为山泽通气，那么离、坤、艮与兑2的排列组合在一个元内什么概念呢？岂不是集佐心益脾助胃气多多能量的一个大合力嘛！所以我认为当坤8艮7在为重症患者调畅气机以大升清降浊而略显力不从心之时，兑2就是生机勃勃的援军，就是坤艮所欠的那点火候啊。故8720合元可达活血生肌、升清降浊并确保降浊之效。第三元2000，2兑卦，主肃降，清毒，消炎症，理气活血，又主宣发外合皮毛，故此元对患者的患肢的康复愈合，长新肉皮，固卫腠理，功不可没。

　　至此，1660·38720·2000三元相合，按序完成了清毒、活血、生肌、愈合的治疗目的，实现了患者多少年来不敢奢望的一个梦想。

这就是我向恩师汇报的八卦象数疗法挑战世界性难题，再创奇迹的一个真实的故事。虽然患者的左下肢因多次手术造成的伤害、损伤仍无法修补，虽然她还必须已久拄着双拐去支撑由于先天性脊椎裂而导致的畸形身体，但骨髓炎的治愈却实打实地切断了严重吞噬她健康的两大恶源中的之一啊！所以故事的主人公——我的外甥女张某，让我务必转达她对八卦象数疗法发明人李山玉老师的无限谢意，因为正是这一疗法，她的命运才会在"山穷水尽疑无路"时，出现了"柳暗花明又一村"的重大转折啊！

洛阳学员　陈××的报告

****

象数疗法显神奇

2009年5月青岛面授班后，我对八卦象数疗法又有了新的认识和提高，现将我近年来的实践活动中较有效果的案例向您汇报如下：

八卦象数疗法战胜禽流感，创下新篇章

2009年春节过后，在离我家十多千米的邻市北流市发现了禽流感病例，病死了一个人，电视台也播放了，一时人心惶惶，不知怎么办。这时，我养的两只大公鸡也同时患上了感冒，我决定用八卦象数试试，我立即写出了象数配方：20·650·380，我同时写了四张纸，每个鸡两张，一张放在鸡的下面，让它一张贴放在鸡背上，我也不抱太大的希望，因为怕传染，不敢给它念。就这样，过了三天，有一只鸡站了起来，我知道是象数起作用了。而另一只仍然一动不动。谁知，第二天，站起的这只鸡死了，我分析，是因为这只鸡好一些了，便跑过了我贴的八卦象数疗法的范围，身上贴的也掉了，这样，没有受到八卦场的保护。于是，我又重新写了两张给那只更严重的鸡，用胶布贴牢。又过了三天，这只鸡终于吃东西了。后来两个月都很正常，证明禽流感已经治好。

如果不是亲身经历，我真的很难相信，八卦象数疗法不仅能救人，对植物、动物也能起死回生，真是神奇！

方义：20·650·380

2为兑卦，属金，为泽，为肺，为气；6为坎卦，属水，为肾；5为巽卦，属木，为胆，为鸡；650一起为补肾气，加温去寒；3为离卦，属火；8为坤卦，属土，为脾，为肌肉。全方意为排除感冒病毒，故能速效。

八卦象数治好孕妇胎位不正，脐带绕脖子

2009年4月底，我的叔婶欧××找到我，说她的媳妇杨×已孕八个月，近来经医院检查发现胎位不正、脐带绕脖子，医院没办法治，只有等以后剖腹产，问我用八卦象数疗法治疗有没有办法，我说，应该有，我配个象数给她念念看。于是，我按资料上学友用的现成配方：26000·050·10，并且写了一张硬片叫她放在床上，另写了几块胶布叫她贴在身上。

三天后，杨×的单位安排体检，她检了彩B，发现仍然是胎位不正、脐带绕脖，多少有点信心不足，我说你要继续加强默念，并保证每天有四小时以上。一个星期后，她再到医院体检，发现胎位已正，脐带也解开了，已完全恢复正常，她很高兴，告诉我的叔婶，她们都不敢相信这是真的，又到另一个医院检查，也是正常，所以才告诉我。

方义：2600·050·10

2为兑卦，属金，为泽，为气，为肺；6为坎卦，属水，为肾，

胎位不正、脐带绕脖，是因为肾气不足，羊水少；26000一起，为金生水，使肾水充足，给胎儿补足羊水；5为巽卦，属木，为胆，为生长，为风，意为象风一样解开缠绕的脐带，让胎儿健康成长；1为乾卦，属金，为天，为健，为正，意为使胎位复正。全方为既补肾，又补正气，故能速效。

6月，杨×顺产生了一个女孩，很顺利，进产房不久就生了，并且奶水足。她妈妈说，是八卦象数疗法的功劳，要感谢李山玉老师。

八卦象数疗法巧治大乌龟外伤

我饲养了几只大龟，有亚洲巨龟、鳄龟等，每只有十几斤，它们每天一起玩，但有时也会互相咬，一天一个十几斤重的亚洲巨龟被大鳄龟咬伤了腿，咬得很深，掉了一块肉，我想，八卦象数疗法也许能治好亚洲巨龟的外伤，于是，我配了个象数：720·640·80，贴在伤口附近。一周后，巨龟已经好了，连疤痕也没有。八卦象数疗法真是神奇。

方义：720·640·80

7为艮卦，属土，为止，为止血止痛；2为兑卦，属金，为肺为气，为皮肤，为伤；6为坎卦，属水，为肾；4为震卦，为肝为生长，640为水生木，伤口长得快；8为坤卦，属土，为脾，为肌肉。全方意为止血止痛，长肉生肌，促进生长发育，故能速效。

腰椎间盘突出不用怕，象数疗法康复快又好

2009年10月1日，我的朋友梁××（男，35岁）便打电话给我，说得了腰椎间盘突出，到医院推拿了几天还痛，不能动，我说，你如果相信我就配个象数给你治，很快好的，他马上说相信，我即配方：7000·00100·6660，叫他每天都默念四小时以上，并用胶布写象数贴于腰椎处。10月9日，刚上班，梁××便打电话给我，说得了腰椎间盘突出已好了，要谢谢我，我说要谢便谢我的老师——八卦象数疗法创始人李山玉老师。

方义：7000·00100·6660

7为艮卦，属土，为胃，为腰椎，为止，为止痛；1为乾卦，属金，为天，为健，为正，为督脉；6为坎卦，属水，为肾。全方意为将突出的腰椎间盘复正，并补肾，因为此病多因肾虚引起。

学雷锋，途中救急，八卦象数又立新功

2009年7月15日，我与爱人到英语老师家接上英语班的女儿，在那里看到一个男同学邓××（14岁）脸色铁青，抱着肚子喊痛，苏老师说，他痛了很久了，而且是自己骑自行车来的，没人接，正不知道该怎么办，我立即配方：40·7770·80，叫他默念，我爱人也拉着他的手助念，苏老师半信半疑地在旁边看着，大概10分钟，邓××说：好了，脸色红润多了。我们问他可以自己回去吗，他说可以，说完，就自己骑自行车走了，看着他骑自行车离去，苏老师一直称奇，说：不知道你还有这一手。

尊敬的李老师，真的非常感谢您，是您的发明，使许多人免受疾病之苦，也使许多无法治愈的不治之症得到了根治，八卦象数疗法对人类的伟大贡献将永留史册！以上仅是我实践八卦象数疗法中的几个案例，实际上我治愈的病例很多，有几个人已因此表示要报名参加了八卦象数疗法学习班，还有许多退休人员要求我带领他们参加青岛面授班，我相信李老师一定桃李满天下。

广西玉林市　郑××的报告

****

不敏感者不一定对所有疾病都不敏感

我用《八卦象数疗法》两年多来，在我身上受益匪浅。主要毛病是胃病、气管炎、咽炎，常常困扰和折磨着我；这几种病在我 30 岁之前就这样，每年一到冬季开始就咳嗽不止，甚至中西药联合上效果也不太理想，所有药叫我用尽了，但是，还是要用药不断减少病魔痛苦，有时咳嗽起来，甚至彻夜难眠，为了这些我每年不知花了多少钱。到了 50 岁左右就开始心区有些不适，有时像针刺样的微痛，那时候开始就用速效救心丸，地奥心血康。到了 2003 年开始就开始出现短暂性眩晕症状，从那时起每逢冬春季节就开始静脉注射复方丹参注射液……

就在这一年，我有缘在 2007 年 7 月报名参加了你的函授班，同年 9 月又在青岛参加了面授班。面授班结束后我带着满足和兴奋坐上了回家的列车，在列车上还为一位驶向东北的 20 多岁的孕妇配了怀孕反应的八卦象数疗法的方子。

现在将最近一年多应用八卦象数疗法的情况再次向老师汇报如下：

治疗咳嗽老毛病

2008 年夏天，我的咳嗽的老毛病又犯了，用了几个方效果不佳，我注意到，痰色黏稠色白，可能是寒证（白色为金，金为寒）我改方位 3820·720·260，用后几天，咳嗽止，痰无。

方义：3820，3 为离为火为热，8 为土为脾主运化，2 为肺气为气管，3·8·2 合元，起到火生脾土，脾土生肺金，达到温脾驱肺（寒）的作用；720·7 为艮为止，2 为肺为气管，7·2 合元止咳嗽又强化了后天作用；260·2 为气管，6 为肾，肾为先天之本，主纳气，先后同震，起到增强免疫功能的协同作用所以效果显著。

又治咳嗽

2009 年 4 月 1 是咳嗽病又发作了，痰色白，黏，默念 3820·

720·160，效果不好，后改方：530·720 几天后好了。

方义：530·5 为巽卦，善祛风散寒；3 为离卦，为火，合元强化了驱寒利气的功能；720·7 为艮为止，2 为肺为气管，合元止咳，化痰。

2009 年 11 月 30 日头微有不适，咳嗽很厉害，嗓子微燥，用72000·60，我的想法是，此方可止咳嗽，但是，用后效果不佳。我想：效果不佳必有其因，我起卦为：兑为泽之天泽履，主变卦一片寒金，互卦家人，是为受了风寒所至。我改方为：050·2000·60 第二天咳嗽停止，但是，仍然有些白色黏痰，又换方 820·60 三天后好了。

方义：（1）72000·60 效果不佳的原因，是此方偏寒；（2）050·2000·60·5 为风，祛风散寒，前后加 0，增强祛风散寒的功能；2000·2 为气管，后加三个 0，为阳，驱寒止咳力大；60，6 为肾为水，有补水润燥的功能。

2009 年我的常用方是 530·720·11160（160）。因为，虽然应用八卦象数疗法控制了症状，效果甚佳，但是，有时每逢季节变化心区还是有些不适，有些脑部供血不足的感觉，应用此方感觉良好，所以，我很喜欢这组配方。

方义：530·5 为巽卦为风，主出入，为经络管道；3 为心管血，和为一元有振奋心脑血管，增强心脑血管的流通的协同功能；720，为艮，为阻滞，为浊气；2 为兑为气，为肺，肺主全身之气，气通血通，和络通滞；11160·1 为乾卦，乾为头，3 个 1 益脑功能更加强大；6 为肾，为先天之本，合元有益脑强肾协同作用。

八卦象数疗法的治疗效果有三种情况：敏感者、一般敏感者、不敏感者。

我的老婆好像属于不敏感者和一般敏感者之间的状态。自从我应用八卦象数疗法取得显效后，我就要求她也用，我曾经请求李老师多次赐方，但是，效果不明显，有时还要加服降压药才能控制症状。但是，她原来的乳腺痛的毛病不知不觉好了，过去每逢复发她就很害怕，几乎每年都要吃药控制症状；现在，这个毛病也不知不觉不见了；今年夏天老婆可能感冒了，自述头不有些痛，我给她测试体温37.6°，我配方：08·05·06，第二天早上她说夜里身上冒了一点汗，没有吃一粒药就好了。

每当我有困难向你求方时，你都及时赐方，效果神奇。我的身体能有今天完全归功于老师，没有老师就没有我的今天；从师两年来我基本上没有用过药，碰到身体有些不适的时候就学着自己配方调理，正常情况下就念保健方，受益匪浅。

学员陈××的报告

****

我对易经"简易、变易、不易"的理解

从《益生文化》上得知您在青岛举办"八卦象数疗法"培训班，不巧的是正在开班的那几天里，我因事无法脱身。对此失言我非常内疚。从现象看是因事走不开，实质是德浅缘薄，时机不到，无缘当面聆听面授。

也许是还有些丝丝缘分，事后的10月19日照例去逛书店，一进门就看见在古典书籍架上摆放着您的《八卦象数疗法》，我喜出望外。把书买回家一口气先粗读了一遍。受益非浅，感想颇多。我以您未来学生的名义，将我初学象数疗法的粗浅体会向您作一汇报。

一是您破解了人体小宇宙与自然大宇宙的联系密码，并在为人疗疾祛病的实践中，充分证明其可行和有效，实属高人之举。谁看了也会肃然起敬的。可惜我知道的太晚了！

二是您的"八卦象数疗法"，以中医、易医为跳板，使人类

的医疗手段由有为而医，有为而治向"无为而医，无为而治"，实现了一次划时空的特大跨跃，为人类的医疗手段最终实现和回归"无为而医、无为而治"建造了一个超级"航天站"。她不仅为人类提供了最佳医疗保健手段，遍撒健康，福泽众生，而且用无数不可辩驳的事实（医例）充分证明了先贤圣哲们"天人合一""天人相应""人天同源"理论的真理性和正确性。也充分证明了《易经》不是一部单纯占卜的卦书，而是一部与圣哲老子"道生一，一生二，二生三，三生万物"的宇宙万物生成顺序模式一样的揭示宇宙万物生成模式和顺序的经典，用事实为《易经》正了名。虽然眼下已不是"谈《易》色变"了，但为其正名仍具有重要意义。

三是你的"八卦象数疗法"特点显明，我用"简易、变易、不易"六字来概括，肯定很不全面，只作为我的一丝感触吧。"**简易**"即简明易学。八卦象数疗法虽贯穿全书，但真正讲法的仅十一页不足五千字，是为简。凡是有点中医、易学和气功基础知识的人，看了就可应用并可立见成效（是说可用，并不是精通）。如我粗读本书后，随团旅游乘车途中，右眼上眼皮内突然似有异物磨疼难耐，让邻坐翻起眼皮看，是一小米粒大小的白泡。此时我便学着用象数配方，因肝开窍于目，目又通于心，为助肝气，泄心火，我以640·380配方，念了约10分钟磨疼感消失，我有意动眼皮也无不适。我又念了一阵连眼干湿的感觉也没有了。太神奇了。这更激发了我对象数疗法的渴望。"**变易**"，是说宇宙万物之源之根都源于无极（或曰道）。从无极（道）始，经太极（一）、两仪（二）、四象（三）、八卦至六十四卦（万物）的过程都是生化动变的过程，万物的生壮老死都时刻处在动变之中，变易是绝对的，不变是相对的。人和人的病都时刻处在不断变化之中，所以八卦象数疗法的治疗理念、治疗方法、治疗手段都是活的，不是死的。只要在八卦的象、数、理和八纲辨证的基础之上，配方越"随意"、越"灵变"效果就越好。最近下大雪干活时，因口渴便喝了一罐冰凉的露露（我从不忌冰冷），天黑时就开始咳嗽，到晚上八九点钟痰把喉咙堵得满满的，就试着用象数治疗。因是喝露露，与胃有关，咳是肺受伤害后的自我保护手段，便配了720方念之，近20分钟左右咳已停，但头切出现了晕疼的感觉，我想应是病气排泄不畅之故，便加了010，又念了约半小时，喉咙一点痰也没有了，头脑清醒，身体非常畅快舒服。"不易"，我想有三层意思。一是八卦的象、数、理，中医基础理论是八卦象数疗法的主干和轴线，不能变。可变的是法，应灵活用法。二是您所以能创编出八卦象数疗法，为人祛病解难，布撒健康，是您有一颗宏扬传统文化精髓，全心全意为人民服务的"真人"之心。从病例看，所有你的学生都有这样一颗不变的心。这个不变是前面讲的灵活施术的基础和必备条件。只有不变，才能心系于一，德于一，专于一；才能万变不离其宗；才能捕捉到患者的根本信息，得到第一感觉；才能配出数到病除之神方。所以我和巩吉祥兄都认为学法应先做人，不能因人不真、法未精而坏了"八卦象数疗法"之名。以上是不变之"不易"。三是"不易"是不容易。这主要是您编排象数疗法历经千辛万苦，付出大量心血，实属不容易。对学员来说真正把易经和中医的基础知识全部融汇贯通，灵活应用于为人祛病健身之中也不容易。要将不容易变为容易，首先是相信此道相信此法，信才能生行而加倍努力，信才能激起学象数疗法的渴望，才能实现为人为己祛病疗疾的愿望。我和巩××兄都已有《八卦象数疗法》一书，正在自学。但愿在不远的将来成为你的学生，得到您的真传。

山西长治市　初学者　陈××

****

特例报告和记录

编者按：王先生的实践中，成功的病例，神奇的病例对每一位学友留下了深深的印记。此例白血病的报告虽尚未达到预期之效，但她并没有因为以往的成功及神奇的病例而障目，而是真实地反映了治疗过程的前前后后。这种求实的态度就是象数疗法探索之路的可贵与希望。

治疗白血病的记录——特例汇报

戴××，男29岁，患白血病，放疗化疗多次后，已全身浮肿，医院已不治，回到家中，靠呼吸机维持生命。

2008年12月初，北京世针协会的《中医万里行》特色新疗法医疗技术推广活动在济南举行，我应邀在12月5-6日宣传八卦象数疗法，听讲学员一百多位。在12月5日课堂上河北的学员戴××，说其堂弟患白血病，全身浮肿，已失原貌，生命垂危，先在家中靠呼吸机维持，求助于象数疗法。我当场拟方2000·6660·38880相赠，其兄电话送方，嘱全家动员起来代念，别间断，第二天反馈。在课堂上，戴先生说家中来电，其堂弟精神、体力、呼吸明显好转，已去掉呼吸机，自主呼吸了……全场百余学员甚感神奇，提高了学习兴趣。又反馈说尿少，消肿慢。又调方为2000·6660·440·3880，去掉一个8，减少土克水之力，更利消肿。又一天，全家助念，自己也能有体力自念了，又反馈排尿量增加至1500-2000毫升。12月9日山东活动结束后，戴先生回去看望，其堂弟能坐起相迎，肿已渐消，精神转佳。一周后，戴先生来电反馈，浮肿全消，形体恢复原貌。我心动，以时间起卦遥诊，想查其康复前景，得体卦为离火，用卦坎水克体。心中一惊。嘱其家人夜间严加守护，不可离人。果于夜间水旺之时逝去……年仅29岁。放疗化疗，元气伤耗过度，又逢阴寒冷水克体，承受不起而早逝，太可悲了。

方义：2000·6660·440·38880和3880

2000——2为兑卦，为金，为肺，肺司呼吸，主一身之气，设三个0，强化振奋肺脏，肺经整个系统，使其恢复自主呼吸功能，不靠呼吸机；2为肺，为人体水之上源，肺主宣发可出汗消水肿，又主肃降，通调水道，以利尿消肿，通调全身气机，气行血行，全身得营养，恢复精气神。

6660——坎卦，为肾，为阴阳之根，为人身一切功能之本，强化振奋肾系，可生血。从源头抓起为治本而设。三坎相重，为阳，肾阳温下焦促气化，可利尿消肿，赔补先天正气以驱邪。

440——震卦，为木，为肝，主生发，主疏泄，调畅全身气机。一是取肝之生发功能，促生新鲜血液和遭受放化疗损伤的机体组织再生，二是肝为将军之官，可平内乱，控制癌细胞扩散转移。

38880——放化疗时脾胃伤害极大，故需强力补之，以恢复受纳、运化造出新血的功能；脾又喜燥恶湿可消肿。用一天，验证补脾有过，形成土过克水，尿少，反而使消肿速度减慢，故立即调为3880适度，后反馈，尿量增加，肿消的快。

治疗肛肠脓肿的记录

2007年4月17日，在山东聊城××大酒店看望友人方先生，谈话中得知其有一事困扰其家两年多了：即其妻子肛肠部位生一脓肿有鸡蛋大小，西医主张手术切除，但方先生多方咨询，感到手术治疗太恐怖，现已三十六岁了，也不敢生育，怕生产时挤破肿块，很是忧虑。在谈到这个话题时我起卦进行了遥诊，结论是：肾虚极，木疏泄不利，金气受克，形成淤滞，在肛肠部位形成脓肿包快，其他部位也有，只是其他部位还没有影响到生活和工作而已。治以双金补肾，泄大肠之淤滞，健脾消肿。配方：

720・1660・380

配方思路：

720——7为艮卦，为山，为凸，为肿物，以象取数；2为兑卦，为金，为折毁，为手术刀，720组合为金化土，使凸物消失于无形，又培补中气，改善了体质。

1660——1为乾卦，为金，为天，为大肠，为脓肿部位所在，6为坎卦，为水，为肾，为通，肾开窍于二阴，1660组合为以双水化泄乾金大肠之实，消除脓肿。又可补肾润肠，培补了先天正气，提升自我调节功能。

380——3为离卦，为火，为心，为血脉，可通心脉温脾胃驱湿寒；8为坤卦，为地，为土，为脾，"诸湿肿满皆属脾"，380组合，火生土，温补脾阳除湿寒，痰饮而消除脓肿。

此患者体质偏阳虚，故各元均设奇数0，以温阳驱寒湿。

疗效反馈：方先生笃信象数疗法，故嘱其妻子什么事都先放下，专心默念这组配方，先不要问为什么，每天必须默念四小时以上……其妻子如获至宝，终日默念不停，两天后电话反馈：鸡蛋大的肿包只剩黄豆粒大小了，我祝福再念一周以上彻底治愈，一周后反馈，再也摸不到了，两年多的忧虑、困扰，就这样被象数疗法迅速解除。方和妻子感叹不已，一叹其神奇，二叹不可思议。

喜讯：方先生7月23日来电话报喜——其妻子已怀孕。三十六岁有喜，真是可贺。

治新生儿黄疸病的记录

新生儿黄疸病是妇产科的常见病，一旦出现脸黄，身黄，医生只指导多喝些白糖水，别无良策，一般数日可愈。也有重者会危及生命的病例。

2009年6月9日，北京学友潘××，35岁，半月前生一女婴，出现这种情况，来电求治，立即遥诊为金克肝胆之木，肝胆不舒和肝脾不和所致，治以泄金生水，疏肝利胆，健脾养肝护胆。

赠方：260·40·530·80

方义：260——化金护木，稀释胆汁；40——借水振肝，稀释胆汁；530——泄胆之实又助小肠吸收消化；80——健脾生化养生，利胆，黄胆自化。

疗效反馈：6月13日电话反馈，每天母亲代念2小时左右，黄色大部分退掉，嘱其再念几日，可补肾壮骨促发育，又开智，至7月初又反馈，已愈。

肝昏迷的治疗记录

山东聊城一肝硬化患者陈×，女，42岁，肝癌晚期，致腹水不消昏迷日久，在家维持生命，医院已不给治了。那天，我已上车，正要外出，来人求治，听其陈述病情，急拟方：370·880·260·640相赠，因患者处于昏迷状态，不能自念，嘱其家人用复读机代念，放在患者近处，让患者听就行。就这样听了十天，患者居然从昏迷中醒来，自觉有了精神，全家高兴而惊奇，从此开始自念或默念配方，病情在好转。

5月20日反馈，这一喜讯，我又为其做易医诊断，已是衰金克震木，克力不大，病情在减轻，但坤体被泄，脾虚，为腹水难消原因之一，又赠方：2000·650·640·3880。

反馈：默念加默写三天，腹水渐消，仍在持念治疗中。用复读机播放象数配方，患者只管听，十天能从昏迷中醒来，一时被传为佳话。

方义：370，880——温补脾胃，振后天之气，促气血生化，肝得充足血源，得养得保，可滋润软化，脾可强化，运走水湿而消腹水；260——化金生水，补肾护肝，补先天之气，强化自我治愈功能；2000——取肺的宣发与肃降功能，通调水道发汗和排尿，消腹水；650——振肾阳，促水液气化，利尿除湿邪消腹水；640——补肝养肝，软化肝纤维；380——舒肝补脾运化水湿消腹水，又补后天之气。

乙肝治疗记录

2008年10月中旬，北京一年轻朋友，三十岁，男，患乙肝多年。影响事业和婚姻。经人介绍找到我，求治于象数疗法，为其做易医诊断后，拟方260·640·380相赠，嘱其利用一切可以利用的时间默念或默写，他工作任务重，时间确实紧，每天默念时间都不足4小时，中间多次依月令调方以促其早愈。持念到2009年5月做肝功能检查，报告单上显示，由大三阳转为小三阳，病毒复制率已为0，即已属于无传染性，视力也不再受影响。

方义：

260——生水化金，护养肝胆之木（金月和土月用方）；

640——养肝润肝，消炎，直达病所，为肝木浇水灭火消炎；

380——3为离卦，为火，为心，为血，为血脉，肝为木，木生火，火可泄肝郁，使肝调达舒畅；8为坤土，为脾，为后天之本，主气血生化，又运化气血以充肝养肝，380组合为疏肝补脾，脾生化气血以充肝，肝储血充沛可自强自愈；

火月又调方为：380·260·4400继续跟踪治疗。

另外，还有一位七十多岁的老护师，因护理病人被传染乙肝已多年不愈，赠方默念半年后反馈乙肝病毒复制已由2500多下降至250多，以后未再反复。

消除腹胀的治疗记录

病例一：2008年12月21日北京老友张先生，男，60多岁，以前用象数疗法治疗些小病，疗效不错，因此笃信。12月21日这天晚饭后，突发腹胀，拍之如鼓，且越来越严重，坐之憋气，更不能卧，心生恐惧，让其老伴赶紧打电话给我求方，我立即拟方：720·1660·530，电话传赠。默念半小时，开始排气下行，一小时后反馈说已连排三次大便，同时排气不止，不能离厕所。腹部已变软，膨胀消除，次晨其老伴反馈，昨晚把配方写几排压在床下，念着入睡，第二天清晨又排便一次，已是正常之状。人很有精神，不乏，不软。他告知家人别动床单下的卡片，说，"那是圣纸"，很是幽默。从此再未出现过这种凶险症状。

方义：720·1660·530

720——症发在晚饭后，故胃胀在先，7为艮卦，为土，为胃；2为兑卦，为金，为口，为胃的下口幽门，720组合为"打开胃的下口"，速速排降胃中水谷和浊气，先解胃胀之苦，又提中气，扶正祛邪，以保念后体力好；

1660——1为乾卦，为金，为大肠，为传道之官，主传导糟粕下行而除胀；6为坎卦，为水，为肾，开窍于二阴，66双坎强力泄大肠之实，以消除胀满之患；

530——5为巽卦，为木，为胆，为气，为肠中之气；3为离火，530为火泄木，可泄肠中之气而消腹胀，530又偏温，以防肃降太过而伤阳。

病例二： 一青年，是小卖部的老板，偶遇，说自己有七天未解大便了，腹胀不安，去医院看，说是"肠功能紊乱"，吃了医院的药也没排下，听人说我能用象数治病，而求治。我听其述说症状拟方：810·1660·440教其默念和注意事项。他很有悟性，早早关了小卖部门，停止营业，从晚八点一直默念到十二点就开始排便，全是黑硬之物，但排时也不困难，他甚感神奇。后又调方：80·1660·440，又连排四次，腹胀解除。把此方当宝，营业时间也见缝插针地默念，后大便一直正常。

方义：810·1660·440和80·1660·440

810——乾为1，为金，为大肠；8为坤土，810为土生金，当时医院说"大肠功能紊乱"而用土生金补大肠之功能；乾又为正，可纠正紊乱，扶正祛邪。但七天不排便，为实热之症，应以泄为主，才更对症。后调方 80 而振腹部气机，又免助大肠之实，效更佳。

1660——以双坎泄乾金大肠之实热，又生水润燥，开二阴之门，助排除陈腐之物；

440——4 为震木，为动，主疏泄，双木催动，助便快出。

病例三：石家庄我友之孙十二岁，不吃蔬菜，喜吃鸡翅，造成便秘腹胀，人干瘦，面无华，几天排便一次，艰难，每次要半小时，排量少，奇臭无比，其奶奶向我诉说，我赠方：80·160·400，当晚其奶奶助念代念入睡，次日孙儿早早起来排便，说便物黑、硬、多，10 分钟即从厕所出来了，这么快，还是第一次。其奶奶这样助念代念几天后，孙子已达每天排便一次至两次，腹胀消除。其奶奶 60 多岁，大便也变得很正常了。

小结：便秘造成腹胀，当今很是普遍，走到哪都能碰到这类患者，苦不堪言，我为有缘者赠方无法计数，因疗效又快又好，不少得愈之友建议开办专治特色门诊部，为大众造福，真是好主意。

治疗鼻炎的记录

病例一：江西山区，一中学教师何××，32 岁，教数学和电脑，是学校的骨干。患鼻炎多年，做过四次手术，花费近 4 万，不但没治好，反而在讲课时，流清涕而不自知，影响了形象，故校方准假五个月让其寻医治疗和修养。何老师在网上查找各种治疗方法，有一次在新浪网上查到我写的"辟谷科普知识讲座"，得知辟谷能治鼻炎，就想来邯郸学辟谷，我考虑他来邯郸路远，告诉他有一种更好的新医疗技术叫象数疗法，能遥治，随即赠方 720·80，教其默念及方法，何老师治病心切，又感神奇，立即开始了默念。第二天反馈，得方不到 4 个小时，鼻子已经通气，清涕减少，一直念到入睡，睡得好，是多年第一次闭嘴睡觉，口不干燥。甚感神奇有缘。嘱其持念。后体质转佳，执意要来邯郸，以来学辟谷，也是为更深地了解象数疗法。7 天后，一改来时的无精打采，而变得面有光泽，还特别高兴地告诉我，因鼻炎一直没治好，都不敢结婚，所幸他的女朋友一直不离不弃地等着他，这次回去就可以筹备结婚了，真是可喜可贺。而且，不用 5 个月的假，就能提前回到工作岗位了。

方义：720·80

720——7 为艮卦，为山，为土，为胃和胃经，胃经循鼻两侧而行；2 为兑卦，为泽，为金，为肺，鼻为肺之窍，通天气。720 组合取《易》理的"山泽通气"的功能，又直达病所；又为偱经取数，7 为阳明经，可温经驱寒，2 通调呼吸和全身气机，2 为肺，主皮毛，得 7 生扶，可修复美肤，何老师来邯郸时，面色棕灰，无光，7 天后红润光泽，一改来时的困倦之态。

80——8 为坤卦，为土，为脾，运化水湿，又土克水，可除清涕，二可温胃驱寒，又补培后天正气，除困倦之态。

此例为寒湿之阴证，阳虚，故配方每元设奇数 0，以温阳驱寒，辟谷又是给胃放假，胃脾系统均得休养而康复，鼻疾在胃经循行范围内，故辟谷治愈鼻炎，疗效确切，在法理之中。

辟谷和象数治疗相辅相成，相得益彰。

病例二：聊城有位高大姐，54 岁，患鼻炎不知多少年了，鼻子不通气，用嘴呼吸，从嘴吐黄鼻涕，说话声音发瓮，赠方：720·60·80，当场试念十几分钟，症状减轻。嘱其专心默念一天，明天反馈。昨夜是闭着嘴睡觉的，醒后嗓子第一次没干，鼻子通了，排出许多黄涕。后又辟谷两次，每次三天，鼻炎治愈，也不易感冒了，面色红黑透亮。

方义：720·60·80

720——山泽通气，补中益气，扶正祛邪；60——为坎卦，为水，为通，为肾，为膀胱经通鼻根部，60可消炎通气，泄肺之实，化痰，60又补先天之气；80——健脾，除痰饮，温胃驱寒，又促气血生化，补后天元气。持念三个月后，不但鼻炎好了，膝关节肿痛也好了许多，尿路感染也没犯，脸色红润细白。

病例三：我的易友，李×和儿子来看我，说起孩子鼻炎已两年多了，准备暑假去做激光治疗，我说先用象数疗法治治吧。立即赠方：720·60。那小孩11岁，十分儒雅听话，我刚教完默念方法和速度，马上端坐默念起来。10分钟后，报喜：说鼻子通气了。嘱其再念20分钟。我负责看表。时间到，问其感觉怎样？他不用言语回答，而是用鼻子使劲吸气，闭紧嘴又吸几次，表示鼻子确实通了。少年之体，有病易治。象数疗法使美少年免受激光治疗的伤害。

小结：鼻炎患者很多，太多，治的病例也多，但多为即兴赠方，很少记录。多为半小时之内见效，有的更是立竿见影。象数疗法治疗这一常见病，为人们解除痛苦的领域真大啊。

邯郸学员　王×的报告

****

难治之症不药而愈

每天工作虽然忙，但为了报答李老师的恩情，为了人民大众的健康利益，我们都挤点时间学学八卦象数疗法；临床上、生活上一有机会就运用它。为了进一步学好用好八卦象数疗法，我们潮州市区组织了一个八卦象数疗法研讨学习小组，我学到了更多的八卦象数疗法知识和实践经验。这些真情和友谊，实在使我永生难忘！

下面附上几点粗浅临床实践，不对之处请李老师批评指正。谢谢！

病例一：

李××，男，67岁，退休干部。2008年8月13日中午，我正准备下班，患者双手捧着上腹部，皱着眉头，呈现十分痛苦之状，对着我大呼叫：请医师快快救我！经检查，部位属胃痛，脘腹胀满，嗳腐吞酸，呕吐不出，矢气不行，大便不通，舌苔厚腻，脉滑。问诊得知其前天晚上请客吃饭，并吃水果太多，致因暴食多吃，饮食停滞，胃中气机阻塞，故胃痛脘腹胀满。健运失司，腐熟无权，所以嗳气吞酸，胃中饮食停滞，传道受阻，故吐泻不能，苔厚脉滑之象出现。治以消食导滞，兼以和胃化食为主。方用：400·700，令患者立即默念，并将该方写于一条医用透气胶布贴在中脘穴位，10分钟后，胃中雷鸣，行了两次矢气，并立即呕吐大量宿食，约有三碗之多，此时全身大汗淋漓，之后，精神爽快，脸上露出了笑容，对我说："您这叫什么疗法？只有十分钟，又不用吃药，不用打针，就竟然把我这严重的疾病治愈，我看这是世上独一无二的疗法呀！很值得发扬。拯救世上生灵！"我说，对的，这是李山玉老师创造出来的八卦象数疗法。

病例二：

本住楼门卫杨××，女，38岁。2008年9月21日中午，我刚下班回家，见其面红耳赤，并自诉喉痛、口渴、身热、恶风、头胀痛、咳嗽、鼻流浊涕，见其舌苔微黄，切其脉象浮数，症属典型外感风热之症。治以辛凉解表，兼以清理内热为主。方用：002·007·006·004，令其默念至晚上。清晨起床，喉痛、口渴、身热、恶风、头胀痛、咳嗽、涕流等症消失而愈。早晨我下楼上班时，杨某遇见我，欢喜万分地对我说："太感谢您了，我这样一分钱未花，就把我的重感冒治愈。以前犯这种病，得花几十元，甚至几百元才能治愈，而且愈后身体非常虚弱，得一段时间滋补。"

病例三：

郑××，女，63岁，退休职工，2008年10月16日来诊。见其右足背红肿，摸之灼热。自诉昨天开始足背有点异样，今天突然发作，疼痛难忍，不可触及，行动受阻，上楼艰难。请求速治。切其脉滑而数，观其苔黄而燥。其症乃属邪热壅于经络、关节，气血瘀滞不通。中医学属"风湿热痹"范畴。现叫通风之症。治以祛风除湿，清热通络为法。方用：500·7780·640，以默念并写在医用透气胶布上，分别贴于大椎穴及患处。隔天，其患处疼痛大减，红、肿、热明显消退。效不更方，继续治疗，一周后诸症消除，嘱其继续默念，以防复发。治疗期间未用其他中西药物，直至现在未见反复。

患者不胜欢欣鼓舞，逢人便说："我这难治之症竟然不药而愈"。

病例四：

陆××，男，73岁，退休职工，2008年10月26日来本院门诊。见患者左眼皮肤丘疹簇集，像葡萄状，呈带形的多片红斑。自诉五天前开始发现，发展至今，疼痛灼热难耐。此乃神经内伤，以致肝胆火盛，外受毒邪而诱发。治以泻肝胆之火，兼以清热解毒为主。方用李山玉老师赐方：00400·600，余令其默念，只有7分钟，效若桴鼓，灼热疼痛愈其过半。持念3天，复诊患处，皮损大部变黑色，结痂。再持念3天而愈。陆老大爷激动得说："象数疗法太神奇了，我这种病治疗不到一周，就痊愈了。而我有一个亲戚得了这病，治疗至今已半年有余，仍然患处经常刺痛、灼热，苦不堪言，我要叫她来麻烦陈医师给予根治。"

病例五：

庄××，女，48岁，街委主任。2008年11月3日上午办公时，因伸张左腿想要拿东西，突然腰部疼痛难忍，转侧不能，坐卧不安，立即使人用车载回家养治。而家住第五层楼，得请两位大汉按其合适姿势缓慢扶其上楼。上床以后，一动也不能动了。请我诊视，见其面色憔悴，舌质淡白，边尖略红，切其脉象，沉涩，尺步乏力。观其数月前腰片报告单为腰4/5、5/骶椎间盘突出，此为复发之症，以肾虚为本。如《景岳全书·腰痛篇》曰：腰痛症凡悠悠戚戚，屡发不已者，肾之虚也。故治之以固肾为主，兼以驱邪，方用00100·00600，其默念片刻，即感觉腰部舒服得多，再持念半个小时，腰部已能侧转。隔天能下地走10多步，三天后能上班工作。庄主任对象数疗法情有独钟，她前次因严重失眠，用大量中西药物皆未根治，后来我用象数40·30·70给她默念，不仅能迅速入睡而且能根治。从此以后，她十分相信象数疗法，念数时非常认真，同时介绍街委数位同志前来求方治病。此次她的腰椎间盘突出症治愈了，她内心上感激不尽，介绍多位朋友以及她的大兄，有腰椎间盘突出的，有高血压的，有糖尿病的，有痛风病的……，都来找我要求用象数给予医治。

病例六：

曾××，女，79岁，家住虹桥，与2008年11月3日清晨盥洗时突然发现口眼偏斜，口角留涎。即到某市中心医院就诊，被诊断为面瘫。经用吊针，中西药并进，过了10天，疗效不显。后来由其女婿介绍，与2008年11月14日来本诊所就诊。见其面肌麻痹，右眼眼裂增大，鼻唇沟变浅，口角低，不能皱额、蹙眉，鼓腮时患侧有漏气，右侧不能露齿。切其脉弦紧，观其舌淡红，苔白黄略腻。此病为典型的颜面神经麻痹症。老人年事已高，正气不足，营卫不固，络脉空虚，风邪入经络所致。宜扶正祛风，温经通络为主。方用5000·80·70，嘱其女婿按其面部患侧代默念，并用医用透气胶布写上两条，一条贴在患处的外眼角，另一条贴在患处的嘴角。11月18日复诊，口眼偏斜已转正七八成，口角以不流涎，其他症状已显著好转。11月26日复诊，患侧已看不出异样，面部恢复如初。病已告愈。嘱患者自己持续持念，以防复发。其女婿欢喜于色，不断道谢。

病例七：

陈××，男，33岁，中学教师。身体偏肥胖，患有原发性高血压症。三年来，又患打呼噜之症，睡眠时响声如雷，常搅乱家人睡觉。特别是妻子，常被吵得彻夜难以入睡，故其妻子迫切要求我给与想办法治疗。刚好我在日前《自然疗法研究》中，看到师兄姐们的治疗呼噜症的处方（500·370·260），我即写给他试一试。果真灵验，默念当晚即见成效，不再听到如雷贯耳的呼噜声了。嘱其继续持念，至今未见复发。治愈后，其妻子（也是中学教师）激动而好奇地说："我走访了多位中西医师，询问是否能治这种病证，都说没有办法。唯独象数疗法能够治疗这种奇难杂症，实在不可思议。"

病例八：

陈××，男，68岁，退休职工，与2009年6月6日来本院就诊。自诉因给孙儿洗皮球，洗完刚要起身时，突然腰痛得要命，不能伸直，更不能动弹。那时刚好家里有人，便由两个人搀扶上小车，直指本院求诊。见其脸色白带青，满头大汗，手足不温，少气乏力，少腹拘急，舌淡，脉沉细而涩。此系因肾阳虚弱，湿邪入侵之故。治以温补肾阳，兼以散寒行湿为主。方用：0001000·0006000，令其马上默念，1分钟后矢气即行，腰部立刻感觉轻松，疼痛减轻。3分钟后又行矢气，腰疼痛已基本消失，能转侧并能自己走路。

这个病例，来时是由两人搀着就诊，去时则是由自己走上小车回家，前后只有数分钟，又不用其他医疗手段。患者及家人感到很新奇。

病例九：

小孙女，陈××，3岁，与2009年8月24日晚上6点30分，因大便老是要拉但是拉不出来，所以啼哭不休，苦不堪言。紧急之下，我回忆上次我们八卦象数疗法学习小组上，学友陈局长曾用象数820·820·16660·70治疗便秘效果显著。我马上请她的祖母用手按在她的腿上代其默念。真灵，不到5分钟，即听到小孙女的腹部有肠鸣音。又默念一分多钟，小孙女说要拉大便，刚坐下，立即拉出大便来，便头大而黑且硬，便尾稍微带血。小孙女大大呼出一口气，遍身大汗也止了，不啼哭了，全家人为之大欢喜。

病例十：用象数0004000治疗昏厥两则：

某电器厂老板娘陈××，女，46岁，因对一些工人的工作不如意，经常与外来工争吵。2008年11月6日晚8时许，其夫打来电话，说妻子因与外来工争吵得特别激烈，突然昏厥，不省人事，牙关紧闭，双手握拳，呼吸气粗，四肢厥冷。经多人推拿按摩后有点清醒，但醒后却语无伦次。又失忆，其他一切事情都忘记了，精神委靡不振，又不吃东西。这等情况，问一问能否给予治疗。我思之，此为暴怒伤肝，肝气不舒，气机逆乱，上壅心胸，阻塞清窍，故见突然昏厥、不省人事、牙关紧闭、四肢厥冷等症。治当以平肝柔肝、顺气开郁为法。方用0004000，令其夫用掌心（劳宫穴）对按其妻右掌心（男左女右），代默念。念了15分钟，其夫打来电话，说其妻精神完全清醒，情绪安定，并能自己默念象数。隔天，夫妻俩双双来院道谢，并看看是否还需要其他药物治疗我没有给开其他任何药物，嘱其继续持念，并给予开导，三天痊愈。后来夫妻俩对象数治病很信任，介绍家里、亲戚、朋友多人来求治。下一则病例便是他们介绍来的。

杨××，73岁，彩塘镇仙乐乡人。2008年11月15日，因暴怒突然昏倒，不省人事，先后请了几位医师诊治，结果只能有时双眼略微张开部分，其余都未能好转。经前例陈×夫妇（双方为姻亲关系）介绍，并评述本月初自己得此症治愈经过，特推荐请我给与治疗。于11月18日晚8时，其大儿子驱车载其到20多公里外的农村去诊视。见老大娘仍然昏睡在床，牙关紧闭，滴水不进，双眼半闭，昏不识人，面赤唇紫，脉象沉弦。问其原因，家人说因两孙女吵架，其中一孙女，平常老大娘最疼爱，因调教无效，故暴怒之下，突然昏倒而成斯症。此乃由于暴怒，肝气上逆，上蔽神明，清窍闭塞，而突然昏厥等症。治以平肝降逆，顺气开郁为主，方用0004000。因病情重笃，抢救已经是刻不容缓。我立即牵其右手，用我的左手掌心劳宫穴对准其右手劳宫穴代为默念，我只念三遍，老大娘的反应特别灵敏，立即清醒，睁开眼睛。她的大儿子在旁问其认识他否，老大娘点点头，又问认识陈医师否，她也点点头，并用左手摸一摸我的手，表示欢迎之意（因我们之间相识已经20多年了）。老大娘清醒了，我把代念治疗的方法教给其三儿子，继续默念。又过了15分钟，家人问其喝水否，她也能说话："我要喝水。"就喝了一碗淡糖盐水。过了一会儿，又说要小便，家人赶快扶其下床小便。隔天早上，已能起床，吃了一碗稀粥，再持念5天，病已告愈。全家及亲戚大喜，因原来已准备好到市中心医院住院治疗，现在不用了，我们用象数疗法，简单而快速地给与治愈了。后来，其全家及亲戚朋友一有病，都来找我用八卦象数给与治疗。

病例十一：用象数 650·430·70 治疗肺原性心脏病急性发作

两例：

蔡××，女，82岁，家住潮州市花园村，于2009年6月8日上午，因肺心病严重发作，气喘呼呼，坐卧不安，步履艰难，由其两个儿子用椅子扛上楼来诊视的。问诊知其得此症已有8年之久。今年尤甚，近日气喘严重，动则更深，连吃饭都有困难，必须边吃边停，才能完成，见其形寒肢冷，面唇青紫，精神萎顿，舌淡苔白，脉沉细无力。症属心肾阳虚，气失摄纳，血脉瘀阻而为喘促。治以温肾纳气为主，方用650·430·70，令其立即默念，至下午，其儿子打来电话，告诉其母亲病情已大为好转，手足已转温暖，吃饭也不用停歇。余嘱其继续持念。三天后复诊，见其喘促已基本平息，精神焕发，脉象略有力。儿子告诉其母亲已能下地走路，自行洗澡。6月13日复诊，见其面有红光，脉象较大而有力，舌也红润，病已告愈。蔡大娘满面笑容而激动地说：我这顽疾苦苦治了8年都未治好，没想到却被这几个数字治愈了，真神了！我一生也不会忘记。

卢××，女，76岁，家住潮州市新乡村。2009年6月13日下午，因患严重肺心病急性发作而来诊，其儿子诉说其母亲喘促严重，现在楼下，寸步难行，要求就诊。当时我只好带着医疗器械下楼接诊。只见其气喘急促，大汗淋漓，语言低微，呈重病容。切脉弱，心跳间歇。我觉得病情严重，对她儿女说这么重要立即送中心医院呀！其儿子说他母亲曾多次在中心医院接受24小时监护，用尽一切急救药物，均未获效。听邻居说她的母亲也是这种病情，是让陈医生治愈的，所以今天特出院请求陈医生的。听了这番话，我真地动了恻隐之心，不可推辞了！首先，李山玉老师的八卦象数疗法马上在我的脑海里浮现：当以扶阳救急，强心补心为法。出方：650·430·70，让其儿子代其默念，并开了三服中药，让其回家。在回家的路上，继续坚持默念约20分钟，老大娘如释重负，胸中郁闷开始缓解，喘促大减，直到家中，诸症悉除，行若好人，能走10多步自行去厕所了。全家人欣喜若狂，其母亲更是热泪盈眶。对儿女说："世上竟有这么好的方法，这真是老天赐给世人的救世主啊！"并立即叫儿子打电话向我报喜，表达千恩万谢。

方中：650，扶阳救急，补肾纳气，益心阳，犹如太阳当空，阴霾自散；430补血强心；70止住喘气，止住疾病之意。全方扶阳救急，补肾纳气，补血强心，止疾病发展而获效。

广东省潮州市学员：陈××的报告

****

象数疗法调整上下肢不便

我是上海学员周××。我在学习过程中边学习边实践，首先在自己和老伴身上试点，犹如身上携带的"法宝"，走到哪里，随时随地都可以用之。

一次外出回家时，刚进弄堂口，忽然右脚第二脚趾疼。用4000试一下吧，一路走，一路默念，大约走了100米，好了，不疼了。还有一次外出，因头天天气特别热，第二天且突然降温，衣服穿的少，有点冷嗖嗖的，老伴在旁边提醒我说："你不能用象数治吗"？对啊，学了象数为何不用啊！我想了想，用650·370试试吧，默念了几遍后，背上就感觉不怎么冷了；还有到医院看望病人，在医院，各种病邪之气很重，念念010·080或10·80，"正气内存，邪不可干"吗，1为天，8为坤，为地，心中一默念，不是天地人和了吗？联系到近期全球的流感，平时随时默念010·080·10·80，不就可以达到预防了吗。

下面就这段时间边学习边实践和一些浅薄的体会作汇报。

为老伴（李××，退休干部）解决便秘和失眠

1998年曾患心梗，经住院治疗好转。2005年可能是因劳累和血压偏高，突然得了脑梗，经治疗，基本痊愈，但落下中风后遗症——右边下肢行动不便，和伴有便秘，为了解决便秘的问题吃了"润通茶""麻仁丸"等，开始还管点用，后来随时间的推移都不灵了，还失眠。

我开始从李老师的使用卡里选了160·070，念了之后觉得有点苗头，经过几次调整用0016·007就解决了难题，并逐渐停了服了将近两年的药，后来参考资料里的配方，以820·160·40为基本方，后来又根据夏金庭老师讲课时所提供的配方：720·820·160·40，老伴觉得更好，现在每天不用为便秘发愁了。

方义：720升提降浊；820为健脾益气；160滋肾水以降火通便；40主疏泄通便。

她中风后，睡眠一直靠安定片。先选用30·80，后来用30·80·260，后来用了夏老师的700·800·260老伴念着挺好，反正默念象数之后睡觉比以前改善多了，安定片也不服用了。

本人用650·4300·70治疗自身心绞痛、心悸

我念此方，目前心绞痛现象基本消失，如偶然遇到心脏不舒服，则心中默念此方很快就会得到缓解。

方义：650补益心脏（老师在讲义中讲到650往往优于直接补益心脏）；4300振奋肝脏，助心阳，治疗心血不足；70为提气扶正，补后天之气。

有关"3"的效用

1. 用030使豆浆机不断电。

我家豆浆机升温到80度打磨黄豆，转6秒，停6秒，需要连续转4次，然后再开始升温到煮开。豆浆机用了一段时间就出现了问题。经常是升温到80度后转一两次就断电停了，然后要处理一下重新开始，很是烦人。学习象数疗法之后，试试看，先用手把住"机头把手"，心中默念030，一看转得很好，就有信心了，但中间一开小差，就又不转了。后来，我用一张小白纸写上030放在机头外壳顶上。好了，每天都能打磨4次，不用间断了，效果很好。这里的3为电，前后0意在调阴阳。

2. 切洋葱时老流眼泪，我就试着念003·00003，能使眼睛辣度减轻。

（易学认为万物均为太极八卦结构模式，故上述二例理在"天人合一中"。

上海学员：周××的报告

****

感而遂通

在2009年的春季面授班的研讨会上，学员果××讲述了"象数能预感，并能脱险"的惊险一事：一次她与其姐姐深夜相伴而行在路上，不知为什么突然闪现060的数字，她立即感悟到6为坎，为陷，即危险之意，故将随身携带的钱物做了一些防范准备，同时默念010·080的象数。心想"1"为光明，为正义的，"8"为母亲，能运化，能化解，一路上不停地念……忽然，一歹徒骑车路过欲抢兜子，未遂，将她们吓得惊叫一声。

果××不仅以"060"中感知到的危险的发生更是以010·080的象数来固正，化解，以防不利。这是她感而遂通，化险为夷的超然之悟。

另一学员王××在讲述她以象数疗法治疗疾病的过程，全是实话实说，并在施治过程中每每遇到关键时刻她就想"我要听身体的"其意为顺应身体的感觉。人们听起来似乎是一句很平常的话，但却深含道义。从天人合一的角度，身体的感觉就是先天场在后天这个身体的反应，所以她听身体的感觉就是顺应了"道法自然"，消除了人为的障碍，故感而随通，其效显著。

又如有一次我与一朋友在超市二楼乘电梯往下（一楼）走时，朋友讲她的女儿晋级考试不知是否能上？我说能上。当时我眼前闪现一明亮的灯（为离，为晋），同时心中希望她能考上。当时也想到"电梯正往下走"（为坎），但心中的"希望"将其覆没，故如此而断。往下走位坎，但希望考上的杂念阻隔了与万物灵气的感应，故而错断；又以卦象（重卦）而言亦为火水未济，未成，没有考上；故杂念即是与万物之气沟通的道障。

又有一次一人问我，有一支票从对方邮过来，不知邮没邮？其报数为34，为火雷噬嗑卦，我说已经邮了（上为离，为支票，下为震，已行动）。我又说：这笔钱不是你一个人的，是大家的（变卦火地晋，离为钞票，火生坤土，坤为众），他说对，有他一份。

由此可思悟，天道是自然的，是无为的，唯有心处寂然，方可"感而遂通"自然之道。

青岛山玉自然疗法研究所　李××

****

德高悟性好，念数获佳效

老师您好！一眨眼一年又过去了大半，时间如水，随流即逝，而我思念老师的心时时跳动。自从有缘成了您的学生，我就生活在幸福欢乐之中，使我萌发了青春感，我又当学生了，这种感觉，使我年轻、自豪、充满活力。我对八卦象数疗法达到了痴迷的程度，整日数不离脑，人在数中，数在脑中，一想到老师，一想象数，心中就充满了欣慰。累也不觉得，烦也没有了，一心扑在象数上，看着患者康复了，心里甜甜的，为老师创造的神奇象数疗法喝彩，心底发出了无限的感慨，"八卦象数疗法万岁"，您的博大胸怀，奇特的思维，历经千辛万苦，创立了"八卦象数园"，使有缘人生活在这块福地，吸吮着取之不竭用之不完的智慧和健康源泉，使我们的健康有了保障。我老伴常说："我现在什么也不怕，脑中有数，心中不慌。"

自2004年我们与象数疗法结缘，我老伴就离不开象数，天天念数，时时想数，红光满面，身体健康。他属于迟钝型的人，现在念数见效快。一次牙痛，给他配方700·500，念一会儿牙就不疼了。前些日子腰痛，当晚配方1000·60·720，念了不一会儿就睡着了，第二天腰就好了。我天真的小孙女经常问我："奶奶，您妈亲，还是您的山玉老师亲？"我笑着回答，"都亲"，她又问"到底谁亲？"我说，"我妈生了我的身，是恩师教给我为人疗疾的本领，我1960年加入党组织，入党宣誓'要为共产主义奋斗终生'。但一个国家行政干部退了休，没什么本事，是恩师重新将我引入为人民服务的征程中。新生活刚刚开始，使我迈开双脚，以一颗纯真的童心书写新的人生。当然老师最亲了"，小孙女乐了。人生只有不停向前努力，时时为社会、为群众办点好事、善事，生命才有意义。

这一年多的时间里，我为有缘人用象数疗法治疗了不少疾病，也有一些感悟。现简要汇报如下：

一、德高悟性好，患者念数效佳

德高的人有一身浩然正气，有一副天下为公的热心肠，他们有高尚的情操，与人为善、乐于助人。在我疗疾的患者和朋友中，有不少这样的人。像赵珍老师、崇玉英大姐等。她们虽早已退休，但为人民办事的忙乐劲不减当年。崇大姐整天拎着小书包，装着象数卡片，并三天两头来往于芋县、广灵为人办事、友爱互助，充满了对群众的关心和爱。做好事从不留名，不计较个人得失，造福人类，默默奉献。高尚的道德产生了极大的能量，得到了苍天的福佑。所以她们用八卦象数调理身体时，人体小宇宙与大宇宙能很快沟通，达到"天人合一"，病魔不知不觉中就溜掉了。

治愈了崇××三种病痛

（1）有一次，崇大姐到我家说："右腿和臀部痛"我看是劳累和受风寒而致。我为其配方1000·720，用胶布写上方贴患处，她默念了一会腿就不疼了。

方义：1000·1为乾金，主督脉，为右腿，疏通诸经络。1后三个0为阳，去寒邪；720：7为艮土，主利关节，2为兑金，调畅气机，2后单0助阳，故720行气活血，气行血行，经络通，二元合力获佳效。

（2）崇大姐去芋县办事，忙得团团转，虽说她精力充沛，十多年没吃过一粒药，毕竟是70多岁的人了，腿肿得很硬，用手指按下去连个坑也没有，她小女儿给我打电话，我为其配方：65000·2000·60。她从芋县回张市一路上不停地念数，只觉得小腿似水样刷刷地向下流，当回到家，两腿肿全消了，她高兴地说："象数太神了，两腿的水象神助一样不知不觉就流走了，太感谢李老师，有机会一定去看李老师。"

方义：65000·2000·60

65000·6为坎卦，属水；5为巽卦，属阳木，为阳气，故65000可补肝肾，温肾疏风利湿；2000：2为兑卦，主气属金，通调水道，肺又主皮毛，可宣散外邪，前二元后加三个0，助肾阳驱寒湿，60后一个0助阳，三元合力获速效。

第三章 八卦象数疗法病例选

（3）治好了多年的眼鼻干燥

一次闲聊中崇大姐说："眼鼻经常干燥，睡觉时还得用水抹鼻腔，已三四年了。"我马上为其配方：640·0030·260。她只念了一下午，两眼湿润，鼻孔也不干了，她感动得不知说什么好。

方义：640·0030·260

640·6为水为肾，4为肝属阴木，肝开窍于目，又肝肾同源，故640滋阳潜阳，振肾气养肝血。

0030·3为火，离为目，3前偶数0偏滋阴除燥润目，后一个0助阳，以防滋阴有过；

260·2为兑卦，象泽，开窍于鼻，主一身之气，2与6为金生水，以促水液代谢，润目去燥。

全方合为补气血，去燥火，使鼻眼得养故获佳效。

为赵老师配方获佳效

赵老师是一位十分可敬可爱的人，她的心像火一样热，虽然她是老大学生，但没有一点架子，她向雷锋一样受到人们的爱戴。

（1）一次去芋县，突然间二腿抽筋，疼得不能动，我为其配方4440·720，她只念了两三分钟，痛止了，她太高兴了。以前经常犯这个病，无论是白天还是半夜三更却都得让她老伴揉搓，现在有了这个奇方，再不用老伴了。年老的人多肝血不足，腿抽筋的人不少，她将这一神方传给有缘人。

方义：4440·4为肝主筋，肝是血库，血不足，筋得不到濡养，三个4加强本脏功能。

720·7为艮土，2为兑金，通调水道，气行血行，720通络利节。

全方合为舒筋活血化瘀，经络通，气血通，故获速效。

（2）前些日，她去宣化沙岭子帮助一名学生解决上学问题，中途因办得不顺，回到家心闷，身体极不舒服。我到她家送书，她向我诉说此事，我为其配方40·30·70，她念了一会儿，觉得舒服。我走了她又念了一会儿，睡了半个小时起来就好了。她心地善良，能迅速调动宇宙的能量，病立刻就消。她眼不舒服，念念003，一会儿就好了。她多年出汗，尤其天亮后更多，为其配方03000·70没念几次，汗止了。她老伴贺老师同样是一位大善人，体质敏感，哪不舒服一念数就好。一次口苦，我为其配方500·160，念一会儿就好了；头痛念2000，半天就不痛了。象数在她们老两口身上大显神手。

为江西的余××治疗高血压

江西的余××患高血压，高压183，低压85。有一天她头昏眼花，不能站立，我让她念260还头晕，改念220·660，她躺着，我用右手抓住她的右手助念，不一会儿我只觉得像一股电流传来，前后不到十分钟，她头不晕了。去医疗室量血压，高压150、低压78。我热情地向她宣传八卦象数疗法，她觉得好奇，觉得象数疗法神之又神。晚上她说："眼睛里像有沙子，见风更甚，三年来，中、西医看了个遍，西医说睫毛倒长，将睫毛全拔光了，眼睛依旧不舒服。中医说生孩子眼受风啦。点眼药，吃中药，仍不见好。"我为其配方030·720，她躺在床上静心念。次日早上说眼中沙子去了一大半，到下午说全好了。春节时电话中告诉我，血压正常，眼睛全好。

治疗便秘获效

大同的高老师，七十多岁，经常大便干燥，我与她相遇时已七天没有大便。头痛脸黄，吃了麻仁滋补丸也不便。我为其配方：82220·16000·4440，我抓住她的手与她一齐念，她默念一个晚上，第二天她就大便了，次日一天就便两次，头不痛脸也不黄了，她高兴极了。

方义：82220·8为坤土，为腹、为脾，脾主运化振脾阳，运化；2为兑金，肃降行气，泄腹中淤滞，三个2其力足，佐助中气，加强排便。

16000·1为乾卦，为大肠，总督一身之阳；6为水，为气之根，为通，为下腹部，后加三个0，加速疏泄；4为震木，三雷齐震，后一个0助阳。

全方为泄大肠实热，畅气机，故排便速效。

二、诚信是金，恒心、信心是银，三者齐具，念数疗效神速

诚信，是中华民族的传统美德，是人的无价之宝，也是沟通宇宙信息的首要条件。一份诚信，一份效应，"心诚则灵"，是保证疗效的先导。恒心与信心是治疗的关键。如果只有诚信，但没恒心毅力，信心不足，不能很好坚持默念，治疗中朝三暮四，疗效就得不到预想的结果。

试治耳聋

芋县代王城张××，今年90岁了，70多岁两耳听力下降，80多岁对面说话听不见，问他话还得双手合成喇叭筒对准耳朵大声吼，有时也听不见。2006年我去芋县，恰好碰见这位长者，老人识字，我就将有关象数疗法简要写在纸上，他看后很感兴趣，让我配方，我让其念260·640，并将象数写在纸上，老人当下就念数觉得舒服。后来，同乡人告诉我，几年来一直持念，除了吃饭睡觉从不间断。今年7月底，我又去他们村，顺便探望老人。一见面让我十分惊喜，老人不仅耳聪，而且满面红光，腰也直了，拐杖也扔了，显得年轻多了。老人单身独居一处大院，家里屋外

打扫得干干净净，院里种的蔬菜、葵花和花，长得茁壮，老人是个健康勤快人。我惊喜过后问老人："您怎么念数疗效这么好？"老人笑呵呵地说："象数真是太神奇了，我天天念数，越念越精神，我原先念260·640，念了一年多，不知不觉中又念成640·40，念得两耳不聋了，原来两眼看东西满眼一层雾，现在也亮了，身体硬朗了，啥病没有，没想到90岁比80岁活得还精神。这多亏李老师神奇的象数，让我返老还童。谁说人老了就得耳聋，我现在两耳可灵了。我将治耳聋的象数告诉邻居，她念数也不聋了。代我好好谢谢李老师。没有人能阻止衰老，但每个人都可铸造健康、延缓衰老，我现在仍天天念数。"我们分别时将"象数卡"送给老人，让他在村里弘扬象数疗法，让老人活得更健康、更充实、更幸福。

方义：260·2为兑金，主一身元气，6为坎水为肾，肾为先天之本，肾开窍于耳，260金生水，双耳得养。640·6同上，4为震木，为肝，主疏泄、条达，为声音，为生机。全方为补气血，助肾阳，旺水制虚火，响雷震双耳，使沉睡的双耳苏醒，故获佳效。

试治尿毒症

赤城县独石口镇常×，今年59岁，以前身体好，不幸六月底得了尿毒症，全身浮肿、胸闷、腰痛，吃不下饭，睡不着觉，在我市三甲医院透析，几天下来，不见好转，每天只排尿100至200毫升。我们门卫小郝知道我学过象数疗法，就告诉他的家属，念数试试，我为其配方2000·16660·4440·050，开始念时，觉得憋气，我告诉他经络不通所致，念10分钟，休息一下，念半天不憋气了，他本人加紧念，他老伴助念，除了吃饭，全天都念数，并将配方贴到大椎穴、下丹田。念两天尿排多了，由2000毫升到4000毫升，肿也消了，腰不疼了，每天吃得香睡得着，病人和家人激动得不知说什么好，7月中旬从医院回家调养。

方义：2为肺金，活气血，助肾气，后三个0以鼓肺气，司全身之气，宣发肃降，通调水道；16000·1为乾卦，总督一身之阳气，6为肾为水，肾与膀胱相表里，三个0通通通，加快排尿能力，排泄在膀胱，但要依赖肾阳的气化；4440，4为震木，主疏泄，排毒通络，三个4加强排泄力度，又肝肾同源，可利尿消肿；050·5为巽木，似风，为气，为直，能温阳化气，疏通水道，前后各一个0，温热适中，以助膀胱疏泄功能。四元合一，又是相生元，这样母子一心，有非凡之功力，故获良好效果。

为邯郸青年治肝血管瘤

邯郸刘××肝区不适，爱发火，经常失眠，三十多岁又黑又瘦，B超检查是肝血管瘤，医生讲不好手术。因他的同学是我市人，家中有几口人都用象数治好了病，向他介绍象数疗法，他听后要配方，用电话告知他念640·720，他念了几天觉得舒服，念了一个月肝区不痛了，脾气好了，吃得香睡得着，他将这一喜讯电话告诉他的同学，我让他再做个B超看看，结果瘤子只剩下一小点儿，前些日子来我市，同学看到他又白又胖，精神好。他说："这个数如同天神一般，帮我赶走了病魔，太谢谢李老师了。"

方义：640·6为肾，4为肝，肝肾同源，640益肝补血，消炎通络，疏通局部淤滞；720、7为胃，为凸，似瘤，比类取象，取7直达病区，舒筋活血，消瘤止痛；2为肺金，理气布气，拆毁肝管瘤，7、2山泽通气，气通血通，活血化淤，瘤自然缩小化掉。

全方为消炎排毒，软坚化淤。

为一女子治愈抑郁症

我老朋友女儿得了抑郁症，多方治疗，但效果不佳，在朋友家中得知有人用象数疗疾效果好。去冬让我给其女儿配方：

260·400·70，开始她女儿情绪不好，对象数也不太了解，念念停停，她妈妈很着急，将象数写在纸上，压到枕头底，并让女儿一边写数，一边念。后来我又告诉她念数时双手十指磕桌子或硬物，这样精力集中，同时手三阳经、三阴经得到振动，对调病有好处，并告诉老朋友，抑郁症是长期情绪低落、紧张、焦虑，人的信息系统极易紊乱无序，导致阴阳失调，情绪不能自控。家长要帮助她分析原因，一边帮她念数，一边耐心地做疏导工作，多给她关爱，多倾听，调动人体潜能，让她树立，"天下为公"的胸怀，学会驾驭和控制情绪，树立健康的生活理念，掌握情绪，才会掌握自己的命运，家人帮她一起念数，念着念着情绪一天天好转，笑容有了，言谈多了，又恢复了青春。今年正月老朋友给我打电话"李老师真是我们全家的大恩人，我背了几年的沉重包袱终于甩掉了，从此我家又能过安乐的生活了"。

方义：260·2为兑金，为肺，主一身之气，益气驱邪；6为坎水，为肾，肾为先天之本，生命之根，固本祛邪扶正，6后一个0助肾气；400·4为震木，为肝，肝主疏泄喜条达，后偶数0，安神，使肝脏气机畅达，使她抑郁的情绪得到充分的宣泄；70，7为艮土，为止，为运化，后一个0加强其功能。

全方为经络通，气血通，祛邪扶正，平衡阴阳，疾病即愈。

80·20治刀伤效果好

（1）我们邻居小祖，今年6月体验，发现宫颈有病变，做了锥型术，切片较严重，马上做了子宫切除手术，二次手术元气大伤，谁知出院不几天，胆结石发作，痛得厉害，又去医院做了胆切除术，半个月做了三次手术。虽然她只有三十多岁，平时体质不错，但也经不起这么折腾。第三次手术后出院，正好被我看见，小祖有气无力，脸色苍白，腰也有点弯。我心中暗暗为她抱怨："这孩子与家人真够勇敢的。"小祖让我看了伤口，红红的，时时疼。我告诉她念80·20，并讲了配方的意义。小祖治病心切。每天躺在床上虔诚入静念数，念了几天，伤口不疼了，红肿消了。她性急怕耽误工作，不到一个月就去上班了。我还一直为她担心，能不能坚持工作，但她的脸一天天红润，腰也直了，气也不喘了，过了几天人也胖了。体力恢复正常，真是象数疗法神之又神。

（2）7月初，我和密友小吴一块上街，遇到她的高中同学王福莲，闲聊时，王说她做了胆结石手术，医生说她胖，伤口有半尺多长，四个多月了，刀口又硬又红，长出一条肉梭，走路都疼的不敢直腰，医生说慢慢恢复。我向她宣传了象数疗法，并让她念80.20，她边走边念，到家后觉得舒服，日夜不停默念，没几天，伤口不痛了，肉梭平了，又恢复了皮肤颜色。她说这辈子苦透了，百病缠身，什么药都吃过，从没象数这么神。她爱上了象数疗法，她又要了好多配方，我还给了她象数卡。她顶着雨打车从桥东到桥西买《八卦象数疗法》书，她说："从来不知有这么好的疗法，李老师真了不起，为人类造了大福。"

方义：80·8为坤土，为后天之本，脾主肌肉，统血，主运化；20·2为兑金，消炎杀菌，振肺气以佐脾气，肺主皮肤，取2宣散外邪，加强其防御能力。全方为消炎止痛，生肌，促伤口速愈。

（3）8月初，我削胡萝卜时将左手食指削了一大块，当时十点多，血流的快，一会儿就流一大片，我赶紧念数，70·70血止了，我在创可贴上写80·20贴到伤处，虽然伤口深，但一点不痛，更神奇的是第三天就基本好了，真让我太高兴了。我20岁时下乡割麦子，我生性爱唱歌，一边磨镰刀，一边唱歌，不小心同样将左食指割了一个大口子，流了好多血，疼痛难忍，用布包扎一下又去劳动，次日手指像有一块铁压的沉痛。但我闲不住，继续割麦子，结果整整一个月才好，还留下难忘的伤痕，现在六十多岁了和二十岁比，不可思议。

念象数减肥快

身体肥胖，不但影响形象，更重要的是使身体受到损害，三高常常光顾肥胖人群，吃药、按摩常常反弹，而且药还有毒副作用，唯有用象数减肥最奇妙。

（1）我们同楼的小杜，年轻轻地长上了将军肚，比标准体重超三十多斤。我主动为其配方：82220·16000，这孩子虽年轻，工作又忙，但为人忠厚，办什么事也都认真，一有空就念数，一个月就减掉十多斤，血糖由6.1降到5.4，他非常高兴，现还在持念中。

（2）沽源的郝××看到她叔常××尿毒症好了，问我："姐，有没有减肥的数？"我给了她配方，她像着了迷，走着念，坐着念，有时拍着肚子念。坐公交车回家，只顾念数都到家了忘了下车，由于她诚心，用心，一星期就减了6斤。

方义：82220·8为坤卦，为脾，主肌肉，为肥厚，主运化水湿；2为兑金，主肺，行气活血，主宣泄，脾与大肠相表里，可促大肠气化，兑金2为坤8之子，三个2加强泄母湿浊之邪；16000·1为乾卦，为督脉，总督一身之气，为大肠，为通；6为坎卦，为水，既助气，又润大肠；加强排泄。

全方为强化气血运化与疏泄功能，泄去多余肥厚之邪，故减肥效果好。

三、用普通话念数好

我的同学雅贤牙痛，自配了不少方，怎么念也止不住痛，最后她配了04·07·260·050念了一会儿觉得好点，但还是痛，突然间想到老师叫用普通话默念，她马上改用普通话，念了一会儿不痛了，以后一直没痛。这是全国说普通话的人多场效应强。

四、正向思维助健康

人生并不都是鲜花满园，也有荆棘相伴。人的一生会遇到各种各样的事情需要你去思维，你的思维决定你一生的命运。如果拥有一个积极的心态，遇事正向思维，扣紧时代脉搏，培养积极心态，摆脱不良情绪的困扰，将会事事顺心，成功相随，尤其步入老年的朋友，心里健康，正向思维尤为重要。如果整天为老而叹，事事不如意，有损健康，古人曰："心中常有欢乐，身体常有健康。"如果拥有一份安静、祥和，常为人做好事、善事，与社会融于一体，乐于奉献，就会点亮人生心灵的明灯，照亮你的终生，使夕阳之花开得更红，你就会一生快乐，一生健康。我们有缘学了象数疗法，健康有了保障，但也要有积极的心态，要正向思维，方可获得身心健康，调身先调心，注重心灵对健康的呵护。《内经》曰，"恬淡虚无，真气从之""正气存内，邪不可干"。在这方面，我有很深的体会，使我深深感悟到人的一生既长久又短暂，常常会遇烦心事，善于化解不良情绪，正向思维宇宙信息沟通，得到宇宙能量源源不断补给，正气内存，百邪不侵，疾病皆除，从而提高身体免逸功能，使我们乐观安详，知足常乐，提高我们的生命质量。反之，后果不堪设想，轻则致病，重则影响一生命运，常默念八卦象数，使心态平衡，"正气内存，邪不可干"。

编后语：路××的实践即是活脱脱的人生写照，朴实而真挚，平凡而非凡，将智慧和爱心点点滴滴滋润着一方土地、一方百姓。一把火炬驱散着阴霾之气，照亮着心中的希望。

张家口市学员：路××汇报

****

为云南昭通患上矽肺的农民工寄去象数配方

我是函授学员芮××，下面向老师汇报自己半年多来的学习实践心得。

念数调方便秘就好了

去年 8 月 23 日,在收到函授教材之前,我已认真拜读了从一个朋友处借到的老师的大作《中国八卦象数疗法》,在觉得神奇不可思议的前提下鲁莽地为自己配了个方试念:20·00·6000;(意为自己已年过 60,头发顶开始稀疏,两鬓已有白发,认为是肾阳虚,又自己是个肢残人,年轻时,一个老中医诊断自己肺不好,肺热叶焦,肺气不足,才会手足麻痹。)

谁知自己认真试念了三天,却连续在 8 月 24 日、25 日、26 日大便干结,(自己从不便秘)特别是 8 月 26 日最为严重,解不下来也上不去痛苦难耐,自己苦苦思索是否配方不对,太热还是念的太快?反复思考后调方 00600·00400;持念了半个多小时后,神了!大便解出(下午 4 点)继续念,当晚九点又解少许。第二天恢复正常。吃了一点小苦头,却大大坚定了自己学好八卦象数疗法的决心和信心。

治疗肝肾先天性囊肿

2008 年 9 月 10 日下午 4 点多我打通了李老师的咨询电话,为自己和妻子求方,我妻子肝肾上面有先天性囊肿,平时不好动,体质不好,右臀部有一脂肪瘤。七八年前左臀一个脂肪瘤越长越大,经外科开刀切除,谁知不久右臀又长出了瘤子,几年下来初始仅黄豆大小,现又长到乒乓球大了,已影响坐和骑车了。

老师当即配方 8720·6000·400;我妻子不相信几个数字就能除瘤子,我给她解释:"我刚学,道行浅,给你配的数不管用,老师的配方肯定行,不信你自己看教材上的例子。"我妻子是敏感身体,当晚 8 点半,她电视也不肯关,就看着电视念了数,才几分钟,突然大声说,右臀部瘤子上火辣火辣的烫,我说神了,这是气冲病灶,让她关了电视继续念,念一会儿就睡着了。第二天清晨醒来又念了二十多分钟,瘤子上又出现了温热的感觉,随后又发烫了，就这么第四天晚上经检测，乒乓球大小的瘤子已缩小到山核桃般大小了，手感已变软，这下她彻底信服了。9月10日，老师也给我赐了方子：0001000·650·380·700；并嘱咐我要改变饮食习惯，要吃得清淡。我不是敏感体，每天认真念2到3个小时，没什么感觉，仅右脚上似乎有极不明显的温热异感。

慢性结肠炎在念数中不知不觉已好了

我自己把老师赠的新方认真念了几日，感觉汗出少了（天气也凉了些许）肢体上，脸面上还是没有什么感觉（我是面神经，双手，右脚均有不同程度的麻痹，肌萎缩和功能影响）但是有一天，我突然发现自己三十多年的老毛病，慢性结肠炎在念数中不知不觉已好了。多年来，我一星期能有两天大便正常就不错了，其余日子总有点里急后重，胃腹胀闷，一天要拉二次、三次甚至四次不成形，肚腹胃部受一点点凉或吃得油腻一点，则立马肚腹难受要拉稀，吃药也不见效。现发现困扰了我三十多年的老毛病已不药而愈，（怪不得这阵子念了数精神也好，想是脾胃的运化能力提高后精气神足了。）这欣喜之情难以言表，千句万句要感谢两位李老师发明了八卦象数疗法给我带来了福音，也给了我更大的希望。

十五六年的血管瘤变小了

2008年11月22日，我的一位老朋友吴××（男，67岁，退休后在我厂里当电工）得知我在学习八卦象数疗法后问我，能否给他配个方治治右臂弯的血管瘤。患者的血管瘤有十五六年了，现已长到了大拇指甲盖大，而且近阶段开始感到曲伸时有压痛感。他看了两家医院一说是血管瘤，除了开刀别无他法。我想教材里有治婴儿先天血管瘤的方子：640·70·20，患者虽是60多岁的老人，试念此方应该没问题。当即给方嘱其每天要念3个小时以上并告之注意的要点。但患者说念不了这么长的时间，回家要带小孙子。我只能要求其尽可能念的长一点。谁知过了一星期，我问其念数的感觉时，患者捋起袖子给我看，原来约两厘米直径大小的血管瘤（颜色是蓝黑色的）奇迹般的仅剩黄豆那么大了，颜色也淡了，且压痛感减轻了不少。其诉因为静下心来念数的时间少，一天也只能念一个小时左右，不想竟有这等奇迹。我嘱其不要停，继续念。持念近二个月后，瘤子缩小到米粒般大，不细看还真看不出来，而且不重压不感到痛，我给其改方为：64000·70·20，他念了感觉患处温热之感较重。但至今这米粒大小之瘤子仍在，没有彻底消失，不知是否因其每天只念一小时，时间太少抑或应该调方。

方义：6为坎为肾，主水通经活血，64以肾水补肝木，增加肝血的疏泄功能，4为震，为木，为血，为疏泄，后三个0，温热疏泄之力较大；7为艮，为手，为凸，为瘤子，循经直到病灶；2为兑，为肺，为气，20宣肺理气，气行血行，化泄艮土。

全方震木清淤，软坚散结，以木克艮土瘤，同时兑金20不断泄艮土70，使瘤子逐渐变小。

治愈二十多年的严重失眠和手麻木

2009年1月18日中午12点（戊子年十二月二十三日午时），我的老同学祝校长（男，63岁）来电话云"吃过晚饭后来我家"。我跟他从十二三岁起就是同学，他从小体质较弱，十几岁时就常常泛胃酸，吃饭很挑食。这次是因为前一阵子我给其配方80·260治好了他二十多年的严重失眠，让他及其家属均啧啧称奇，而要我再为其诊诊其他疾病。（以前他夜里一定要吃了安眠药片才会入睡，只要一丁点声音，就会醒来而再难入睡，逢到出差或外出旅游，非得挑不临大马路的僻静旅馆，并单独一人住一间房才能入睡。）

我当即取"晚饭后"为夜，为坎，"过来"为动为震，得卦屯之复。

分析如下：

1. 主卦（上卦）坎为血，为头，为上，为肾；坎变坤（五爻动），坎又为疾，为肾虚，坎又系艮；艮为凸，为关节，为滞；坤为浊，故颈椎增生，头部供血不足，头晕。

2. 主卦初九至九五为大离，为虚火上扰清阳，血压高，大离又中虚，中气不足。

3. 变卦为复，疾病反反复复，再土月当令，复卦之综卦为大艮，互卦剥亦为大艮，为滞，为阻，大艮为手，艮为左，左手阻滞，手麻木；土壅木郁，胃浊不降，纳呆。

黄昏老祝来我家听此分析基本认可：其近日在医院检查确为颈椎增生，颈动脉有瘀斑并有点硬化，故血压略高并有轻度头晕，近日确感中气不足走路无力；胃酸泛上，（此为老毛病）左手小指麻得厉害。

结论：主，变，互卦均土旺，再加上土月值令，土盛侮木，肝气郁结，肝脾不和；所谓先天亏耗，后天失养，清阳不开，浊气不降；肾气乏布，阴虚阳亢。

应治以滋水涵木，健脾和胃，补益心肾。

试方：430·820·60

第二天老祝来电告之此方"神了"，念了大半个小时，左小指就不麻了。我鼓励他天天持念，到春天木旺时诸症或均能减轻。

方义：4为震，为肝，肝藏血，为疏泄；3为离，为心；430补益心阳，疏肝调血，改善供血情况，补气之不足；8为坤为土，为脾；2为兑，为肺，为气，肺主肃降，820降浊，益气，泄土之壅塞，助脾运化，脾胃相表里，能和胃降浊；6为坎为肾为泌尿系统，60振其肾阳，升清降浊，以降血压。此方是一五行相生之方，对其偏弱之机体应有保健之功效。

用八卦象数疗法使姐姐的慢性青光眼大有好转

我姐芮×（68岁），从小体质就不好，21岁时严重肺炎，咯血；50多岁时患急性坏死性胰腺炎，九死一生；19年前又患慢性青光眼，一只眼原本就先天弱视，以致不能看电视、看书，上街都看不清站牌，整个世界在她的眼中就是灰蒙蒙的模糊一片。

今年5月29日我把教材上的现成的治疗青光眼的象数配方004300·820·160给了她，并开导她说你念象数和念佛是不矛盾的。她听从了我的意见开始认真念了。

第二天她便诉说胸口有热气流的感觉，我鼓励她持念，并告知这是好现象，况且她从小肺就不怎么好，这组象数对她的肺肯定有好处，到6月2日，她又打电话来说，眼部也有气冲之感，就这么认真念了两个多月。现在她的视力恢复了好多，先是能看清碗上花纹，接着能看清鱼缸里的小鱼的游动，原本鱼缸里有没有水她都看不清的。我嘱咐她继续持念，争取进一步恢复视力。

为云南昭通患上矽肺的农民工寄去象数配方

今年7月下旬我在网络上看到云南昭通市的贫困农村一批农民到安徽一矿上打工，一段时间下来，先后有80多名民工患上了矽肺，已有人死去。经云南地方政府出面交涉，才使患矽肺病的民工每人获赔3万多元。我看了报道，心情极为沉重。3万多元只是杯水车薪，他们丧失劳动的情况下，病贫交迫地等死，80多人啊。我反复思量，觉得只有用老师发明的八卦象数疗法才能救助他们，这是唯一的希望了。但是网络上没有他们的详细地址及姓名，怎么帮他们呢？我一连两天在网上搜索寻找，皇天不负有心人，终于找到其中的三位地址和姓名，我即刻写了一式三份的信，挂号寄给他们，希望他们念820·4000（**信全部 略**）

战胜癌魔，"八卦象数疗法"再显神效

今年8月12日，朋友吴师傅告诉我老同事施××（女，64岁）患了肺癌，已做了第一疗程的化疗，脱发，睡不好，身体状况很差，思想压力大，知道我在学习"八卦象数疗法"，问我可否有办法帮她。（她的双胞胎姐，在前几年因患癌症已经去世了，她也一直忧心忡忡）现在马上要做第二次化疗，医生要她做6个疗程的，她很恐惧，怕自己挺不过去。我当即去探望她，并把郭道华老师战癌魔的护肾方6665550·44430·777820·160给她，并给008200·6500·160作为主方，要求她高质量地默念。她对"八卦象数疗法"十分诚信，立刻全身心地投入默念，化疗前验血白血球4900，化疗后变为7400，医生大为吃惊，觉得不可思议。她自己也大大增加了战胜疾病的信心。几天后，又做了一次血样，红细胞白细胞均正常。现在她的胃和睡眠都改善了不少，信心十足地除了睡觉就念数。但愿她能尽快康复。

妻子念象数出现了辟谷现象

我妻子王某爬山后两条小腿肚子僵硬如石，疼痛异常，碰也不能碰，也挪不开步，我让她静心默念0004000·0007000，很快就不僵硬了，和之前判若两人，象数疗法的威力真是不可思议。

我妻子因右臂长出一脂肪瘤，肝肾上也有先天性囊肿，（越长越大，已如乒乓球大小了）去年9月10日曾得李老师赠方：8720·6000·40，2008年9月24日老师又调方8720·6000·050念了没几天，右臂上的脂肪瘤就变软变小了许多，后来因她老是看电视，念念不念了，脂肪瘤始终存在，只是小了一点。今年5月到青岛参加面授班回来让她天天念640·000·720，她反映念这组象数气感相当强烈，今年6月中旬，她告诉我她要每天晚饭后坚持走路一个小时，我完全支持，只是嘱咐她一边走一边念数，奇怪的是，她念6400·000·720很认真，脂肪瘤又小了不少。但

常常念出 7200·6500 这组解醉酒配方（她有意多喝黄酒试过，却有解酒功效），她问我是什么道理，我也讲不出为什么会念成这组数，我就说错就改过来好了。然而到了今年 6 月底，她吃得越来越少了，睡得也很少，这样到了三四天后基本上不吃米饭了，只吃菜汤，但是却精神气爽，天天上班。

我找出了杨维新班长的辟谷报告，上面所讲的几乎都出现在我妻子身上了（细节有略）。我妻子在今年最酷热的日子里，整整两个星期不吃不饿，却精力充沛，睡眠减少，力气反而增加，还到处走，只因念了象数 640·000·720，加上走路锻炼，这究竟是什么原因呢？念象数居然能诱发出神奇的辟谷现象，大道至简，又至深啊。

苏州学员　芮××的报告

****

治愈冠心病

治愈冠心病

我叫王××，男，68 岁，是邯郸印染厂退休干部。

首先我感谢李山玉老师的八卦象数疗法治好了我 10 多年的冠心病。在患病期间，经常胸闷头晕，发作时，心跳加快，心房颤加重，恶心呕吐，心区针扎般刺痛，全身出虚汗，觉得马上就要憋死。无奈只好住院治疗。打针吃药住院费花了几千元，也未能根治，出院后还时有发作，中西药常年不断。由于药物的副作用，胃气大伤，食欲减退，体质也越来越差，救心丸不敢离身。

2000 年秋的一天在晨练时听人说，光明桥东，河南岸，有用念数治病的。有病乱投医，我抱着试试看的想法，上前求治。我给医生讲述病情后，医生（事后得知是王玮老师）给我配了一组象数：640·30·80·20，让我就地默念。10分钟后，我觉得头脑轻松舒适，王老师嘱咐我回家坚持默念。每天默念两次，每次不少于两个小时，睡前醒后想起来就念，三个月后病症在默默中消失了。我就开始减少药量，直至不服药。至今已有九年多了，心脏病没有复发，体质增强了，身上有劲了。去年冬季和我爱人从邯郸出发去太原市探亲，一路坐长途汽车，为防止我习惯性晕车，上车后我就开始默念我的基本配方640·30·80·20，一路盘山越岭颠簸6个多钟头也没晕车。到太原下车后还觉得很轻松，我再次体验了象数疗法的神效。因此我与象数结下缘分，2005年参加了邯郸象数疗法学习班。通过四年的学习，收获很大，现在对一般小病，我也能用简单的象数配方给自己家人、朋友们治病疗疾了。

邯郸学员：王××

****

象数疗法使一家人受益

随着八卦象数疗法在人民大学小区的推广，相信并愿意用她治病健身的人越来越多，经常有人要方治病。今年3月以来，据不完全统计，共治了130多人次（不包括自己和家人）现将其中的典型病历做一简要叙述，请老师审阅。

一、我的一位亲戚朱某，女，79岁，5月6日因房颤，心律快，（每分钟150次以上）住进了北京某三甲医院中西医结合病房诊治。住院期间又怀疑患有甲亢和糖尿病。每天服中西药十余种，内有激素六七片。治疗一段时间后，心律过快虽然控制了，但身体也垮了。6月7日出院时，体重由110斤锐减为90斤，白血球也只有1000多，身体极度虚弱，说话声音低微。甲亢和糖尿病也未确诊。

　　病人出院后家属很担心，我想用象数疗法为其治疗，但怎么治，效果会如何开始心里没底。经反复思考，决定首先为其补气补血，改善消化功能，增强免疫力作为切入点，配方为6650·4430·7820。病人过去用过象数疗法，很相信，念数非常认真，每天念三四小时。一周后打电话询问时，得知身体状况明显好转：不仅食量增加了，心情也好了，说话有底气，用药量减少，像变了一个人。她儿子高兴地说："您也学象数吧，人大再有活动，您去参加，我用车送您接您。"我每周打一次电话询问情况，每次都有可喜的变化，不到一个月，每天服用的十多种药减为三种，激素全部停用，并可做些家务也可外出活动了。

　　一个由三甲医院用中西医结合的办法治疗房颤，竟使病人陷入生与死的边沿，出院后仅靠念象数很快恢复健康，这再一次证明了象数疗法的无比优越性。

　　二、我校附中有位杨老师，女，今年79岁，因患椎管狭窄，椎间盘突出和骨质增生，压迫坐骨神经，引起腰腿疼痛，几个月不能下楼，在室内活动也要靠轮椅。吃药按摩等均不见好转，她很苦恼，也很无奈。8月21日我去看她，建议用象数疗法试治，给方7000·6000，她很认真地默念，9月4日电话告诉我病情已大有好转，可在室内自由活动了。又过了几天，便可以下楼并外出购物了。能取得这样的效果，本人和家属都非常高兴，每次见面都表示感谢。其实我只做了一点传递信息的工作。

　　三、象数疗法使一家人受益。靳某，女，90岁，多年来深信象数疗法，无论是她自己还是她的家人有病时，常用象数疗法治疗，并为象数疗法在人民大学的推广做了大量工作。前不久她对我说："女儿一岁多患有夜哭症，每天晚上哭闹不休，闹得一家人不得安睡，你给个方吧。"我从未治过此病，不知如何配方，后从资料中发现20·60·800可治此病，便告诉了她。孩子的外祖父母如获至宝，晚上，两人拉着孩子的手认真默念，很快解决了问题。孩子不但夜间不哭了，身体也比以往更好，活泼可爱。全家人从此摆脱了孩子夜间哭闹的困扰，都惊叹象数疗法的神奇。

这个配方很有意思，2为兑卦，兑为悦，念数可使孩子喜悦；6为坎卦，主肾，坎又为夜，为恐；如果孩子因惊吓产生夜哭症，补肾恐自除；8为坤卦，主脾，为静。6和8可让孩子在深夜安静下来，睡觉自然就不哭闹了。

四、当大夫的妈妈解决不了问题，求助象数疗法。我们邻居的一位两岁多的小男孩，感冒咳嗽了半个多月不见好转，妈妈让他吃中药治疗，小孩哭闹不吃，他的外婆很无奈地向我要方，我告知可念260·40·050，孩子不会念由大人代念。两天后，外婆高兴地对我说："孩子好了，不咳嗽了。"

五、前列腺癌变消除了。我校有位姓叶的老师，前列腺肿大，7月1日做了手术，检查中发现PSA高出正常值一倍，医生让他注意防癌变，他思想有压力，向我要方，配方7200·1650·4380在用药的同时认真念数，一个多月后PSA由9降为4.7，大夫认为癌变可以消除了，本人十分高兴，也更加相信象数疗法了。

六、中西医均认为难治之症，象数疗法很快治愈。我在9月底出现足跟痛，开始一只脚，后来两只脚都痛得难以行走。到医院检查，西医说是跟腱炎，很难治愈，让我吃药；中医说是滑膜炎，让我按摩和敷药治疗，并说很难治好。我考虑还是象数疗法比较简便，又无副作用，曾念70·60·40·0004000·7000·6000均无效，7月23日改用3338880·4440·1650，很快见效，10月底彻底治愈。

总之，一年来，尽自己所能做了一些工作，取得了一定成绩，为群众治病做到了有求必应，个人也受益匪浅。首先，多年的脑梗去年用象数疗法治愈后，慢性肾功能衰竭也得到了控制，目前病情稳定。象数疗法还使我屡治不愈的泌尿系感染近期得到了有效控制；9月底开始的足跟痛和11月初摔伤的右腿也彻底治愈了，这使我感到很欣慰，也使我对象数疗法的优越性有了进一步的认识和体会。

北京学员　梁××的报告

****

经常给别人"药"方，放"止疼药"

自从有幸接触到八卦象数疗法到现在已经4个多月了，几乎每一天都有新的收获。不仅治好了自己的病，提高了生活质量，同时也让自己的精神生活有了一个较大的飞升。更主要的是学会了一门为人民服务的技术本领。

我经常给别人出方，放"止疼药"

我老伴收到一本《八卦象数疗法》，阅后得知青岛山玉自然疗法研究所在办班，当即与研究所取得了联系，并报名参加了函授班。由于没有工作整天都在看书学习，所以提高得很快。

在学习的过程中我发现，我上班时所带的胸卡上面的编号竟然是024，而且上面有照片，24小时与这个号相伴，我姓名又都属金，怎么能受得了这样强大的金克肝木呢？立即将照片取下和编号撕掉，贴上象数820·640·050戴在胸前。1个多月的时间里不仅学完了所有的教材而且还看了一些相关的书籍，熟练地掌握了先天八卦和后天八卦的方位，次序，五行的生克乘侮，脏腑，经脉等基础，并边学边用，经常给别人出个方子什么的，放"止痛药"。

专程给姐姐治病

得知姐姐病重，看到她时她已经瘫痪在床，骨瘦如柴了，还有严重的糖尿病，腹内积水而且上不来气。医院说心力衰竭，已经从北京医院返回家中等死了。姐姐看我专程去为她治病心里很高兴，大脑也很清醒。我说你的心智没有错乱，心为君主之官，只是下面的官员不太尽职尽责罢了。用李山玉老师发明的象数疗法一定能给你调整过来的，八卦象数是取之不尽的药库，这回你有救了。当时就让她念820·640之类的现成方，并且用医用胶布把象数贴在大椎穴上和用白纸写上象数贴在四面墙上进行组场。每次长时间的默念以后她都觉得有些不适应，由于身体太弱，她已经经不住气冲病灶的折磨了。所以，我总是给她换数，我跟她说要想把你从鬼门关拉回来，确实要过很多关，只要能坚持住就要认真念，看不得她病痛呻吟的样子，总是频频换数也不是办法，就这样一点一点给她调理，病情逐渐有了改善。

念数冷得直哆嗦

有一次为了让她能上来气，配了一组260·000·720，念了半小时，把她冷得直哆嗦，盖两床大被还要抱个电热宝，我一看不行了，马上意识到是"药"太凉了，立即改成热方530·430并握着她的手助念，半小时后不冷了，继续默念了一下午，晚饭时说，多少年不热的脚都热了。我临去睡觉前告诉他们如果感到太热了，就停念，转回基础方。第二天我没去，第三天我去时，我姐说她已经从昨天下午就停念了，因为嘴唇上都起泡了，问我是不是念数念的，我说当然是，既然能把你念冷了，也能把你念热了，所以也就一定会把你的五脏六腑都给念通了。只是我的配方还不能做到恰到好处，等我去青岛面授时再让李老师给你配个更好的方你就会彻底好起来了。现在按十二消息卦分析，7月正是天地否卦，

8月是观卦，9月是剥卦，正是阳气下降，老病复发加重的季节。你却是在不断的好转，这是八卦象数在起作用，是李老师给你创造的福音，等到冬至时，一阳复生你会一天比一天好，到开春三阳开泰时你就一切正常了。

一个月的时间，姐姐从每天咳二三十口痰减少到每天只有二三口，从每分钟都要喘到二十多分钟喘一次。多年来脚一直是凉的，现在脚热了，多年来一直不知道什么是饿，有一天下午突然说饿了（脾见好），多年来一直不出汗，有一天吃晚饭时竟然出汗了（汗为心之液，心力增强了）。我走时已经能在床上坐上半个小时了，精神也好多了。

脱肛治好了

在三河市住在外甥女家，她有脱肛的毛病，让我给她配个方，我让她默念010·7000，她第三天告诉我说好了。我让她再默念两日后改成保健方010·820，嘱其长期默念必有好处。她很高兴并把治疗的情况说给朋友们听，所以经常有她的朋友前来讨方。

9月22日晚离开青岛返回黑龙江，在火车上为人取数配方，第一次为颈椎病人点穴，疼得他出了汗，旁边的人说：这下你可遇到高人了。我说这是刚学的第一次用，不过心里还是挺高兴的，第一次就找准了他的敏感点，于是到哈尔滨和依兰县等地为亲朋点穴配方，都收到了很好的效果。

黑龙江学员　钱××的报告

****

中医大夫陈××的报告

编者按：陈××是位中医大夫，是位资深的中医。他撰文的实践报告，医理明晰，溶于易道。其文思敏捷，文笔精湛，是一篇优秀之作。望学友多读此文，以启心悟。

治愈病毒性肝炎

学友郑××，女，68岁，退休职工。2009年11月1日参加八卦象数疗法小组学习时，她告诉我说，自己因常感全身乏力、疲劳、精神不爽而到医院检查，发现肝功能已受破坏：谷丙转氨酶110、谷草转氨酶74、r-谷氨酰转肽酶184，要求我给予配方。我想，此乃病毒性肝炎，湿热为患，治法当以清热解毒、活血化瘀为主，于是处方用：00400·7820·60。她当即默念，一直认真默念。半年后复查，她喜出望外，肝功能破坏已愈，三项指标已转正常：谷丙转氨酶剩下4，谷草转氨酶剩下21；r-谷氨酰转肽酶剩下35。精神不爽、乏力、疲倦等症都已消失。现在，精神抖擞，感觉有力气、越活越有劲头。2010年6月6日又是周日的学习小组活动，她向我及学习小组学友报喜，汇报其念数的过程及显著的治疗效果。

方义：00400·4为震卦，为肝，前后两个00为阴，为清热解毒，活血化瘀。7820·78为艮卦，为坤卦，主胃，主脾，意为健脾胃。医圣张仲景《金匮要略》云：见肝之病，知肝传脾，当先实脾……就是见到肝脏有病变，应该认识到肝病最易传脾，在治肝的同时，要注意调补脾脏，使脾脏正气充实、防止肝病蔓延。反而，见肝之病而不治脾，惟其治肝，缺乏整体的治疗方法，就不能得到满意的疗效。2为兑卦，为金，主气，一来为助肝气，二来克制肝气（金克木）；60·6为坎卦，为肾，为水，为肝之母，母壮则子实之意，也即壮水以涵木也。因肝为将军之官，其性刚强，又称为五脏之贼，其有不舒，五脏皆不得安宁，故因其过于刚强则用00400以润之，因其捣乱之性则用78以断之，用2以克之，用6以涵之、养之，故本方能收到预期效果。

治愈头晕、怔忡

陈××，女，12岁，小学五年级学生。2009年10月6日中午，她因做作业时感觉头晕、怔忡，于是停止作业，上床睡觉，一醒之后觉得好转又上学去。但上课听讲加上课间又做起作业之后，又是头晕、胸闷、怔忡起来，而且比上次更加严重。此后，又多次在校里发作而中途回家，且一次比一次更加严重。找了几位医生诊治，皆未获愈。到某某市中心医院检查，也未能确认是什么病，而病情仍在继续，后来，通过亲戚向我求象数治之，我见其面色苍白，舌质淡，精神不振，憔悴，脉沉细乏力。经问诊得知其读书作业过多，作业不能按时完成要受打手心之苦，故因心理压力太大、精神高度紧张而得斯症。治当以解除大脑紧张，减少心理压力，给予支持疗法。方用：00100·650·430·70，当晚默念至夜间，同时将写有此方的医用透气胶布贴在大椎穴上。隔天清晨起床，头已不晕，胸不闷，不怔忡，一如常人，又上学去，从此之后未曾出现因病情发作而中断学习的情况，病告愈。

方义：00100·650·430·70

1为乾卦，为首，属金，1之前后各加两个0，为偶数，偏阴，取意为缓其温阳之峻；6为坎卦，主肾属水；5为巽卦，主胆，为风，为进退，具疏通脉络之功；4为震卦，主肝，3为离卦，主心，430有平肝宣郁，宁心安神之功；7为艮卦，为止，能止住疾病。故本症之大脑过度紧张、心理压力过大得以解除而病告愈。

治前列腺增生症、肺气肿

蔡××，男，80岁，司法局退休干部，住潮州市湘桥区。2009年6月29日，他带着病历及市中心医院体检报告单到本诊所找我给予诊治。我见其检查情况较为复杂：有前列腺增生症、有慢支肺气肿、胸膜炎，等等。又见其体型消瘦，皮肤干黑多皱纹，没精打采，语音低微，听其自诉常出现尿频尿急（尤其夜尿特多），经常失眠，喘咳已久（尤以清晨为甚），痰白清稀，且腰膝酸软、四肢冰冷。又见其舌质淡白，舌苔白腻，有齿印，脉沉迟。总观诸症，属脾、肾、肺三脏虚寒。治当以益气健脾，温补肾阳，纳气平喘。我给方为：820·650·380。他坚持每天早晚在卧床上各默念1小时。几个月后自诉疗效很好，久年喘咳已愈，尿频尿急也好了，每天睡得很甜，体重增加，满面红光，精神焕发。他甚为欣喜，大力歌颂象数疗法；全家人天天念象数，而且都得到殊效，如获至宝。

方义：8为坤卦，主脾，属土；2为兑卦，主肺，主一身之气，属金。820健脾益气，化痰利肺，土能生金，母子关系，母壮则子实。6为坎卦，主肾，属水；5为巽卦，主胆属阳木。650善温补肾阳，纳气以平喘止咳。水能生木。3为离卦，主心，属火。本方用双8者，旨在补脾，因脾为后之本，生化之源，故五脏六腑四肢百骸而赖以生存。380为火生土。本方为五行相生序，合而奏健脾益气，温补肾阳，纳气平喘之效。

鱼骨卡喉咙

本人于2010年1月21日下午，因吃芋头熬大鱼头羹时，不慎被一块约半根火柴枝大小的鱼骨卡在喉咙头上，吐不出、吞不下，很难受。此时立刻想起用象数疗法，马上念00200·00600，约念了5分钟，我试着像咽东西一样，咽了几下，神奇极了，那块鱼骨无影无踪了，喉咙舒服了。

方义：2为兑卦，对应喉部，为金，设想有如一支钳子把鱼骨摄出来一样。2之前后各加两个0，为偶数，偏阴，取意为滋阴润喉；6为坎卦，为肾，其经络巡行于喉咙，起到疏通经络，调畅气机，排除障碍的作用，故能得到立竿见影之效，其前后各加两个0，为偶数，其意同00200。

胆结石

刘××，女，60岁，家住潮州市绿榕路。她于2010年3月26日下午来中医院门诊，自诉数天来胸胁闷痛，而且越来越严重，直至现在已是难以忍受，要求速治之。问其病史，得知患胆结石已多年，时常发作，每次发作皆如斯症。见患者面色青白，愁眉苦脸，没精打采，舌质边尖红，苔黄腻，脉弦紧。症属湿热蕴阻之胆石症，治以清热化湿，利胆排石，方用：500·720·60，令患者立即默念。她自26日下午3：30一直默念至当晚8时，胸胁闷痛难忍已基本消失，继续持念至隔天上午8：30，打来电话，诉说其一切症状已全部消失，便通畅，食欲增加，精神状态尚好；并说整个治疗过程比以往任何治疗方法都快速好转，症状解除，太神奇了，值得大力推广应用，以救世上生灵。讲完连声谢谢。

方义：5为巽卦，为胆，直达本腑，胆之病所，加00，可清热利气。7为艮土胃，为岩石，为坚硬，为凸，2为兑卦，为折毁，720可折毁硬块，平凸碎石。6为坎卦，为肾，为通。故500·720·60能通达利气，折毁碎石之功用。

晕车

董××，男，12岁，金石镇人，于2010年1月31日来诊视，但见其面色苍白，呕吐不止，原来该小孩常因晕车而呕吐，本次因得了重病，不得不远程乘车而来。诊病完毕回家时，我给配方050·070，让其乘车前10分钟默念。后来复诊，余询其念数后情况如何。回答默念050·070后，乘车已不再晕，也不呕吐了，现在已敢乘车外出，真灵啊！此方已经多人应用，皆甚灵验。

方义：5为巽卦，主胆，属阳木，为风，为进退，具疏通经络散瘀之功；7为艮卦，主胃，为除障碍，止呕吐之用。5和7分别前后加0为不燥不腻。

成功戒烟

陈××，男，56岁，家住潮州市花园村。患者烟瘾甚大，每天必须吸3包烟以上，整个人又黑又瘦，满口牙齿变成古铜色。他患有严重慢支炎、肺气肿，动辄气喘吁吁，将威胁生命安全。在临床上，我看过这种病例甚多，皆在不久便断送生命。当时，我举了两个病例告诉患者，并令其立即戒烟，否则，多则两年，少则一年之内便会丧命。说服有效，我于是给方：60·30。持念3天之后，他来复诊，自诉已戒烟成功。没了烟瘾，就把家里剩下的几条烟烧了，以示从此"离烟"。其妻子感动地说，她老公以前好几次戒烟都戒不去，家人及多位医师劝说都不奏效，没想到被陈医师这小小的60·30数字就给解决了，太神奇了，太感谢陈医师了。我说，你要谢谢创造象数疗法的李山玉老师！应用此方，已令三位烟民除去多年烟瘾，戒烟成功。

方义：6为坎卦，主肾，属水，具清毒而除烟瘾之功；3为离卦，主心，通心气，益心阳，解毒，并提升戒烟信心和决心。

因受雷霆惊吓而出现太息

蔡××，女，29岁，潮州市枫溪区中学教师。自诉于2008年9月6日午后，突然天色变黑，雷电交加，雷声强大、震耳欲聋，一时间受到严重惊吓，从此便常现出怔忡、喉间有异物感，频频叹气、善太息，至今两年，求医甚众，中西药物皆未治愈；近闻陈医师有一特技，不用药物，单用念数，便能把奇难杂症治愈，甚感新奇，特来求治。

见其面色暗而带青，形体瘦弱，舌淡红有瘀点，脉象躁动。症属肝胆郁结、肺气不宣、心神不安，治以宣郁利气、宁心安神为主，方用：650·430·720。持念一周后复诊，患者说，默念3天后感觉各种症状明显减轻，一周后叹气、怔忡、太息之症状完全消失，面色青暗转为红润，精神焕发，芙蓉笑脸。并表示要大力宣传这世上无双的八卦象数疗法。

方义：6为坎卦，主肾，属水；5为巽卦，主胆，属阳木，巽卦又为风，为进退，具疏通脉络之功效，故650有补肝肾振奋气机；4为震卦，主肝，属阴木，3为离卦，主心，属火，故430有平肝宣郁、宁心安神之功；7为艮卦，为止、为障碍；2为兑卦，主肺，主气，可佐以疏泄7之气机；故720可消除障碍、疏泄气机、宣肺、除疾。同时720为艮土生兑金，即为子泄母之瘀邪。

治疗系统性红斑狼疮

郑××，女，20岁，家住登塘镇林妈陂二村，于2008年被某某中心医院诊为系统性红斑狼疮。住院治疗较长时间，家里所有积蓄及亲友赠送、借来的钱全都用完，疗效仍有限，只得出院回家。这时正好象数学习班学友郑婵珍回老家，见其全身水肿，小便不利，饮食少进，甚或呕吐，面颊长蝶形红斑，身体虚弱，动弹不得，样子甚凄凉，就于2010年8月2日施以八卦象数疗法，应用我曾治过此病症的配方：650·30·820，让其遵照吩咐默念。8月18日，郑学友又回乡巡访，见其全身水肿已消退，面部红斑大部消失，面色红润，并能自己走动。9月16日再访，患者已能料理家务，还能自己外出运动，看上去一如常人。患者家人对郑学友自然道谢不已。

方义：6为坎卦，主肾，属水；5为巽卦，主胆，属阳木，又肝胆相表里，"肝肾同源"，故650善振肾阳，力驱阴邪，疏通脉络，振奋气机；3为离卦，属火，有温煦之效，故可益脾阳；8为脾土，经云："诸湿肿满，皆属于脾"，所以脾健则湿利矣；2为兑卦，肺金，820可泻脾湿，助气行水，利肃降。故650·30·820为五行相生序，使五脏之气升降出入渐趋平衡而获效。

治愈风湿结节

学友黄××，女，74岁，退休工人，家住潮州市。在每月一次参加八卦象数疗法学习班期间，她告诉我，她于4年前右膝后方委中穴部位生一个乒乓球大小的结节，双膝时常酸痛，屈伸不利，行动受限，甚为痛苦，四处求医无结果。特请我给予诊治。我见其面色萎黄苍白，行动艰难，乏力，舌淡白，症属肝肾之虚，血不荣筋，脾虚湿盛，日久遂成风湿结节。治当以滋补肝肾，养血祛风，健脾除湿，方用：5000·7780·640。默念10多天后自觉效果良好，双膝酸痛已有明显好转，委中处结节也明显变软缩小。在默念过程中有时出现剧烈反应，有一次外出做客，一边同主人喝茶一边默念本方，突然右足向茶几踢去，放在茶几上的茶水四处溅射，场面十分尴尬。黄学友连忙表达歉意之后，说明自己此时正在默念八卦象数，在座的人对此疗法效果甚感神奇。黄学友继续持念一月有余，该结节消失无踪，诸症悉除而愈。黄学友甚为欢喜，感激万分。而实际上，她对八卦象数疗法早已情有独钟，并结下了不解之缘。她也因此得益甚丰，八卦象数疗法已治愈其本人及家人的多种顽固而严重的疾病，如她本人前段时间刚用象数5000·20治愈了项下肿大如鸭蛋、双眼球突出的严重甲亢病症等。

方义：5为巽卦，主胆，属阳木，又为风，为进退，具疏风通络，振阳气，5后面3个0，效果更著。7为艮卦，为凸，为关节，具平凸并疏导气机，双7，主要是强化其功效；8为坤卦，主脾，主肌肉，取之健脾除湿，温养肌肉；6为坎卦，主肾，属水；4为震卦，主肝，属阴木，故640可滋养肝肾，补血荣筋。

暂写至此，恭祝山玉恩师健康长寿，福惠生灵！

广东潮州市学员　陈××汇报

****

大胆配方获奇效

我是河南郑州离休干部，78岁，女，退下后身患多种疾病，于2003年结缘象数疗法，成为函授学员，2004年参加了一次面授班，回来后很是激动，觉得神奇、新鲜，并了解到老师辛苦创编八卦象数疗法的过程。

几年来由于自己学习的不深入，信心不足，勤换方，造成疗效不显著。特别是今年夏天腰椎间盘又犯了，终日疼痛难忍。2006年请老师给方，因自己没认真念，至今不断犯，特别到今年9月，学习组长邱老师问我，去青岛参加面授班你去不去？他当时知道我正腰痛，我犹豫一下，可是又一想不去又耽误了一年，于是说那就去，一定去。说罢一方面做着去的准备，一方面又去医院做CT检查确诊为腰椎间盘脱落。在9月14日小组学习会上，岳老师发言："配象数，李老师在培训班上不断地强调要大胆，要有自信心，想到啥就念啥。"听罢这话，对我振动很大，说到我的痛处，当天中午心情就很是不平静，去买菜的路上，心想别人都行，我也行，就在2006年老师给的配方基础上，调了一下方：77220·1116550·4000，一边走，一边念，约念5分钟，马上浑身舒服轻松，并止痛。当时非常惊奇，就接着念，一直买完菜回家腰也未疼，心想真是数（配方）到病除啊！那时也说不出有多高兴，内心激动万分，直讲谢谢李老师，近4年的老病几分钟就念好了，竟在我身上出现了奇迹！激动得我几个晚上都未睡好，考虑怎么会这么快，一个配方正确时,那就是神！自己亲身体会八卦象数疗法，是以"天人合一观"为指导思想的，因此疗效显著。

方义：7为艮卦，属性是止，是阳明胃经，振阳土，除寒湿，和血化瘀，两个7加大信息量，止住疼，使血液流通，因此效佳；

2是兑卦，是肺，一身之气，气通，血流畅，因此奇效显；5是巽卦，是风，为入，为阳，痛点在足少阳胆经上（疼时多次刮痧无效），因此增加了5加大了能量；4为震卦，自然属性为雷动，后面加三个0，加强行气活血的作用又肝主疏泄，故速解腰部气流不畅，疼痛自解。今日稍不注意，仍有轻微的痛，但持念几分钟，马上痛除，为巩固疗效，仍每天持念。

河南学员　陈××报告

****

象数治疗腮腺炎

我现年74岁，家住黑龙江五常县，是森林地区，信息闭塞，2007年才参加函授成为了函授学员。

20世纪60年代初，我当上了乡村医生，只有工作在基层的医生，才珍惜八卦象数疗法的价值；有一位患者事例如电影一样时时出现在我的脑海中：叶春生，76岁，血压185-110，我叫他手腕带上电子血压计，我和此人两手劳宫穴相对，同时念1000·640，20来分钟，血压计指针降到115-85了，他说，他的脑子轻松了许多，后来他听别人说是邪法，就停治了，结果一个半月后，他得了脑梗塞。

我是坚信不疑，因为用八卦象数根治了我20世纪50年代在战地时患的寒湿型腰腿疼和双膝关节炎。

今春由于治疗两例病引起了轰动，扭转了周围人的认识，我才鼓起勇气摘取几个病例汇报。

治疗腮腺炎

我的外孙女，6岁，因父母在外打工而住我家，有一天我看见孩子趴在床上一个劲地喊疼，仔细一看，小孩腮下肿出蛋黄那么大，我明白，这孩子一定是染上了正流行的小儿腮腺炎，这种病的西医常规治疗要用双黄连等吊针，我决定用八卦象数治疗，急配方：050·020·60，我握着手和孩子一起念，大约过了一个小时，孩子睡着了，可能是不太疼了，第二天看孩子消肿了1/3，要吃饭，要上学，我担心孩子不能坚持念，就给她写了配方，一个贴在肿腮上，另一个要求孩子在方格本上写，并用奖励每写一张就给一元钱，我先付了一元钱。等孩子放学回来，孩子写了4张，我又给了3元钱。孩子两侧肿全消了，精神也很好，并说，我再有这病，还写数，再给钱，大人全乐了。

　　方义：050-5为巽卦，为风，为流行，为传染之疾，5前后加0可行气清热；020-2为兑卦，主肺，肺主皮毛，主宣发，主肃降，通调水道，主表邪，可布气驱邪，前后加0可行气清热；60-6为坎卦，为肾为水，60可通络，化瘀，清热，解毒，可强肾，肾精充足可提高免疫力，抗病能力。

　　全方：清热解毒，祛瘀通络，扶正祛邪外出，病患速愈。

　　晚饭后，外孙女说：我们班上还有两个肿腮帮子的，今天没上学，大人领着在医院打针呢。若告诉他们也写数治病多好啊？我问她，你是怎么好的啊？她说就是念数贴数好的啊，对，你快去告诉他们你是怎么好的，通过孩子和我的介绍，两个幼儿班的孩子没打针，没吃药念数治愈了。孩子家长买糖块来谢我的外孙女。

治疗孙女手腕子肿

　　于×，26岁，我孙女，插完秧去大连打工去了。每年4-5月正是水田插秧季，女青年一天可挣到100元-200元，4月我孙女插秧回来就说，爷爷，明天挣不到钱了，我的手脖子肿了，胀得手腕都没皱纹了。并喊着快给我打消肿针（常用头孢拉丁注射）因为是自己的孩子，就忙说：念数消肿。因我孙女见过我用002·006·050给小儿退烧；20·650·30·80治小孩腹泻等多例，她相信象数疗法，给她配方：820·700·40，她躺在床上配合复式呼吸默念象数，不一会儿就睡着了，我用胶布写上配方贴在手脖子上，第二天醒来说手肿消了不少，疼也轻多了，说还能坚持挣钱，并说明天挣来的钱给爷爷买箱牛奶。我说，主要向插秧的姐妹介绍你是怎么好的就行了。

方义：8为坤卦，主脾，主运化，主统血，教材上说诸湿皆属脾8；恶湿，温易散利消肿，因脾主运化而消化水湿及气血淤滞；2为兑卦，主肺，主皮毛，主气，司呼吸，主宣发肃降，通调水道，有益气通络之效，散肿胀，疏气滞，气行血也行，消肿止痛；820健脾益气，消肿除湿利气止痛；7为艮卦，主关节，直达病区，疏通局部淤滞，7功能属性为止，止痛，为降浊消肿；4为震卦，为外伤主肝，肝主疏泄，调畅气机，利行气活血，通络止痛，渗湿化瘀消肿，4又为动手腕子动起来而效散。

全方：为行气活血，通络化瘀，渗湿消肿止痛而速效。

由于我治好了一个小孩流行性腮腺炎，一个手脖子肿的病人，并由他们向病痛的人群介绍，使其受益，使周围的人对象数疗法改变了认识，陆续来人向我索要配方治病，并出现了良效。

五常县学员　于××报告

****

"灵丹妙药"八卦象数疗法显神奇

我是江苏无锡人华××，每一个生命都在风雨雷电的变幻中孕育，渴望自己健康长寿，却面临着无法改变的昂贵医药费的今天，竟有"八卦象数疗法"天人合一的灵丹妙药显灵了。

血压正常了

我是从 2003 年患上高血压，虽每天用药物维持，但一年比一年严重。就在今年 3 月 23 日，我头晕眼花，儿媳把我送进人民医院检查，CT 报告上显示"右侧脑干已死"，高血压引起脑中风刚刚开始，我很明白，如果人中风了，就是要等待死神的到来，便接受了医生治疗。

就在 5 月 17 日，我怀着好奇的心情在章××老师的带动下，走进了面授学习班，一路上，我按时服用高血压药片。

在 5 月 18 日傍晚，我听说李老师已到旅馆了，我想请李老师配个方子，李老师您给我的方子是 820·16000·050。就这样，我就在老师您的旁边待了不到 10 分钟时间，就回到自己房间。当时好像感觉到身上有些热，就这样连续三天三夜心里火辣辣的睡不着，一直到 21 日下午，我感觉体内慢慢平静舒服了，很奇怪，我在迷迷糊糊中，清清楚楚明明白白的感觉自己的血压正常了。

在 23 日上午测了血压，上压 128 度，下压 84 度（没有继续服用高血压药），血压果然正常了，原来上下午都要服药两片的。

章××老师关照我："象数疗法"不是每个人都可以帮他们取得，要看对方有没有诚意接受，要注意"象数疗法"的形象。这句善良而又朴实的嘱咐，学生我会铭刻在心。因为这是李山玉老师十年里洒尽的心血和汗水，历尽了很多很多的磨难取得的。

5 月底，那天天气比较凉。我骑着电动车穿着短袖到四里外的街上去买东西，半路上，身上感觉越来越冷，要感冒了。这时候我想起"象数疗法"，于是我马上取数为 50·30。因为 5 是巽风，李老师在课上讲的 5 是阳木，3 为离火，是太阳，太阳是热的，后面各加个 0 都是偏阳的，我大约念了 5 分钟左右，虽然身上不热，但是已经一点不觉得冷了。真像穿了件外衣，这是我第一次形象取象，非常高兴。

试治小腿肌肉胀痛

我去学校接孙子,在校门口碰到孙子同学的一位家长,她告诉我小腿肌肉胀痛,每天晚上叫儿子敲腿。我听了很惭愧,因为我不会取象帮助别人,一转眼我突然冲出了一股勇气"不能放弃",便马上把话接上去,把"象数疗法"简单讲述了一遍,关照她一些注意的要点,配方为80·20。并告诉她我刚学,还不会取象配方,明天这个时候你在这里等我,给你配方。

当时我取象8坤土,是脾,脾主肌肉,80是振奋脾脏主运化,2为兑金,是肺,为口,20是鼓动肺气,到了第二天见了她的时候,真没想到的是,她说的第一句话就是"我腿上肌肉不疼了,就是嘴碎没好。"看她好高兴,我也很高兴。我把配方传给了她:80·20·650。鼓励她继续努力,方中的650是振肾阳助脾运的。到半月后看见她,她笑着对我说"早就好了,真谢谢你"。我带着孙子骑着电动车回家的路上感觉特别得轻松,开心。

八年耳聋一点就通了

我丈夫因工厂里噪声大,在2002年,耳朵震聋了,我给他的方子是260·40。过了两天,丈夫跟我说,没工夫,忘念了。我又想,帮他点穴试试,刚点下去,痛得他直冒汗,约点穴1分半钟,看他痛得受不了,我手软了,可万万没想到,丈夫的耳朵竟然一点就通了,恢复正常了。

孙子离不开象数了

6月5日半夜,我突然被孙子的咳嗽声惊醒了,孙子咳嗽得很厉害,我连忙过去。我想孙子是受凉了,于是取数为260·50·70。方中的2为兑金,为肺,6是坎水,为肾,260是金生水,宣肺降气;5为巽风,为胆,50是祛风散寒;70是止,我握住孙子的手大约念了15分钟,孙子睡着了,再没咳嗽。

7月2日，又是半夜，孙子哭着大喊"奶奶快来……"我被他从梦中叫醒，连忙过去，孙子对我说"奶奶，我睡不着，快帮我取象数"，听了孙子这句话，我从朦胧中笑起来了，因为在我孙子幼小的心灵中已和"象数疗法"结缘了。我握住孙子的手念着40·30·80。大约念了10分钟，孙子睡着了，方中的4为震木，为肝，40是疏泄肝气，藏血安神，调畅气机；3为离火，为心，心藏神，30是振奋心经，以安神；8为坤土，为脾，脾主运化，80健脾胃，益气血，通经络，安神。

是李山玉老师带我起步，给学生的全家带来了那么多健康的福音。

江苏无锡学员　华××的报告

****

浅谈形象思维

八卦象数疗法临床患者讲的是西医的病名，病情复杂，有的甚至讲述的本人体无完肤，周身上下，五脏六腑都有疾病。这没关系，只要遵照李山玉老师的淳淳教导，将复杂的病情，以八卦为体，五行为用，往阴阳上一靠执简驭繁，即能心中有数。内经阴阳应象大论说，"阴阳者天地之道也，万物之纲纪，变化之父母，生杀之本始，神明之腑也"，凡是有形不离阴阳。象数疗法始终遵循"法于阴阳、合于数术"之理，使阴阳理论贯穿始终，八卦象数疗法认为，宇宙即是人，人即是宇宙；宇宙即是八卦，八卦即宇宙，是遵循"天人合一"的说理工具，是八卦象数疗法的理论核心。根据八卦四时五行生克，就能抓住机体失衡的关键。即脏腑阴阳偏胜偏衰，遵照比类取象，以象定数，展开形象思维，灵感思维。往阴阳上一靠，一个有治疗意义的意象，就活灵活现地浮现在脑海中。八卦象数配方随即组成，感而随通之故。这是不了解八卦象数疗法的人难以体会的，如果对八卦象数经常进行形象思维（数中有象，象中有数）遵照李老师讲的要多看高级教材中的病例（张延生周易卦象选）当闲书看，时间长了就会开拓思维，增强灵感，把握意象，就能知道疾病的动向。即八卦象数组方调理人体失衡的阴阳五行之气，真的是再好不过了。

坎水艮止调治小儿尿床

2009年8月20日儿媳单位同事说女孩今年5岁了，一直尿床，经常拆被子洗被褥，十分麻烦，见单位好些人用象数，调理效果奇特，想用象数疗法给孩子治疗尿床，晚上吃饭时，儿媳讲了情况以后，配方：60·70。

8月20日收到配方，8月25日反馈，其单位同事通过给孩子念配方，第一天夜里就不尿床了，现在全好了。

方义：60·70中60坎卦主水主膀胱经，60振奋肾阳，主膀胱气化，约束水液；70艮卦为止，当时配方思路坎主肾，肾主水，小便为水，艮为止，止其尿床，幼童稚阴稚阳之体，易沟通宇宙能量，八卦象数疗法效于气场，故60·70相合而获佳效。

3月29日一男孩5岁，齐××尿床，他姥姥助念60·70一周下来，不尿床了能憋住大泡尿了。（山西阳泉），3岁双胞胎2月16日反馈尿床，60·70老二好了，老大效微，调配6660·70念五天好了。

抑制生发之气调治性早熟的形象思维

一位家长求治7岁女儿的性早熟，春生夏长，秋收冬藏。根据八卦图打造一个不能早熟的环境，用70先止住生长之气。2160意为兑为秋为收万物不长，人也一样；1乾卦为寒凉，为收藏阳气入于地下之位，6 坎卦为水，为封藏为寒，故 2160 自然界只有秋冬没有春夏，以此来仰制人体的太过生发之气，而使阴阳恢复平衡，70·2160，该女士为孩子用方 20 多天即有效果，急速增长的各项体症得于控制 30 天后体重不在增加。

治疗肺漏气的形象思维

2007 年 4 月 11 日下午手机突然响起，一接听是自然疗法养生学习小组，八卦象数疗法学员李兴芝老师说：有 13 岁男孩肺漏气，从肋侧插管往外排气，孩子疼痛难忍，不吃不喝，当时脑子迅速闪现肺漏气给它堵上，气漏多了，虚了给补上，820·650。孩子一天半就出院了。8 为坤土，湿土堵兑 2 之洞，比艮土严，650 补肾益气速效。

方义，2 兑金，土之子，兑卦主肺，又为洞，8 坤卦主脾属阴土，兑金之母 820 阴土堵洞，即母救子，阴土其效从自然界来说，比艮土，阳土，石头堵洞要严密，650，水生木，6 坎卦主肾，主水，为先天之本，5 为阳为气，故 650 偏补阳气，故 820·650 法于阴阳合于术数，又合自然之理，故获奇效。

天地定位　迅速归位治疗面瘫

四川成都苏××，72 岁，4 月 10 日反馈，3 月 7 日下午 5 点半面瘫右侧往左歪，080·010·400 天地位，迅速象雷震动回复原位，20 天复正，医生说是奇迹。

方义：080·010·400 中 8 坤卦为地为顺，主脾，脾主肌肉，主任脉，1 乾卦为天，为首，为正，主督脉，易曰：天地定位。080·010。震通任督二脉，使斜的歪的，在天地之力下，迅速复正；4 震卦为左，为肝经，为疏通畅达故 400 像雷一样震动，恢复原位。故全方扶正祛邪，疏通任督二脉，任督通，全身通，速效。

金收阴降坎陷阳藏治疗小儿大而软的脐疝

2009年11月8日无锡郝××学员打来电话外孙1个半月，发现婴儿肚脐上大而软的脐疝。医生没办法，打电话求助象数疗法。问明是在腹部肚脐眼凸起，820·6500念配方头一天反馈脐疝小了20%，15天后复原。当时思维腹部为坤，鼓物为软，8数；兑为肺为秋气，数2收敛之气，因外为阳故取数820突出腹外为阳，里为阴，小儿肾气不足。封藏之气不足，巽为肠为阳为气；坎为陷把凸起之物陷进去；脐疝为虚6500滋阴潜阳故能收降，巽为入，全方金收阴降坎陷阳藏阴阳调合故脐疝愈。

方义 –8坤卦，坤为腹，为脾为软，脐疝以像取之；兑为秋气为金气具收敛功能。故820为把凸起软物收敛回去；6500-6坎卦，主水为陷，5为巽为气为入，故坎可把凸起之物陷进去，风又具入之特性，故6500，补小儿先天肾气不足，全方金收阴降，坎陷阳藏，治疗小儿大而软的脐疝，而获效。

治疗幼儿小腹胀硬

2010年9月23日。广州姓朱的女士打来电话，1岁半的小孩肚子鼓鼓的硬硬的一直哭叫不停，问痛部位在肚脐哪个部位，其说肚脐以下的下腹位。40·80·160，接到配方抱着孩子握着小手念，晚上开始念次日上午反馈孩子肚子软了不哭了。

方义:40·80·160中4震卦主肝，肝主疏泄，首先条畅气机；80为坤，为腹为软，取8为让鼓鼓的硬硬的下腹软软下来，80可调腹部气机，固坤为腹；160-1为乾主大肠，肯定与大肠有关；6坎卦，小腹位又为肾，160相合温助肾阳，传导大肠瘀滞，故40·80·160相合，疏肝理气，调畅腹部气机而获效。

金实不鸣泄肺实

2010年5月20日，温州一女士因早产儿，2年6个月时咿咿呀呀不爱说话叫不清爸妈，有时几十天都不喊一声爸妈，求助象数疗法，我思维寺庙钟声一撞就响，是为其中虚，实的金属块是撞不响的，故依此类比配方070·260·40。其母上午拿到配方，下午3点反馈拉着孩子手念约15分钟左右孩子突然喊爸妈，而且喊的很清，把母亲高兴坏了。下午急反馈报喜嘱其持念070降胃中浊气，消除障碍；260金生肾水，泄肺金之实补肾气之不足；40属震卦，为雷，为震通。说肺为声音之门，肾为声音之根，4为震通，故形象思维，乃自然之道，故效。

八卦象数疗法认为象数配方含有时空的信息，阴阳的属性都具有"损有余补不足"的天道自然规律。经常默念象数配方可使机体处于自我修复，自我平衡状态，就是通过调场影响机体的"天人合一"的状态。通过有形改变无形，万物都是宇宙杰作，都有灵气，八卦象数有通天彻地的灵气，通神明之德以类万物之情。不仅调节机体，同时在调节心态，改变人生。李玉山老师经常讲怎么想怎么用；因八卦象数是象中有数，数中有象；象数配方中形象思维妙趣横生，让我们展开形象思维的翅膀而遨游一番神秘的象数世界，不断实践为人类健康服务。

邯郸耿××的报告

八卦象数疗法——打开健康之门的"金钥匙"

学生我在2009年8月有幸拜读了《八卦象数疗法》后立即以身试用，使我身患十几种疾病的身体有了惊人的变化。2010年元月25日，我报名参加了函授学习，决心将李山玉老师打造的"金钥匙"拿到自己的手里，为自己、为家人、为朋友、为需要帮助的人谋健康。

现在只能初步地向老师汇报一下自己学习和实践的情况，望能得到老师的教导。2009年8月13日，我偶然在网上发现了李山玉老师的网站，一口气读完了网站上的所有文章，当时就选用了其中的一个配方试治右手不能上举。念了一周的 820·650·3820 后，右手肩膀已松，手能上举。

8月20日，再访山玉老师网站，取用：40·30·70·650，试治疗全身风湿腰痛，念后有效。再按老师的指导：最需治的主病症，就将此元的配方放在最前，下午，自将上述配方调整为：650·40·30·70；晚饭后，腰痛逐渐缓解，两手肿胀消退，胃胀十几分钟后渐转正常。此后，女儿替我买了一本《八卦象数疗法》，我天天研读，以身试方，领略其中的奥秘。

肾结石和胆结石不翼而飞

8月21日下午，看了韩金英老师博客上耿文涛老师的视频，又将配方调整为：2650·40·30·70；23日一天，全身各处凡是有病痛的地方，都轮换着"反映"了一次它的感受。于是，我立即停止了其他所有的治病方法和药物。此方一直用到9月4日。后又因为眼睛上火，又调方为：2650·40·380·70；贴于命门及枕边，直到10月29日。在此期间，眼睛舒适了。右腰后部出现了一片小疹子，稍硬稍痒，两个月的时间又自然消失。

11月6日，我在医院做B超，惊讶地听到医生的结论：没有肾结石！胆内有一个大的结石和一些颗粒状的小结石。

我简直怀疑医生搞错了，当时医生写下了结论，我还反复看了几遍。我是37岁得的右肾结石，40岁得的3个大小不一的胆结石，没想到，这次收获这么大，我兴奋极了，把这个好消息告诉了家人。

双手麻木手指胀痛大有好转

10月29日，为了解决双手麻木的问题，我咨询了耿老师。他赐方：1650·4370·820；接到配方，默念5分钟，一股暖流自上而下到手指尖、脚趾尖；双脚趾均产生针刺电麻感，凉气向外直冒。持用一个月，睡眠改善；僵硬的左脖子也活动自如了。

到 31 日，更是疲倦全失，走路轻松。12 月 19 日，自调配方为 165000·4370·820；此后，全身寒冷的感觉一去不返了。双手指肿胀麻木大有好转。

几十年的右脑头痛也一去不返

2010 年 1 月 5 日晚，参考李山玉老师的配方：00100·00700；用于通督脉、通局部经络、解除双膝盖关节炎。6 日凌晨 4 点左右，突然感到像是有人把我右脑堵塞了几十年的"气闸"一下给拔开了，把我从睡中惊醒。转瞬间，一股气流一直通到右鼻，随即又使脚背经络也处于疏通之中。手脚冰凉与我拜拜；几十年的右脑头痛也一去不返。

几十年的乳房硬块被"拔出"

7 日继续念 00100·00700，突然从心口至肚脐一线里面直冒凉气；后腰以下到臀部也是凉飕飕的；两膝盖以上大腿正前方也凉气直冒。晚上睡觉时突击念此方，8 日凌晨再次出现了奇迹：睡梦中，只感到右胸乳房根部深处像是有一根硬棍子似的东西被人连根拔出了，我一醒来，用手一摸，原有几十年的硬滑块（一摸就痛，此乳房比左边乳房要小三分之一）已经失踪，怎么按、摸，都找不到了；六颗摇摇欲掉的门牙也全部复位，而且还能咬动较硬点的东西了。8 日一天正常。为此，我按山玉老师的嘱咐：病好即止，不宜长念，我又调方为：0001000·0007000；直到 22 日，一切正常。

1 月 23 日，我又给耿老师发邮件，寻求解决手指尖麻木、右手拇指不能伸屈、不能做事的问题。耿老师为我配方：0001000·7260·4430；我一直持用到 1 月 31 日。30 多年迎风流泪停止了；右腿肚静脉曲张消失了；手指尖麻木大减；右手拇指僵硬状有所改善。

我体会到象数的无穷奥妙

1月25日，我收到了函授学习资料。在这几个月的学习中，我以自身为"体"，以八卦像数疗法为"用"，每学一点就有一个新的突破，身体也就有一次新的蜕变。其中的无穷奥妙、不断的蜕变、心情的激动，的确难以言表。我的老伴对我身体的变异进行了3次检验：

一是用手按遍了肩胛及背部，再无一处有痛感。原来轻摸一下都痛得大叫的地方，现在死命的按，也无痛的感觉了。他大为称奇。

二是用手探按、捏原来乳房有硬块的地方，再也没有找到那个曾经一按就痛，再按就滚跑了的硬块了。

三是用手从颈椎一直摸到尾椎时，他忍不住大叫：哎！奇了！怎么这根骨头现在就没有结节了呢？

他是一个保守顽固的人，从此，他也用上了我给他调配的八卦象数配方了。目前，我全身风湿痛肌肉痛全身浮肿（曾全身瘫痪3年半）、腰椎间盘脱出、肾结石、胆结石、右腿静脉曲张、几十年的失眠、几十年的偏头痛、满口牙齿松动不能咬东西、几十年的迎风流泪、乳腺增生等顽疾，有的已经好了，有的已经得到了不同程度的调理，有的正在治疗中。这使我深深地感到："八卦像数疗法"就是我们人类打开健康之门的"金钥匙"。

皮肤瘙痒，一贴就好

我女儿坐月子时就全身皮肤出红斑疹，现在孩子已快3岁了，她自己还是全身奇痒难受，吃了几十副中药，也是好一阵又发。2月初，我配了一个象数配方：00020·16450，贴于她大椎处，（她工作忙无法默念，只好每晚贴大椎）一周后就再也不痒了。至今近半年了，也没有复发。

方义与效力：2，兑卦，为肺，肺主皮毛，皮肤痒，为燥热、前面3个0为阴中育阳，强化疏风利湿，后一个0可振奋本脏；1，乾卦。为首，主通督脉；6，坎卦，肾，肾主水。16450，可以理解为：振督益肾、肌肤除湿，疏解淤滞。两元合力，疾病速除。

5分钟治愈小儿手扭伤

4月2日晚11点多，2岁半的外孙女左手被扭伤，当时就不能动了。拍片检查没有伤骨。为了防止肿痛，我给她贴上：7000·2000·650；消肿止痛。一晚上都没有肿痛，但手还是不能活动。第二天，我见她手还不能动，一动就大哭大叫。于是我突然想到是扭了筋，就写了：640·000·70的配方贴在她的手腕处，5分钟不到，她突然笑了，举起左手摇了摇说：好了好了，不痛了。

方义与效力：640，肝肾同源，益血疏筋，清热祛淤消肿；000加强前元效力，70，止痛。三元合力，即见特效。

八卦象数疗法让我"脱胎换骨"

由于我的身体变化，我的朋友大为震惊。目前，还有很多朋友正在接受象数配方的治疗过程之中。

我学习八卦象数疗法的过程，是一个"八卦象数疗法"让我"脱胎换骨"的过程。我的身体目前已经复原了百分之七十了。我不善于奉承，却是一个受人点滴之恩，当知涌泉相报的人。我怀着万分激动的心情，写下这篇不成文章的报告，以此来感谢李山玉老师的再造之恩！

我要把我的学习全过程公布于世，告诉世人：不学《八卦象数疗法》，是一个终身的失误；不当李老师的学生，是一个终身的错误；我恨自己得知太晚。

深圳学员 夏××的报告

****

念牙痛象数配方冷得直哆嗦

我母亲心脏不好,又有高血压,常头晕,我就教她上午念650·430·820,下午念650·000·3820的配方,现在心脏病大有好转,头也不晕了,最为可喜的是我母亲右眼下面原来有一个绿豆大的小疙瘩,常眼胀流泪,现在没有了,母亲非常高兴,经常向别人说八卦象数疗法的好。

方义:650补肾阳;430壮心阳;820健脾补中益气;000加强气血流通。

记得有一次,我父亲牙痛,我给方050·070,我因单位有事就出去了,回来时就见父亲冷得全身哆嗦,原来他念了一会儿不觉得疼了就去洗澡了,回来接着念050·070,结果是越念越冷,用被子包着还是冷得直哆嗦,我让他喝了杯热水,并一起念650·380,过了半个小时才好,可见八卦象数之威力。

函授学员　罗××

****

一夜治愈感冒,自治颈椎病

我是一名新学员,家住农村,我历来喜爱"神秘"文化,2006年开始接触周易文化,生物信息预测学等,八卦象数疗法也是我多年来梦寐以求的愿望……

1999年,我得了一场大病(出血热),差点送命。从此,脑供血不足,心率不齐,脑血管硬化等病接踵而来。2000年以来,母亲重病,父亲又因肝癌受尽了病痛,这几年都是我一个人在床前护理,眼看着父母受病痛的折磨而离别自己却无能为力!从此我特别注意防病健身,也一直渴望一个既经济又方便有效的无毒副作用的疗法，今年 7 月，有幸结缘了《八卦象数疗法》，并及时参加了函授班，我如饥似渴地学习，边学习，边实践，第 4 天就给人施治，因为我有山玉老师做后盾，我没有顾虑，大胆施治，不会的先照书套用，不到三个月，就施治病人达 50 余人次（均有记录），有不少人主动反馈信息给我，有的还在治疗中。

自治颈椎病

我患颈椎病多年，今年更严重了，都不能工作、看电视了，后脑勺眩晕难受得很，我正四处打听药方、偏方时，正要买电视广告里 400 元治疗颈椎病的药，结缘了八卦象数疗法，配方：2650·380 念后近一个月没有眩晕，省去了我买药钱，把原来的腹胀等一些毛病也悄悄治好了，当年陈旧性的腰痛的毛病自从念数之后至现在就没有再犯过，在农田里干活腰也没事了。

给老伴治病效果好

有一天晚上，老伴说"右耳根有一块疼痛已经 34 天了，手一按疼得很！"我想了一下，在她原来的方子 650·720 稍作调整，加 010·650·70·20，就试念 30 分钟后不疼了，就再没有犯过。还有一次，老伴念 650·720 已治好了两膝痛，她说就是腿上的筋有点酸胀，我马上说把 650 中的 5 改成 4，为 640·720，念后果然不酸胀了。

方义：1 为乾卦，为右，直达病灶，通督脉，因不知其是何证，前后加 0，又可增加效力；650 善震肾阳；7 为止，止痛，2 主气，调气机，活血化瘀。

堂弟肩背酸，巧把象数讲，进城一路念，笑脸把家还

7 月 14 日，我的堂弟来我家说，这几日肩背酸痛，我给他讲了八卦象数疗法，他也很信赖我，7820·0001000·640，并用胶

布写上数给他贴于患处。过了几天我见到他问"好了没有？"他说还真管事，那天进城办事，就念了一路，回来就不疼了，说还有点酸胀感，我告诉他再继续念几天就彻底好了。

一夜治愈感冒

我见到堂弟媳鼻音很重，我看她是感冒了，她还说腿也酸痛，我说你念个数试试吧。我按老师卡查得配方：80·60·50，第二天她来购物时说：我念着念着就睡着了，也没吃药，第二天醒来就好了。还说，有一次她老伴也感冒了，也给他念这个数，也是念着睡着了，第二天起来就好了，你说神不神？

河北广宗县学员　闫××报告

****

用象数自救

我是2008年就参加了函授学习，这是我多年来第一次向老师汇报。

我是制药人，四周环境污染非常严重的，每天呛的让人鼻涕一把泪一把的，有一天夜里大约凌晨1点多，我从一楼冲上三楼去开冷冻，突然我感到胸口疼痛难忍，不敢呼吸，手脚发软，四周此时没人，怎么办？这时我脑子里跳出一组数：030·720，我闭眼静心念了5-10分钟，出了一身冷汗，这才缓过气来，才没有从楼梯上滚下来，我从心里感激功德无量的八卦象数疗法，我后来又用260·4300·720调理自己的心脏更舒服了。

严重高血压治好了

严××，女，88岁，以前是护士，患高血压，高压200多，天天晕晕的，2009年我从青岛回来就给了她070·260，两个月后，她吃了十几年的降压药就不用吃了，她非常开心，一再说谢谢。

我儿子两岁就受益于象数疗法

我的孩子两岁时就得到了山玉老师的帮助，2007年我儿子发烧两三次，烧退又上来，是老师用7200·160·050十分钟就见效了，我心里非常感谢！

学员陈 ×

****

事实让他信服了

老师我多想见您呀，但很困难，因坐车就晕，吃药念数都不行，所以很少出门，我从2002年开始参加函授班，也没敢写实践报告，今天举几个例子向老师作以汇报：

治脑血栓后遗症

郝老太太78岁，脑血栓后遗症，嘴和四肢麻木，腰直不起来。经多方医治无效。听说别人向我求方治病，也来找我。

（1）治嘴、四肢麻木。配方：400·030·3820·6500，老太太连念带写几天就好了，持续巩固了三个多月效果非常好。（2）念0001000让她的腰直了。我让她念0001000，并告诉她1为正，腰弯为不正，用这个方给你正正。有了前边的疗效她很信，念了三四天腰真的直起来了，虽然不像年轻人那么直，但比过去好了很多。她的效果这么好除了敏感主要是诚信：每天坚持连写带默念，每天都能坚持四个多小时；还把配方写在白布上铺在床单下面。

用 0001000·00700 治骨质增生

刘老太太 75 岁，双膝关节骨质增生痛得厉害，走路困难。6月 10 日在练气功时向我求方。配方 0001000·00700，三周后疼痛消失，原来练功只能坚持十分钟就得坐下休息，后来能坚持三十分钟，念一个月后能坚持做完整套功一个多小时。

用 380·60 治贫血

庄老太太的侄孙女患贫血，多方医治疗效不佳，经常头晕、乏力，庄老太太听说我能用数治病，就向我求方。配方：380·60，持念半年后病症消失，经医院检查正常。

用 6660·8100 治不孕症

骞远公司蔡经理爱人因流产而几年不孕，向我求方。配方：6660·8100 并嘱其夫妇念数其间不能同房，他爱人念数三个月后怀孕，全家都非常高兴，特意来谢我。蔡经理买了书要学八卦象数自然疗法。

用 70·40·20 治糜烂性胃炎

一位患糜烂性胃炎多年的患者，听练功的人说我用象数治好了不少病，就让一个认识我的功友领着来找我求方。得知她的病情后，配方：70·40·20，开始她心不太诚有点半信半疑，效果也不太好，后来听说郝老太太治病的事后自己也开始诚心念数了，每天坚持两个多小时，没多久胃病就好了，原来吃一点凉的都不行，现在吃冰淇淋也没事。

事实让他信了服了

去年 8 月我在练功场宣传八卦象数自然疗法，一个姓张的老头说不信，两天后他跑到练功场当着功友的面向我说他信服了。说昨天活动完在回家走到桥头时突然腿抽筋疼得受不了了，手扶桥栏怎么活动也不管用，突然想起我曾经说的想不起念什么方时就念000就能止痛，他就自己试试果然管用，念几遍就不疼了。听他这么说使一些原来不信的功友也都解除了疑虑。

念660·440·550预防脑血栓

春节期间我们学习小组的人提出，现在患脑血栓的多，在马路经常能遇见，而且并不都是上年纪的人，我们小姐应该攻克这一难关。当时王玮老师说660·440·550就可预防脑血栓，第二天就在邯山广场讲了这个配方，第三天又专门跑到南湖练功场去宣传。从此，两个练功场共70人，有50多人持念此方，有20多人说念此方感到舒服，有的头痛、头晕、胸闷的都好了，还感到身体轻快多了。7月17日开始邯山广场40多位功友的避暑方为：40·70·20，把配方写纸上每人发一份，大家都特别高兴。

坚持就是胜利

功友高爱凤，女，76岁，因摔倒造成脑震荡、脑淤血后遗症。头晕、恶心、眼睛视物不清，每天要输液两次，还要吃大把的药，可症状未见好转。去年6月我给她配方：72000·6660·4440·5500，念一段时间改方：00016000·6660444000·3872000，并让她做一个白帽子，将配方写满帽子，再加上持念，结果她感觉有效，有了坚持的信心，就这样坚持了一年多，现在各种症状基本消失了。

邯郸学员：李××

****

八卦象数疗法为血管瘤手术

邻居张××，63岁，20多岁开始左手食指肚长一血管瘤，每隔半月或一月血液聚满血管自然破裂，鲜血呈喷射状外溢，堵不住，指压一松手就往外喷，直到血管瘤的血全流出来才停止，开始很害怕，到处求医，去过北京、天津、郑州等各大医院，也做过几次手术，均没有改善，30多年来非常痛苦，了解了八卦象数疗法后，就想试试求我配方，我给方380·260·400，方义，3离卦，主心，心主血脉，8为脾，统血，让离火生坤土，统摄血液不随意喷，2为肺金，6为肾，用肺兑金为小手术刀，为血管瘤手术使血入库收藏起来，4为肝，生血藏血，两个00偏阴，不能太旺使血喷射。这个方念了一下午，晚上接着念（本人属敏感体），第二天晨醒，她感觉食指有疼感，赶快伸出手来一看，非常吃惊，左手食指像做了一次手术，原来鼓起的血管瘤全瘪了，再仔细一看，有刀口痕迹，像手术后的缝合的刀口，非常整齐的排列三排，她越看越神奇，忍不住一大早就把我叫起来看，我一看果然如刀斧神功一般，任何人工手术的缝合都比不过它。现在一个多月过去了，不但再没喷过一次血，原来的血管瘤疤痕也在逐步吸收。

是天意？还是八卦象数疗法的神功

今年春节前后，经陈全林老师介绍，两位70多岁的老人都因不同程度的骨折求助于八卦象数疗法。一位是内蒙赤峰的何××老人，72岁，骑三轮车外出不慎摔伤左腿，经医院检查左腿大腿骨折。吃药打针都解决不了疼痛，无奈之下试图求助。陈全林老师就把我的电话给了她。

第一次配方：7770·11160·4440·380。

方义：7为艮卦，主骨，又为止，止痛。1为乾卦，主大骨头；6为肾，主骨生髓；4为震卦又为筋，舒筋活络；3为离卦为心，心主血脉；8为坤土，运化统血；380在这里有消炎运化补气键脾之功效。告知如何念，如何贴。

第二天反馈说：太神奇了，一念就不疼了，这一夜睡得非常香，今早醒来习惯性翻身下床了。一走疼痛才想起是伤腿。嘱其持念，并要求及时反馈。老太太念得很认真，中间作过一次调整，将7770改为7000，意为7770念久了腰会发板故改用7000。

十五天老太太就能在家来回活动，二十五天就到处走动了。我仍嘱其持念。她非常感谢李山玉老师、陈全林老师，是八卦象数疗法使她恢复得这么快，这么好，神奇得让人不敢相信是真的。

另一位是哈尔滨的孙淑霞老人，2月27日打来电话，先说是陈全林老师介绍，又叙述她在2月13日不慎摔倒使右腿股骨头断裂（头下型2/3），医院确诊后一是让尽快手术，换股骨头，二是保守治疗卧床六个月不能动。考虑她年龄大（71岁），而采取了保守治疗，十几天在床上躺着不能动，还很疼，感觉很痛苦。后在《益生文化》上发现八卦象数疗法，就想试试（本人练气功20多年），给其配方1116660·44450·380·72000，3月2日反馈，念的当天晚上脚就能动了，（这之前全身不能动），又念了两天膝盖会动不自觉的还会翻身了，但股骨头没有明显变化。告诉她不会那么快，要持念。又给她换方3780·1116660·4440，3月5日，3月7日，3月8日三天又多次调方，直到调为：11160·4440·050·38770这个方时，她才感觉全身舒服，股骨头断裂处有反应，不疼且能活动，很轻松，嘱其持念。

3月16日，是伤者的第34天，到医院拍X光片，医生看后非常吃惊，说怎么可能长得这么好，说你要是年轻一些就可以下地走路了，由于年龄大，时间短，建议继续卧床一段时间，但可以下床活动活动了，又为其改方为16660·44450·380·72000，并嘱其持念，并请她将摔伤前和现在的片子传给我，她答应。

到4月12日又有学员为股骨头断裂者求方，我忽然想起哈尔滨的孙老太，怎么这么久没来电话，就想问问怎么样了，打电话过去无人接听，就想着可能是好了没在家（打的座机）。后来还一直牵挂着这个老太太，怎么不来电话呢？

5月7日，我在外办事，手机显示了哈尔滨的区号，赶忙接听，是孙老太来的电话，问情况怎么这么久不打电话来，她很不好意思说：我想着既然拍片子看长好了，就不想念了，我会气功，就想练练气功得了，这中间没有几天也把象数忘了，干脆也就不念了。结果，5月6日去拍X光片，医生说我的股骨头恢复状况停留在一个多月前，甚至还不如一个多月前的状况。她还叙说了自己的有些想法，很对不起。现在还想继续念八卦象数配方……

这个孙老太并不是我们的学员，在治疗过程中曾让她参加学习成为我们的学员，她说不方便。我没有因为她不是我们的学员而拒绝帮助她，而是不厌其烦一直为她配方，她却因为心存杂念自动放弃。是天意？两位老人给出了不同的答案。

来自彭××的报告

****

老师为我女儿送子

我学习象数疗法，在自己及家人亲友中，显示出了神奇的威力，今摘录一二。

李山玉老师为我儿送子

我三女儿婚后怀孕四次，前三次都流产了，而且先兆症状相似，都是怀孕70天流血，妊娠症状消失，只好做人流手术。医生经查说母体卵泡多，即使怀孕胎儿也保不住，我女儿失望了。鉴于此，我请山玉老师赐方：6000·540·380·720，写于内裤上，闲时默念，三个月后再次怀孕，2008年6月生下一个健康的男婴，我想起了古人说的"送子观音"。想起来我三女儿先后服了三年的中药，也无济于事，只有我的恩师妙手配方，才孕育了我外孙的顺利降生，千言万语也表达不尽对尊师的感激！

我同事的长女婚后11年未孕，经查是女婿100%死精，正准备做试管婴儿，当同事电话说及此事时，我想"死马当活马医"吧，就让他默念6660，写在厚纸上放在枕头下面，几个月后（2009年），突接同事电话说："我女儿怀孕了，已经两个月了！"感谢之情溢于言表。

象数治愈痛风

正值其女儿坐月子之时，其女婿突患痛风，双脚不能走动，也不能上班了，只好请假休息，非但伺候不了妻女，就连他自己也要有人照顾。得知此，我就让同事写方：7770·6660贴于患者痛处。第三天同事电话说："你的方子真管用，第二天就不疼了，还上班去了，现在我女婿最相信象数疗法了。"

附件囊肿不见了

同事次女2007年体检时发现了附件囊肿，医生建议手术，家长选择了中医疗法，于是连服三个月的中药，去医院体检囊肿依然如故，接着又服了三个月的中药，医院查还是纹丝未动，同事很是着急和无奈，准备手术了，这时我让他写方640·72000贴于患处，放于枕下，家长治病心切，同时再服中药，结果数月不显效，我又给方：72000·1666000，停服中药，单纯用象数来治，果然，2008年再体检，囊肿已经消失，其女不信，又自己花钱去了其他医院复查，结果一切正常，一年来沉重的精神负担解除了！

我的一个同事特偏执顽固，不相信几个数字能治病，还说：要行，医院早就关门了！这几次亲眼目睹了象数疗法在子女身上所起的作用，他不得不信，实践是检验真理的唯一标准啊。

有效才最具说服力

我的先生和上述的同事一样，开始根本不信，后来在他的身上也验证了，只信个别的方子，如他拉肚子、肚子疼，马上念40·70，立刻见效，此方他屡用屡效，他信。其他的方子他将信将疑，更令人啼笑皆非的是每当我给别人方时，在一旁的他总要补充两句："你的药照服，针照打，念数只是条件反射。"你说这人可气不？我让他看书他也不看，但事实胜于雄辩，硬汉也有服输的时候，下面就看象数疗法在他身上的验证吧！

1. 今年8月他口腔溃疡很严重，给他贴方：800·160·040于患处，次日愈，令其再贴三天，以固疗效。

2. 他常干咳已十多年了，医院检查，肺、气管、支气管都没问题，这两年在解放军301医院检查是慢性咽炎，前后用了几个方，效果都不明显，后用200·60·500·770一贴喉咙处就灵，一夜未咳，让其贴了一个月，顽疾消失，有时遇冷风或辣味偶然咳两声，写上此方一贴就管事，至今，白天黑夜都不咳了。

3. 10月8日，他的手背中指间血管微凸，疼痛难忍，不敢用手摸，睡前我写了方子：7000·2000·050三个贴于患处，翌日止痛，可以用手摸了，又贴了几天，愈。方义：7000为艮为凸，为手，血管凸起，比类取向，为止，通滞止痛，3个0加强功能；2000为兑，为右手，为肺，为气，为通，主气机，调气通络，消炎止痛，3个0，力洪；050为巽卦，为风，为血管，温阳化气通滞，前后各一个0，潜阳利气散结。全方通脉络，调气血，消滞通堵而奏效。

4. 2009年9月体检时先生双耳道里有两颗坚硬的耳塞堵住了耳孔，近10多年来，他的听力一直不好，医生建议他手术取出耳塞，他担心手术一旦做不好，情况更糟，今年我想起何不用象数疗法试试呢，即写方2000·6660·4500贴在他的大椎穴上，没念，有时掉了他也不说，就这样时贴时停的。有一天他从洗手间出来说："哎，我听到排气扇的声音了！"这是过去从来就没听到过的。到医院一查，左耳的耳塞消失了，右耳的还在，也是小多了，好厉害的象数妙方啊！赛过手术刀了！倘若不间断地贴象数配方，也许右耳塞也会消失了，他直怪自己没上心啊。

方义：2000通耳道，振肾阳治耳聋，又以气吹出耳塞物；6660温润耳塞使其排除耳道外；4500为下雷震雨，5又为风，风鼓动听力；为散，耳塞在雷风相薄中吹散消失。象数疗法在我先生身上的神效，使他由不信到自动要方坚持念数，这是质的飞跃，我为他欣喜，也为象数疗法的威力而喝彩！

学员潘×× 报告

****

治疗结肠炎、丘疹、严重失眠等

舌面肿物

患者焦××，男，68岁。安阳县教师培训学校老师，近几天感觉舌运动不灵活，影响吃饭和说话，伴咽痒。查看：舌面有大小不等肿物十多个。

象数配方：720·60嘱睡觉前躺下念30分钟，睡醒后念30分钟再起床。白天有时间就念。患者一天不停的默念（除吃饭睡觉）5天后全部消退，复正常。

方义分析：7为艮、为肿物，2为口，为破坏；6为排泻，我想；把口中舌面上的肿物破坏掉，用720，然后再排出体外，用60，我用的是形象思维配方。

慢性结肠炎

患者：党××，男，50岁，收废品工人，患慢性胃肠炎多年，腹疼时就想解大便，便后疼减。一天3-5次，质稀，舌质淡，苔薄白，舌尖红。

象数配方："380·70·160"嘱其默念，睡觉前躺下念半小时，睡醒后念半小时，白天随时想起就念。念半个月后，大便一天一次，不稀，腹痛减轻，时有腹痛，为巩固疗效，嘱其继续默念。

病例分析：此病为虚寒有湿，脾阳虚弱，治以健脾化湿培土生金，配方：380·70·160，因此病例与教材226页相同，照搬老师处方，确实起到了意想不到的效果。

学生丘疹治好了

患者：郭××，女，19岁，学生，双上肢起丘疹，色白，抓时发红，脉滑舌红，象数配方：200·1600，念两天愈。

分析：200：2为兑卦，为肺，肺外合皮毛（因为是皮外出疹为肺所主），抓时发红舌红脉滑均为热象，故2后用两个0清热。1600：因为上焦有热所以取1振奋一身阳气，肺经生肾水，1为金，金生水，水克火，故水旺而火自消，用两个0意义同前。

象数治疗严重失眠

患者：刘××，女30岁，失眠2个月，靠吃安眠药度日，象数配方；30·80嘱睡觉前躺下默念30分钟，念数当晚就把药停掉了。

方义：3为离卦属心，8为坤卦主脾。30·80可振奋心脾两经，健脾安神。

点穴治愈腰痛

患者：张××，男，53岁，曙光东区家属院住，2009年秋早上醒来，感腰疼不能转身，起坐困难，家人扶入诊所，无腰疼病史别无他症。

用点穴棒点手背腰疼点按压2分钟，腰疼愈，活动自如。

分析：腰疼不治腰，取手上穴，人是一个整体，手上都有全身的反应点，信息相通故点手穴治疗腰疼。

体会

象数疗法效果好，无任何副作用，纯属自然疗法，我虽然已退休，但感到精力还旺盛，我要把老师的精髓学到手，为人民解除痛苦，是我永远的追求。

学员宋×× 报告

****

老师一方治好了多种病

我2009年10月参加了研讨班。经过四天的学习使自己对"八卦象数自然疗法"有了初步的了解和认识，特别是经过自己持念象数治好了病后更加深刻地体会到，这个象数自然疗法的的确确是稀世难寻的养生保健康法宝，从此便与象数自然疗法结下了不解之缘。

老师一组配方使我的心悸失眠症、遗尿症、打嗝都治好了

2009年11月初，突发心悸，有要死的感觉，恐惧得不行，失眠，那种难受的滋味简直生不如死，就这样折腾了两天，念430不管用，就是在这种情况下，为了证明象数疗法的真实效果，我坚持不住院、不吃药。在实在无法联系上其他老师的情况下，只好给李山玉老师打电话。在电话里讲当时的病情，同时还将自己羞于说出的折磨自己60多年的尿床病史向李山玉老师作了汇报，老师赐方为：4300·07770·11166650。得到赐方刚放下电话心里的那种恐惧的感觉就没了，自己像得了宝贝一样，每天早上睁开眼睛就念，累计要念10个小时左右，再看2个小时的书，还将象数配方在身上贴了6处，由于自己的坚信和不懈持念，发生了神奇的变化：

1. 我心脏这个毛病好得最快了，那种心悸的感觉，刚接到李山玉老师配方放下电话的工夫就消失了，由于自己坚持的好，十几年的失眠症好了，心脏一点不舒服的感觉都没有了。

2. 告别了折磨自己60多年的遗尿症，过去尿频尿急，控制不了尿床，严重影响睡眠，求了多少医、吃了多少药也没治好，给自己的身体和心理都造成很大的痛苦。自从念这组配方自己10来天就感到腰暖，尿的次数明显减少，并且有规律，原来晚上睡前不敢吃水果和含水多的食物，不喝水都尿床，可现在想吃就吃想喝就喝，彻底好了。

3. 以前我有个毛病，就是生一点小气或者着点凉就打嗝儿不止，这个毛病已经五十多年了，念这个方连续打了十天的嗝儿后突然就好了，再没犯。

4. 治好了我腰痛病。过去腰疼，我腰间盘突出，医生让我带护腰，这个护腰一年四季都带，一带就是六年，其他季节还好，到了夏天能捂出痱子来。通过念象数腰不疼了，于是今年5月我把护腰取下来不带了，不仅腰没疼，而且恢复了劳动能力。

16500.3700.260 治好了我的胯伤痛

这组配方是耿老师在大课堂上给我配的，在课堂上我心里默念了3遍，就有一块手指肚大的地方向外冒凉风，章老师又给我点手穴一次就好了，到现在也没再疼。

来自谢××的报告

****

治疗煤气中毒痴呆症

山玉老师：您好！谨向您汇报我的象数疗法实践：

煤气中毒痴呆症的治疗报告

2007年12月11日早上，在野外工作的我小叔子因煤气中毒被送往内蒙古乌什旗医院，抢救三天后即送往西安高兴医院救治。主治医生看过CT片子说：大脑皮层白质受损，用最好的药治上一到三年，可能恢复到生活自理程度。弟媳无业，只知道哭；他的大舅子说他完了没救了；我说不见得，会有方法让奇迹出现的。我心中想，用象数一定能治好这个病。

18日早上了解到的情况是，吃东西没有概念，痴呆状态。开始，我站在他旁边助念了一组其他学员曾经用过的救治煤气中毒方：40·000872000·11160·450，晚饭时，竟然吃下了食堂打来的一整份饭，是象数起了作用。于是叫弟媳帮念，但弟媳完全不信，我只好自己念。

19日我将数字调整为440·0008720·1116660·44455500，这一组数虽然有效却很慢。20日从主治医生那里得知，他的病最后会转化为帕金森综合征，告诉家人不要报太大希望。我千里迢迢到西安，不多尝试下就放弃，太可惜，建议向老师求数，于是我打电话向老师您要了数字，开始了我这次长征。

方为：6660·4450·380·720 记得当时电话里，我问老师，为什么大脑的病不用"1"呢？老师坚决地说，现在是以排毒为主！

我即刻开始帮他念数，但感觉念的同时浑身发热出汗，弟媳也被动员来念，但她觉得发热出汗不舒服，就不再念了。我于是改成了另一个救治煤气中毒的配方：4440·000872000·11160·00455000，这样我不会发热出汗了，但念了三天效果不明显。于是我改回老师的数字，但一念就大汗淋漓，一天要出十几身汗，衣服全湿透又穿干，我每天顶着大雪天来往于旅馆医院之间2008年1月24日晚我感冒发烧，半夜咳嗽，大口吐血，旅店老板娘建议我去看医生，我说有象数。我起初用720·2226660·05550，迷迷糊糊中换了好几组数念着睡着了，到早上起来时，咳嗽和血痰都止住了。

　　我就要回四川，想到弟媳如果不帮念的话，就只会前功尽弃，浪费老师和我的心血。突然想到用油性笔往他身上写的办法。26日上午给他手心、脚心、小腿、背部都写上数。午饭后，他竟然能自己拿起水杯拧开盖子喝水，喝完后盖好盖。自此喝水恢复正常，更增强了信心。27日抹掉重新写，并告诉弟媳妇坚持每天写。28日我在回家的列车上想，写在身上的方容易抹掉，于是立刻电告弟媳，让她写在秋衣秋裤上。此后，便不断传来振奋人心的消息：

　　2月3日，大小便失禁已经能基本自控；几日后能自己用手机接打电话；能自己单独外出坐公共汽车去较远的超市买东西，算账很清楚。

　　到4月29日，再次做了CT，发现大脑皮层白质基本恢复正常，只是还有点阴影。认知能力基本恢复，只是没有以前爱说话了。

　　5月16日，出院。5月22日，回到内蒙古野外作业处，继续工作。期间一直穿着写满象数的内裤。

　　从2007年11月到第二年6月，我帮他念了13天的数字，全身写数7天（6660·4450·380·720），其余时间则穿着写满数字的衣服自治疗。6月以后使用老师后来配的象数进行补脾胃补中气的数字，持续了六个月，基本痊愈。2009年初我建议他继续穿"象数衣"，他说好了不需要再穿了，2009年2月8日又再次去内蒙古打工了。这个案例过了这么久才报告，是因为一直在观察病人的状况是否稳定。在这个病例之中，最主要的就是病人由始至终没有念过一句数字，全靠写数字穿衣服。象数的神奇再次得到了验证，我当时也是处于无奈才用了这样一个办法。

不能自己念象数怎么办？

2009年8月5日，我洗了个冷水澡又吹了空调，次日感冒，流清鼻子，喉咙痛，有低烧。配方：550·660·820，鼻涕止住，喉痛好转。当时将数字写在胶布上贴在手小臂处，结果抱孩子时，抱了一小会儿，孩子就无缘无故大声哭闹。我意识到可能数字有影响，马上撕掉胶布，孩子就安静了。因为抱孩子，所以无法贴数，怎么办呢？晚上我洗澡后给小腿上各写了好几组数字，早上感冒好多了。7日早在小腿上写了满满一圈，晚上基本好了。7-8日之后，流鼻涕和咳嗽症状就完全消失了，9-10日为了巩固治疗，不反复，就把腿上的残迹洗掉重新写上了。通过这个案例我认为，假如有特殊原因不能自己念的病患，可以直接写在身体上，哪里方便写哪里，非常有效，又快又好，上病下写，下病上写更好（心区除外）。

四川隆昌学员　朱××

****

要想象数效果好，时间保障是关键

今年是我学习象数疗法十周年，总结以前教训，有经验有

教训,这十年也使我深深体会到:

第一,用好象数要抓根本关键,就是对疾病第一,要弄的清清楚楚,配方要准确,这是象数疗法的核心疗效的关键。

第二,象数疗法的前提是患者相信、坚信、深信不疑,念数时心静不杂,深信诚心,静才能调动体内潜能,与宇宙沟通,达到天人合一。接通信息,达到"道交相应、天佑人助、病魔消失、快快逃逸"。

第三,象数治疗效果,关键要有时间保障,频频换方,会失掉信心。只管行走坐卧傻念,只管耕耘,"天道酬勤"。

今将我学习象数比较满意的病例向老师汇报:

两天攻克尿不畅

张××,72岁,女,邢台县法院退休,曾患多种病,身体虚弱,十年来多次找我配方治疗,诚信象数,治病效果神奇,是个敏感型人,2008年4月份到我家,一年多未见面,一改以前虚弱病态,她说在家念数,把病念跑念出健康。在谈话中得知她尿不畅,双腿浮肿,右腿膝关节外侧有个大包鼓的像个小馒头,求我配方。我配方21000·500·370;嘱她好好的念,第三天由老伴陪同坐车到我家汇报情况:当天晚上2-6点不停的排尿,第二天我念得更专心了,她卷起裤腿让我看她的腿脚,大包不见了,她老伴惊叫:大包不翼而飞,消失得无影无踪,怪事……我担心怕出事,诚恳地嘱咐:回去马上到医院检查,十天后电话:老杨哥,腿浮肿消失大包没了,小便正常,感谢象数又救了我,免受病苦……此病例虽过两年,但排尿神速大包消失,此境像过电影终生难忘,今写出汇报给老师过目欣赏。

我的配方分析:21000·2为金肺,清肃降通调水道,致上焦水液下输,直至膀胱使小便利,统全身气机通畅水道。1为乾为金与大肠表里,为督脉背阳温暖和通膀胱经,后三个0清温热毒。

双金生水强化肾水。5 为风为气，益肺气，风吹动助排尿。370，3 为离火，暖膀胱经，7 为山，为止为结凸为外侧大包。370 火生土温热肿包，散结散寒，离上艮下太阳照射温热人体，温暖背部膀胱经，顺利通畅小便。治好病是硬道理，施术配方和患者诚心想在一起，绑在一起，场在人中，人在场中，"同气相求"，是疗效根本。

速治风湿病

郑××，女，80 岁，邢台市工商局退休干部，很健康没有见她病过，善良、乐于助人。2000 年我因脑血管病在老年大学晕倒是她送我回家的。2006 年三个月没见面忽闻她病倒在家，我驱车看望，她脸色苍白，弯腰拄双拐，医院确诊风湿病，虽经治疗效果不大，老伴早逝，上学孙女陪床，腿脚疼痛，行动受阻，思想压力大，见老同志病难，我以象数治疗报恩心切，我说：象数能治你的病，只盼你诚心静念必好。配方：① 820·400·1260 ② 370·2650；她坚定说"我念"。躺着坐着白天晚上一个劲的念，看她决心下定，我高兴放心地向她告辞。回家后十几天我时时想着配方，祈愿她念数康复。二十一天后电话：老杨告诉你好消息，病大大见轻，把双拐扔掉了。天佑人助，病魔消失，老师象数，替我报恩。2009 年 2 月在公园见到她，红光满面、矫健，好一个"硬棒老人"，健康如前，虽年迈八十仍光彩照人……

92 岁老人念数把腿浮肿念跑

我的老邻居李老太太，今年 92 岁，身体特别好，一块住了三十年，从没见她病过，经常在我家坐坐，一天来我家串门，我对她说：大娘向你学习，看你身体多好，修的福，她说：好是好，近半年不愿吃饭，时有胀饱，你看我的腿都肿了，一按一个坑，走路发沉，精神疲倦，我双手摸着老人粗粗的双腿说：大娘我给你配个数码，你好好念，准好，650·30·820，我教她念熟念顺后她欢喜地说：记准了，我回家念。十天后她来我家报喜：你看我的浮肿好了，也愿意吃，胃肠舒服了。

我考虑：年老五气虚，650振肾阳，驱阴湿邪，30补心气有温煦暖脏之效，820泻脾湿振脾阳，助肺气，利速降。故650·30·820以温肾振阳、振脾阳、畅调水道运化水湿，五脏数俱全，配数相生，形成八卦场，良性循环以利调整平衡五脏阴阳，是治病健身良方。

老太太对我对数深信不疑，没有文化，念数一个劲，白天念晚上念，没有任何干扰，念的入静，老太太念象数治病绝窍就在"清静"。

象数治疗易感冒者显效

南××，女，70岁，河北省行唐县上碑村人，一年四季感冒，洗头感冒，外出感冒，热也感冒，风也感冒，寒也感冒，外号"老感冒"。感冒长久不愈，2008年4月电话求我配方，我为她组方：60·70·260。告她：只要求你好好的念。2009年家里来邢台捎信：南××感冒长久不愈，念好了，身子骨很结实，谢谢我。我琢磨60为疏通膀胱解表；久病伤正，加70扶正，260为补肾水，水降温是关键，烧自然就退了。2009年用此方又治好了邢台市教委办公室四个人，此方为李老师配方，是我的拐棍，我很珍爱，如获至宝……

治愈顽固性结肠炎

居士李××登门求配方：母亲78岁，患结肠炎三四年了，到处求治，石家庄和平医院、邢台矿物局医院，女儿是护士长，多次住院总是不能除根，时好时犯，最近吃药一把一把地吃，全家犯愁，求你配个数，念念。我拍着他的肩背说：当即配方：

80·260·40 三天后电话：见轻有好转，又调方：380·70·160。根据老太太情况我考虑配方治法，益后天养先天健脾运化，培土生金，清利大肠寒湿。380 培土生金补脾健运，祛寒湿；70 主降清寒邪，扶正气；160 使大肠通畅；260 补肾虚，补先天之气；80 为腹化脾胃功能，补后天之气；40 为升清排毒，为调达为动，念数病消。为了加速她的病痊愈晚上步行 3 里去医院病房陪她点百会穴助念，我也随病人入睡进入梦乡，20 天后她儿子登门到家报喜：母亲久治不愈的结肠炎好了。2009 年 11 月 29 日又告我：他母亲三年了没复发身体很好，还经常念数。此例我想起来高兴欣慰。人生能为人解除病苦是最大的幸福。

象数助产和复正胎位

外孙女薛××，医院检查：胎位不正，立坐或横生，晚上 10 点侄女电话告急，我马上电话告之诚念李老师胎位复正配方：6000·10。她立即投入到专心默念配方中，念了一夜第二天早 9 点复查胎位复正，顺利产下双胞胎，医生惊奇地问侄女："什么妙法，胎位复正"侄女回答："念数"，"念数还能胎位复正，没有听说过，太神奇了。"

6 可施放胎水（羊水），使胎儿正常活动；6 又可强肾气，使胎儿正常发育，又可疏通相关经络，运化气血，使胎儿不断吸取营养，1 为乾为正为健为享通无阻。将本象数视为胎儿：即臀部（6 为臀，在前）为上、头朝下（1 为乾为头为后为下）复正。6 为后加 3 个 000 又强化先天气场（出生前为先天），（李老师谈配方思路）。

2000 年 2 月 1 日老家外甥孙女，临产破浆一天了就是不产，产妇难忍，山区医疗条件差，无办法，电话告急，急切象数助产，我临急配数 6000·4000 即告之本人快念，婆婆，丈夫等在跟前助念……不到 20 分钟电话告之：顺利产下一个女孩，当时无时间考虑，只是想,肾水充足,4动使劲,用力,为什么6000,4000催产如此灵？6为坎卦为水后加三个0,肾气足,激能量,施放大量胎水,以利脱母体；4为震后加三个0,施放强大能量,动劲头、力量足,同时助念也加强了气场,婴儿很顺利地产下。

上述两例我亲身所经,终生难忘,每当我想起或见到两个外孙女时不由地使我衷心感谢李老师发明的象数疗法。

速治腹泄

宋××,男,81岁,退休老同志,是诚念象数的老朋友。2009年农历10月2日下午到我家神色疲倦虚弱,气虚无力,说这两天不离厕所,拉的都是水,拉成绿色,实在没法了,还得念数治愈,你快给我配个数,你这个老犟驴认死理,就认准"象数",能治你的病,李老师配方8880·7770念吧。第二天早8点,老宋的电话说：老杨不拉了,念好了……

脸上起疙瘩瘙痒难忍

蔚××,女,64岁,邢台棉纺厂退休工人,1999年和我同班学象数,2008年4月24日电话：脸上起疙瘩,绿豆粒大小,痛痒难忍,中医看后说内热,自配方002·06。自己专念两天没效。我听后配方：0002·050·007,二十天后电话：老杨告你好消息,你配的数真管用,念三天痛痒消失,十天半月疙瘩溜走不见。2009年1月15日来家看我,还讨论配方玄妙。

0002,2为肺主皮毛,润肤去邪,除湿解表止痒,在数前加0的作用,偏阴滋阴,清热加000奇数0阴中生阳,力量更大,强化调和阴阳,迅速通络,治愈顽症。050主皮肤痛痒,痛痒系肝血不足,血虚生风,前后加一个0为阴阳气共振,调和阴阳通经络。007,7为艮,艮止痛痒,本方滋阴清火,和胃,7为凸疙瘩,故念后疙瘩消失。

2001年1月初，我孙女杨××鼻子两旁和下巴有青春痘七八个，我为她配方0002·060。2为兑金，主肺主皮肤主肃降，2前加三个0，偏阴潜力阳著。6为坎水，主肾宣发肺气，降热邪。每天午休在我床上，躺卧念数入睡一个半小时，我捂百会助念，我亲眼每天看着青春痘消失，十天痊愈。

八卦"象数"飞越日本，报恩送礼

赖××同志，台湾人，1993年离休回日本京都大学。2000年夫人电话向我问好，并说老赖患喉癌睡不好觉，病中思念祖国，思念在邢台一块工作过的老同志，当下我为他配方720·640·300·820。并嘱咐他痛疼时念2000·7000·4440。2001年家属夫人来电话：念配方好，睡觉好，痛的不厉害了，表示感谢！

象数治胃癌，晚期有求必应

王××，男，70岁，退休干部。2005年患胃癌扩散，晚期靠杜冷丁麻醉止痛维持生命，胃腹涨满，肚子大的很，不通气，憋的受不了，白天夜晚叫苦不绝，医生无奈，通知家属安排后事。亲属都是桌面人物，到我寒舍登门哀求配数来意：医生说就在近几天抓紧安排后事，医生是没法了，求你配个数念念，消消胀满，通通气，减轻痛疼。亲人也就心满意足了，别无他求。我赠方7000·40，并叮咛来人叫他念数不停，胀满消失，痛疼减轻。

四天后他老伴秀英给我电话：病人气通了，放了几个屁，肚子下去了，胀满消除了，不像以前那么痛了，能进汤水能吃饭了，谢谢杨大哥。一年以后亲属来我家说：王××念数二十五天后不痛而终。

祝

"象数疗法"与时俱进，再创辉煌。

****

一位乡村医生的感悟

我是一名乡村医生。自去年10月参加函授以来，有挫折，也有收获，感到还未得八卦象数自然疗法的精髓。但是，从自己身上所做的实验已体验到此疗法的神奇之处。

一天早晨醒来落枕了，脖子不敢扭动，不知不觉地就用了0005000这个方，也就是两分钟的时间，颈部就有忽凉忽热的感觉，脖子也敢动了，基本上不疼了；还有一次在饭店吃饭，喉咙卡了鱼刺，觉得丢人不敢说，突然想起资料上的配方：2220，2为兑，为口，为喉部，为金（我将其想象成镊子），暗自念了几分钟，异物感没了，事后也没发现喉部有鱼刺残留。

我父亲也是象数疗法的受益者，一次晚饭后腹痛并腹泻，脸色苍白，疼得在沙发上坐不住了，我赶紧让我父亲默念：7770·380。7为艮，为止，有止痛功效，用三个7增强止痛力度；3为离火，8为坤、为腹部，380有温脾散寒之效。父亲念了6分钟左右，观察他的脸色正常了，腹痛基本消失，还觉得小腹部热呼呼的很舒服；还有一次，父亲干活回来累得不愿意动，我就给他出了个抗疲劳的方：60·40·80。6为肾主骨，4为肝主筋，8为脾主肌肉，我把方子写到一张白纸上交给他，他只是看了几眼，说疲劳减轻了大半，真得太有效了！

可是，我也遇到了挫折。我母亲是多发性腰间盘突出，伴有髓管狭窄，用过下面几组配方：720·010·650；1000·6500；720·60。用过之后都会产生副作用，脚趾间的皮肤特别痒，都抓破了也不解痒，停念两天就好，我感到很迷惑，请老师帮我解惑；另外，我本人患有脂溢性脱发，请老师赐方。

山东泰安学员　武××的来信

****

象数避免了卵巢囊肿手术

几年来学习八卦象数疗法，得到了李山玉老师的真传实教，以及在我们学习小组的帮助下，避免了儿媳做第三次卵巢囊肿手术。

儿媳42岁，2008年、2009年先后做了两次卵巢囊肿手术，第二次术后2009年11月她感到腹部不舒服，有下垂痛感，去医院做B超，说又长了囊肿，3厘米大，说还得手术，我听了，劝她不能再做了，我当时给她720·4440让她认真念，每天不得少于8小时，再把数写在腹部上，就这样念了有4-5个月，再去医院做B超，大夫说肿瘤缩小啦，我鼓励她继续念，现在她自我感觉很好，一切都正常了。

方义：720山泽通气；4440震卦，主疏泄，消凸化淤得治愈。

2010年3-4月间我的右手食指弯曲处不知什么时候长出一个尖凸的软骨物，拨弄它还有点疼和响声，我就每天默念40·70，念有一个多月不知不觉就没有啦。

方义：40·70·4震卦，为动，主疏泄，为木；7为凸，为指，为土，40·70为木克土，木能胜土，所以，40·70消凸、疏泄显神效。

郑州学员：唐××报告

****

阑尾炎没有再犯过

我是郑州市八卦象数疗法学习小组的一名成员，2002年和两位学员一起来青岛参加面授班，经常默念650·430·820作为保健方，到2003年9月我又同几位学员去青岛参加学习，个个心情激动，火车刚开车不久，我突然感到我的右下腹隐隐作痛，并越加严重，我想这下坏了，自己的慢性阑尾炎犯了！我即刻想到老师讲到的八卦方位，0001000·0007000正好大肠数1，7为止，前后0加强阴阳，阴阳平衡，火车正好熄灯，10多分钟念着睡着了，在学习班上我跟老师一说，老师说再默念一段时间，以固疗效。从那时到现在都没有再复发过。

郑州学员　熊××的报告

****

情系救命法，青岛谢师恩

人们常说，人生在世，都该有一颗感恩的心，而此所感之最者莫过于父母的养育之恩，然而，对于我来说，除了父母的养育之恩，还有一份我这一辈子也报答不尽的大恩——李山玉老师的天高地厚般的再造之恩！

我这个人一生都为疾病所困，先天不足（出生时只有3-4斤），后天失养（没吃过一天母乳，经常抽风等），从小胃寒多病，（决定送人，都说这个孩子养不活，没人要），活到了20多岁，就成了重度风湿病患者，重度心脏病患者，重度骨质疏松患者等等，26岁就挂上了双拐，27岁就吃上了劳保，多少高人与医者对我是生命前景不予看好。在医院的病床上我经历了什么叫青霉素过敏，病痛的折磨甚至不完全性失忆……几十年来我最深刻的生命体验就是病痛。

而如今，几十年弹指一挥间，结缘于八卦象数疗法的我，已经彻底改变了命运的轨迹，且已告别了身体中的大部分疼痛和大痛，现在，重生的我每天都伴着八卦象数疗法度过，每一天都是好心情！洛阳学友我的忘年之交喻大夫说："八卦象数对陈××

来说是脱胎换骨式的！"我承认这个结论。

这段经历有经验，有教训，有欢乐，也有泪水。

2007年7月的一天，我从市场买菜回来，途中我的心脏又难受起来，像这样频繁出症状已经半年了，由于心慌腿软我就坐在一个摊位的凳子上，头无力地趴了下去，心中不停地默念650·4330·820，也许是我当时的脸色非常难看吧，那位好心的穿着白大褂的中医大夫为我认真地把脉，告诉我你自己知不知道有心脏病，我示意知道，他又说知道有多严重，并说他的一个朋友就是这种脉象第二天早上就没穿上鞋！让我赶紧去医院抓紧治疗，我笑了笑，说声"谢了！"就迈着还算平稳的步子往家走了，我忍不住回头望了一眼，发觉大夫还在追随着我，他满脸的迷惑不解。

由于一犯病就念650·4330·820或260·4330·720等脑子里第一时间出现的配方，少则十几分钟，多则二三十分钟就舒坦了，导致有数无恐，没有引起足够的重视，到后来经常犯，那种心血管痉挛真是太恐怖了，而我每次都是通过念数自救成功！这里有一个关键点，就是念配方一定要及时，错在没做持念，是我的一个教训。认识到这一点之后，我的生活重心就是念数了，还陆续地从老师那里，学友刘××、王××、王×等那里获得了配方，获得了信心，王×老师下达了每天8小时的死命令。

我苦念到2007年10月，去医院看朋友，既然来了，心一动，就挂了专家号，当我递过去医院的心电图等诊断时，大夫看了看我，说你最好让患者本人过来，我说我就是患者本人，大夫看了看报告，看了我，说：你是冠心病？他们都不信，精神面貌、体力，都不像啊，不信拉倒，还专家呢？反正我有象数疗法！是啊，每次犯病，不是派车送，就是丈夫用自行车往医院推……这些都历历在目。想到此，我真是激动不已，这毫无疑问是八卦象数疗法的非凡功力所起的作用。

我耐着性子苦念到2008年4月，走进了医院，这一次，虽说还是异常心电图，但只是轻微异常了，大夫说可视为基本正常。

第三章 八卦象数疗法病例选

在回家的路上，我抑制不住心潮澎湃，象数疗法在手，生命之曲悠扬，我要求自己要学会再宽容，重要的是自己得着了这个福分，八卦象数疗法自利利人，愿天下有缘之人都来珍惜吧！

借天时，象数疗法威力无比一段治病经历的回顾

天时的概念，在我未学八卦象数疗法之前是很模糊的，直到我念着八卦象数配方治疗于无意中撞着了最佳时机，也就借着了天时，如果说我这一生的病痛都是为了验证一个疗法的神奇和亲历，我值了！

2007年10月2日，我为了排便多吃了几根香蕉，因我全力以赴地念着治疗心脏病的配方无暇顾及便秘，当时我还不懂香蕉为寒物，结果造成心脏病加重还多了一个打嗝的毛病，每分钟可达数次，请教了好几位老师，且多方不愈，都是开始有效后无效，王×老师鼓励我说：别怕，咱有象数这颗大的顺气丸啊，不过是个时间问题。

几经调方后，王×老师为我配了一组：810·6660·530·430·77720，这组配方在较长的一段时间里感觉诸症得到了缓解，不料1月2日家中来了几位客人带来了寒气，导致诸症加重，打嗝几乎要背过气去，还呕吐了，再用上面的方子已不效，王×老师得知后新曾方：820·2660·530·430·3720 王老师还笑着说，还没给人这么大的配方，这就话在我的脑子里就挥之不去了，这时所有帮助过我的学友们的真诚的声音都回响在我的耳旁，我决定，合众人之念，调整：377200·26660·530·430·3820，此方成于2008年1月6日晚8点，我躺在客厅的沙发上念了一会便觉得腹痛，念到9点多，就成了腹内肠绞痛了，我意识到有戏，越疼越念，突然，像似炸雷"咣"响屁就出来了，好爽啊！就这样一直放到10点多，就一直在那排气，只要念着数，那"气"声就不断，心念数，气往下走，矢气出，这时时间已是次日3点多了，早晨醒来已是上午 9 点多，算了一下，念数近 20 小时，精神状态很好，为了体验遇冷空气是否嗝再起，特意出了趟门，竟然没事，我赶紧打电话给王老师，王老师鼓励我后就大胆地用，王老师还说你知道昨天是什么日子吗？昨天是小寒，我回头查了资料，小寒是丑土月第一个节气点，377200 恰似艮土 7 为君药啊，全元强力散寒疏导胃气之组合，且位于首元，对于我这个严重胃寒浊气难下行之人真可谓是天赐良机啊！，我重新审视全方，很浪漫地想到：26、53 顺气丸，43 合力保心安；前 7 后 8 顾首尾，均有离火为先锋，又有兑金主肃降，更缘撞上丑土日，尽占天时大圆满！

2008 年底，看着久没打扫的房子就不管不顾地干上了，登高，开窗，热汗遇冷风，结果，嗝又起，胸闷，心慌，坐卧不安，再念原方都无效了，我慢慢地想起王××老师曾专门给我向恩师李老师请来的配方，2000·643000·720 清晰地出现在我的脑海里，也就是这组配方刚刚想了一遍，天啊，喘停了，嗝停了，胸不满了，所有不适都瞬间无影无踪了。那下行的气就像打开的阀门，开始排气了！早晨起床又特意外出转了一圈，什么状况也没有出，高高兴兴地回家了，我思考着恩师的配方：

2000 主肺，司呼吸，可迅速地平喘止嗝降逆，已达助卫阳，御寒邪，暖上焦温心肺之功；

643000 以往我自己从未敢在 3 后加 3 个 0，正值自然界天寒地冻，这组方正好抵抗外寒入侵，改变了体内阴阳严重失调，有坎水 6 肾阳相助，速解了心肌缺血之痛，心阳不足之危；

720 胃乃人体后天之本，7 为阳土，有攻克寒邪之功力。

这是一个非常合适我的配方，不仅因其阳热与肃降的力度大，又因行气活血化淤而获大效。

来自洛阳学员　陈××的报告

****

异国他乡的中医师盛赞象数疗法的神奇

每年我特别企盼尽快收到《自然疗法研究》资料，这些资料实在是太好了！每期的内容都非常丰富精彩，特别是李山玉老师指导性文章对我的启发很大，提升了我的学习水平。全国学友的实践经验很宝贵，他们的配方思路很宽广、很形象、很生动，我从中学到了许多宝贵经验，尤其是邯郸的王×老师对我的指导使我进步很快。师姐们的形象思维的配方思路和深厚的易医知识使我十分敬佩，我感谢她们，感谢全国学友无私的奉献。

这也是我们八卦象数自然疗法这个学习园地最难能可贵的，我珍惜这个缘，只要我们认真总结、实践，我相信每位学友都能够创造出许许多多的奇迹。

中医师盛赞象数疗法的神奇

在挪威开中医诊所的一位李医生，由于工作成绩卓著，2009年3月受到挪威女王的接见，在当地传为佳话。她为了提高医术2009年3-4月回国学习针灸，在此其间认识了邯郸的王×老师，也与我取得了联系。她回挪威后用象数疗法给患者治疗取得了显著疗效，其中一位81岁高龄的肝癌患者，在她用象数疗法配合针灸治疗已治愈；另一位帕金森患者的病情已经好转了80%，正在治疗中，在当地引起强烈反响（当地有20多家中医诊所）。她来电商讨治疗癫痫症的配方思路，这些病都是世界性难题，难怪当地中医们盛赞象数疗法神奇。李医生6月17日来电通报了这个信息，很兴奋，非常感谢象数疗法创始人李山玉老师，深感老师功德无量！

英国爱尔兰一位学中医的范女士，2009年5月28日来电话商讨为其小孩治鼻炎、咳嗽，丈夫体胖、心躁、性功能低下等配方时，表示力争尽快回国参加面授。这些中医师们将象数疗法用于临床治疗真是可喜可贺，这对象数疗法快速在国外的推广有重大意义。

出家修行僧人感恩赞叹象数疗法了不起

川藏交界有一所叫五明佛学院，一名30多岁的出家女士亲身感受到出家人的生活清苦和病苦，一个机缘与象数疗法结缘，其本人除了听上师讲经说法、念佛外，发心为有病难的出家人服务。她自学了《中国八卦象数疗法讲义》《走进中医》《思考中医》等书，多次给我来电话为患者求方。这些出家人心诚，经几个月念数调整疗效很好，这些出家人感恩地赞叹象数疗法很了不起，佛号不断，我听到这个信息感动得内心久久不能平静。象数疗法不仅仅能治病，更为那些多方治疗无效的病者找到了一条无手术伤害，无药物副作用，无大笔金钱负担的求生之路，体现了一种博大的人文美好，它借助天人合一之功，为自然之道。另一位20多岁的出家女士小黄，法号圆某，来电为自己及他人求方，并请求长期保持联系，我同情他们的清苦，将尽自己所学帮助他们。

治疗颈椎病

莫女士50多岁，南宁某企业卫生所退休医生。患颈椎病多年，多种方法治疗效果不佳，引起双手麻木，血压偏高，经朋友介绍求象数治疗，配方：260·050·70持念当时感觉舒服，当晚念方颈椎发出响声，翌日整个颈部轻松，到公园找我当面致谢，并表示适当时机去青岛参加面授班（方义：260补肾壮骨，平稳血压；050，5为"木曰曲直"，调颈部散结，通经驱邪；70，7为骨节，为止，70壮骨通络，补益中气，止痛通滞）。

治疗陈旧性风湿病见佳效

郑某，女，72岁，江西省宜春市袁州区工商联退休干部。

2009年7月2日来电话说其全身风湿病严重，几十年双手不能下水洗东西，冷水、热水都不行，只要一下水就像触电一样，小腹胀痛难忍，有时还会引起腰脊寒冷疼痛。全身怕冷、怕吹风，关节痛，头昏胀，严重失眠，7月盛夏季节还戴帽子。当时给其配方：380·1650·720持念象数配方顿时觉得全身舒服，身体暖和了，头也清凉很多，当晚9时即入睡，念方时双膝关节多次跳动，踝关节有股冷气向外排出。念方的第四、第五、第六天双膝关节痛得厉害给我来电，改方：380·1650·40·720持念约10多分钟疼痛明显减轻，次日早起痛止，她坚持每天念方56小时，从7月2日至9月18日共念象数配方两个半月几十年的全身风湿病基本好了，能用冷水洗东西，也不怕风吹了，连多年的胃病、痔疮、左腿扭伤也好了，几十年利用各种办法不能治好的病，象数疗法全治好了，还特别来信感谢象数疗法的神奇。

（方义：380健脾益气，活血化淤，散寒祛湿，强化后天之本；1650通督温阳，以驱周身寒湿；40疏导气机，活血散淤，息风泄水；720补中益气，壮骨止痛，行气消滞，扶正驱邪）。

治疗膝关节、踝骨肿痛

莫女士，60多岁。2009年6月22日双膝关节水肿，双足踝骨肿痛求方，配方：0004000·7820持念十多分钟手脚有排气感，双膝关节松了许多，持念到第三天肿消痛止（方义：4为震卦，主疏泄，0004000强化利水消肿、散瘀活血之效；7为关节，为凸；"诸湿肿满，皆属于脾"，820泄脾湿，消肿胀）。

治疗双腿脚疼痛

（1）雷女士，78岁，2010年3月12日双小腿抽筋缩结团硬块儿不能伸直，还时不时跳痛，晚上睡觉被疼醒，双脚底行走疼痛，整天腿无力，心区发闷。配方：650·4440·720持念约10分钟心区舒服，腿脚轻松了许多，很高兴，继续持念一天痛止，抽筋形成的硬块也消失了（方义：650 补肾阳驱寒邪，增力气；4440 调动肝血以养筋脉，用震卦震开缩团的筋疙瘩；720 消凸通塞，补中扶正气）。

（2）2009 年 10 月 15 日下午 6 时雷女士给我来电话说其全身乏力，从左脚跟到臀部，走路左脚板疼痛抽筋，手也抽筋拿不住筷子也嘱其用力 650·4440·720 持念一晚并贴数于患部，次日早上痊愈。虽然她的两个病不同但我认为病因相同，脾肾虚寒，肝血不足，故相同配方同样见效。

治疗右臂剧痛

2010 年 1 月 17 日早上 5 点半左右，由于本人长时间右侧卧，翻身时右臂剧烈疼痛，不能触摸，马上组方持念：8882220·7770 念约几分钟用手揉几下就好了（方义：坤 8 兑 2 为右臂；7 为止，为手；三个数重叠使用强化疗效）。

治疗几例眼疾

（1）2010 年 1 月 17 日早上本人起床左眼放光环，视物不清，即组方：160·400·0380 念几分钟即愈（方义：160 清脑、排头部邪气；400 肝开窍于目，滋补肝阴以明目；3 为头、为目、为火，8 为土，0380 火生土，泻火，前后 0 速通经络，清眼中邪气）。

（2）陈女士，50 多岁，2009 年 3 月 3 日，右眼白眼球充血，无痛感，头顶冒寒气。配方：650·380·20 持念 10 分钟寒气即止，充血渐淡，三天愈（方义：650 振肾阳驱寒邪；380 健脾统血；20 行气通经络）。

（3）李女士，60 多岁，2009 年 4 月 28 日中午吃饭时，眼睛突然一闪一闪放黑条条很难受，来电求方：160·400·030 持念几分钟即愈，同桌吃饭的女儿惊讶地信服象数疗法的神奇（方义：160 通头部经络，降头部浊气，佐以明目；400 滋阴养肝、濡养眼目；030 为离、为目，通眼部经气血化瘀滞）。

力驱寒邪护心脏

李女士，60 多岁，2008 年 12 月 27 日下午 7 时半来电话，诉说其双小腿寒冷难受，用某种保健器械——频谱仪治疗，冷气上逆胃部直冲心区，感觉非常难受，我听后大吃一惊，因为心脏在任何情况下都不能寒冷，否则后果不堪设想，马上组方让其持念：370·650，持念心区渐舒服，寒气渐渐下降到小腹，再至双腿，而后感觉到寒气从双脚排出，晚 9 点左右不适之症已消（方义：3 为离火，7 为艮土，370 为火生土，温中降寒；650 振肾阳驱寒邪，补心气，扶正驱邪）。

治疗高血压虚汗不止、尿频

宋女士，60 多岁，2009 年 2 月正是南宁的寒冷季节，宋女士来公园颈上围条毛巾不断出汗，来公园两个多小时去了 4 趟厕所小便，经了解她天天如此，血压也偏高，天天用药维持，经朋友介绍，带着试试看的心理来求方。配方：640·030·820 当时试念感觉舒服，持念一个多月虚汗消失，小便正常，血压也降至正常值（方义：640 滋阴潜阳，补肝血，其汗过多耗血伤筋；030 养心血、安心神、平阴阳，汗为心之液，血汗同源；820 健脾益气，补气虚，汗流不止多为气虚不固）。

治疗全身乏力，嗜睡，饥饿感强烈

雷女士，77 岁，2009 年 5 月 24 日，自述全身乏力，疲劳感强，整天嗜睡，并伴有强烈的饥饿感，甚至半夜都会饿醒煮东西吃，不吃胃受不了。我诊断其为脾肾虚，配方：650·380 持念几分钟即感舒服，当天下午就感到有精神，饥饿感消失（方义：650 补肾阳；380 健脾益气，先天后天之本同济，扶正祛邪而获速效）。

治疗风热感冒趣事

2009 年 8 月 30 日中午西安铁路设计院安先生来电话，说其妻咽喉痛，在八卦象数网上找了一个配方：030·020·070 持念，约 10 分钟后症状消失，感到很神奇。当天下午即叫其妻汇款参加八卦象数自然疗法函授学习。他收到资料时正好感冒，想亲身体验一下象数疗法的效果，于是给我打电话求方。我从其症状判断他是由风寒转为风热感冒，其症为咽喉、鼻干难受，给其配方：020·260·050·70，其本人放下电话后没有马上念方，而是想去验证一下，当即到附近诊所找一位医生把脉，这位医生根据他的脉象和症状与我的诊断完全一样，并要给他开一周的吊针。他感到很不可思议，相隔千里一个电话就能和当地医生诊断的一样，取得了他暂时的信任，于是马上念方，约 10 分钟咽喉感觉舒服，症状明显好转，当时他彻底信服了，感到象数疗法确实神奇，兴奋地打来电话表示感激之情。

（方义：020，2 为兑，为咽喉，前后 0 为通阴阳，祛热邪散结；260 清肺退热利咽喉；050 疏风清热解表；70 为止，消肿痛，扶正驱邪）。

治疗风寒咳嗽声哑

2009 年 11 月 21 日晚，富××，医生，多次来电话，因去庐山地区工作三周，时逢暴雪风寒，加之疲劳过度（因为南宁人很难适应这样的恶劣条件），引起重感冒伴发烧，当时他在庐山时自己配象数已退烧，但咳嗽不止有粒状浓痰，喉部发痒声音嘶哑，自感全身寒气内入，回到南宁后向我求方，配方：820·16660·450·70 持念喉部舒服，第二天早晨起床基本痊愈，疗效甚佳。

方义：820健脾强肺，化痰止咳；1为乾卦，为阳之本，可激发一身之正气，6为肾，为通，666重叠强肾纳气，使正气疏通，强化本源；450，4为雷，为声音，5为风，为气之机，450雷风相搏振声带，驭风驱寒；70扶中止咳）。

治疗咳嗽、风疹

雷女士，77岁，2009年2月15日，因风寒感冒引起咳嗽伴气管有响声，全身起风疹伴奇痒求方，配方：2000·6660·50·70持念几分钟即觉舒服，当天症状缓解，次日愈（方义：2为兑卦，为肺，肺主皮毛、主气，2000振奋肺气以宣散外邪，增强卫气，故可以解表消炎，止咳、止痒；6为肾，6660强化肾之纳气功能；5为巽，为气管，50驱风止痒，行气散结祛邪；7为止，70补中气，止咳、止痒、扶正）。

治疗胃出血

南宁工行甘女士，30多岁，2009年4月7日甘女士来电话说其近期因饮食过于刺激，每餐吃一大碗辣椒引起胃部强烈不适，疼痛呕吐，呕吐物中有鲜血，在家躺了三天不能上班，自己配方无效求援。配方：40·70·820，持念半小时后疼痛消失，后来她将此方赠与相同病症的同事也获佳效。

方义：4为肝，肝藏血，主疏泄，40疏肝和胃；7为胃，为止，70强中健胃，止痛止呕吐；8为脾，统血，主运化，2为肺，主气，辛味入肺，820和气血，健脾运化平燥气。

治疗胃寒呕吐

2009年12月20日晚7点半左右，陈女士，60多岁，因胃受寒堵得难受伴有呕吐，来电话求方。配方：700·880·650，此患者为胃中寒气上逆导致恶心呕吐，持念几分钟上下排气而缓解（方义：700振胃气，强化胃的下降功能；880温脾健运；650振奋肾阳以驱寒邪）。2009年11月21日晚8时左右，陈女士来电话说其受风寒，加上吃了冷冻水果突发全身冷、发抖，伴呕吐，盖两床被子在床上仍然发抖，接我电话时她不停地恶心呕吐说话不能完整，当即配方：3820·650，持念渐感舒服，约半小时全身回暖，呕吐也止，第二天早上特意到公园活动点致谢。

（方义：3820温脾健运，补气助阳；650振肾阳驱寒邪）。

治疗牙痛速效

2010年3月6日下午5时许陈女士来电话，其外孙女右下蛀牙去医院治疗后疼痛剧烈，服止痛药无效求方。配方：01000·07000，持念一会儿起效止痛，止痛后用她改方为010·070巩固疗效。

（方义：比类取象在口腔中右下牙为乾卦位所以取数1，01000强化疏通效果，通则不痛；7为牙，为止，07000强化对牙的止痛功效，每一元前边加0为护阴，以防火气上炎，同时速通气场取得疗效）。

学习与实践体会

八卦象数疗法强调诚信和默念的质量以及时间的保证是非常重要的。

江西省宜春市学友郑某，诚信八卦象数自然疗法，每天默念5-6小时以上，念了两个半月，把几十年中、西医治疗无效的严重风湿病念好了；而另一位本院校的老师足踝部扭伤治疗三个多月未愈，找到我给其配方：0004000·7720念贴写并举，两天后能轻松地在校园里行走，本人也很高兴。但是，后来未能坚持念方，时间过去7个月，前几天遇见她时依旧一瘸一拐的，还在敷药包扎，这与诚信的关系很大。说心里话，我乐意为那些生活在生产第一线上的农工朋友配方治疗，因为他们的医疗条件差，生产任务重，有病都不敢耽误生产。如2010年5月25日广东省化州一位果农张女士来电话说其在采摘荔枝时被果树抽到尾骨，腰部疼痛难忍求方，配方：00100·6000·7000·440持念几天即愈，又能继续摘果了。6月12日又来电话为其小姑求方，也是摘荔枝时被果树抽打到尾骨，配方：7720·6000·40，张女士很高兴，还表示农闲时要来南宁面谢，被我谢绝了，只要她们能尽快恢复健康重返生产第一线就是我的心愿，也是八卦象数自然疗法的价值所在。

南宁学员：李××报告

编后语：李××女士仍在乡土的滋润中耕耘着；心地的质朴犹如坤土的厚德，无私无为地为百姓奉献着象数疗法，感悟着天人合一的共振、同化。

****

象数疗法没有副作用，就是用自然规律来治疗和养生

治疗顽固面神经痉挛

电话咨询：我姐姐在西安住，面神经痉挛几年来去过很多地方治疗，方法也用了不少，效微。她本人对治疗已失去信心。这次来北京我带她去按摩，拔火罐扎针，吃烫药针灸，都没好转。突然想起用八卦象数疗法治疗。5月5日您发来配方。080·010·2000·440接到配方后，在北京这几天什么事都不让我姐干，电视也不许看，除了吃饭就念。这还不到10天就有很大变化，抽跳明显减轻。她现在已回西安。来电话说面部不停的痉挛已经好多了，抽跳已不太明显了，孩子们都为母亲高兴，我姐也敢出

门了，以往不敢出门很自卑，真是感谢您，感谢八卦象数疗法创始人李山玉老师。

方义：080·010·2000·440。

080·8坤卦主脾为地，为静止为任脉，010·1乾卦为头为陈旧性疾病为天为健主督脉。坤上乾下为泰，综为天地定位取080·010为天地定位恢复原状而设，可震任督二脉。2000·2兑卦燥金，痉挛抽动为风，易曰，燥胜风。金克木取2000以驱风定痉。440·4震卦为动为肝，肝主疏泄。以疏导气机，平息肝风而设。全方，天地定位，否极泰来，震风息肝，通经活络而获效。

治疗面神经麻痹、面瘫

学员周××，2009年9月初孙子9岁，嘴歪眼歪电话求方。其说左侧往右歪，眼皮搭拉下来，吃饭也不听使唤。我让其拿笔记下配方：4400·080·2000念两天就有眼皮抬起感觉，一周嘴基本不歪；2周后眼能正常睁开；一个月下来基本恢复正常。我问其每天念多长时间，其说4个多小时，孩子有时候睡了其帮着念。方义：440·0810·2000象数配方中，440震卦属肝，肝经经眼中上达颠顶，肝经绕嘴唇。同时左侧为震卦位，故循经与八卦之象取之，震主动，让其麻痹瘫痪的面部神经动起来，0810中，8坤卦，主脾，脾开窍于口，其华在唇，脾为任脉所主任脉，从人中往下直达下腹，上接督脉，1乾卦主督脉，督脉距中与任脉在人中处阴阳相接。又乾为天为正，坤为地为顺，先天八卦有天地定位之象意0810让歪的正过来，2兑卦，兑为口，也为目，以象取之2000可振奋肺气。故440·0810·2000相合疏肝利肺，驱风，扶正祛邪，患者诚心念数，而获效。

象数疗法没有副作用，就是用自然规律来养生、保健

治病方法，强调形象思维，悟性。倡导人们走自然养生之道；

也就是生活顺其自然。八卦象数疗法是随时相伴的"医生"，用之不竭的"药库"，可施治于日常的行走做卧之中。

一个85岁的北京老太太叫李××双腿疼痛。不能走路卧床不起，翻身都困难。在医院治疗还得用人抬着。念了7770·6665000·44380，一个月零六天突然能自己坐起来继而自己行走。2010年3月5日在一次讲座听讲，自述双腿治好情况。自己走着来听讲兴奋之情溢于言表。

一位叫王××的79岁的老太太因四年前脑血栓后遗症右侧手脚不好使加上十五年前右侧骨头骨折，当时植进钢条，这几年一直疼痛，3个月前上厕所地滑没注意，一屁股坐在地上，尾椎骨裂了，当时就腰部疼痛躺着在床上不能动，家里人带到医院说没有特殊的办法只能静养天年了。象数配方：16500·4430·78200；5月3日疼痛止住，居然自己能从床上爬起来，二十天下床拄着拐杖可以在家转圈了。轰动了周围鲜族，都说太神奇了。

治疗双腿静脉血栓

西安周××打来电话2009年12月12日给其妹求方治疗双腿静脉血栓，腿肿的裤子都脱不下来。2008年7月4日生病，花了几万元没治好，2010年2月23日反馈说，我妹妹念了您给的配方，效果好的不得了，现在双腿肿胀基本全消了，别人根本看不出她腿有肿的地方，念的配方是4430·720·650，两个多月的持念她自己也觉得双腿轻松了，用手指用劲按才略有点痛，他姐姐说，一开始妹妹心存疑虑，说经好多医院花了几万元都没治好，大夫说要锯腿的，这数能行吗？她姐一再鼓励、劝说妹妹，你一定要诚心对待，为了让妹妹珍惜配方，说我好不容易求来的配方，你一定要诚心静心好好念，其妹听姐话后，认真持念。两个月下来，出现奇迹，2月23日激动地反馈了念数治疗出现的效果，表示对八卦象数创始人李山玉老师真诚的感谢，同时也感谢耿老师。我听到此消息后，也感到惊喜，嘱其持念，已固疗效。

方义 4430·720·650 中，4430·4 震挂主肝。肝主藏血，五行属木，木曰曲直，静脉血栓弯弯曲曲其象曲直，44 重叠，以振奋肝脏疏泄功能，用雷震通血栓之堵塞，使受阻淤滞血液归肝脏，3 离卦主心，心主血脉，血栓在脉管阻塞血液流通，故取 3 以疏通脉道，720 中，7 艮卦，为堵为血栓以象取之，2 兑卦为手术刀，艮为手，720 为手拿手术刀刮掉血栓，又 720 为兑金泄艮土，泄其血管中淤滞，650 中，6 坎卦，主肾，肾主水，水为通，取之用水疏通血管栓塞，5 为巽卦，为风为入，为细长的血管，650 相合为井卦，为通，利水消肿，全方共和，消栓通堵，疏肝利胆，利水消肿，使血归肝而获效。

以上是众多疑难杂症病例中的几个例子。

李老师讲：通过近二十年的实践，尤其对瞠目结舌的疗效时，人们在深深思索着象数疗法潜能有多深？如何挖掘象数疗法的潜能，似乎又关系到诸多因素，又由实践表明，其中最重要的因素为统领我们周身的"君主之官"是形而上的心。所以在取数配方时要用形而上学的心，去形象思维，去感应、体验易感而随通，故调理、治疗肌体疾患时要诚心念，静心念，就能达到天人合一，天人相应而出奇效。

八卦象数疗法的效果是八卦场效应，是天德，任何一种人力所不及，我们只是借助而已。天人相应，就可得到天助人助，可不断挖掘八卦象数疗法的潜能，不断释放光彩，犹如阳光温煦万物。八卦象数疗法将为众多有缘者解除疾病给肌体带来的痛苦，提高生活质量。

夜间抢救房颤病人

耿老师，我是江西宜春的张××，下面报告我妈病例情况，我妈是舒××，85岁，患冠心病二十多年，这些年发作频繁，多在夜里。每次发作的病症是心跳过速（房颤），心律不齐，家里常备倍他乐克速效救心丸，丹参滴丸，阿司匹林肠溶片，平时服丹参滴丸，晚上睡前服倍他乐克和阿司匹林，速效救心丸加上面以前吃过几种药物发病时用。以前发病时服药半天左右心跳心慌就基本正常，此次是最严重的一次，5日上午发病，及时就服用了速效救心丹参滴丸和倍他乐克，几乎不停地服，6日晚上九点多，心跳一直是不正常，实在急于无奈，才给您打电话求助，您当时给配方650·430·82000我握母亲手默念一个多小时，心跳接近平稳，效果非常明显，当晚睡得很好，头天晚上几乎没睡，第二天上午她自己默念，中午下班我摸其脉搏心跳就恢复正常了，今天人也精神了，再次衷心感谢耿老师，感谢八卦象数，4月8日反馈13607058405。

方义650·430·82000中650，6坎卦，主肾，肾为阴阳之根，脏腑之气，源于肾以脏象理论取之，5巽卦，主胆为风，为阳气，为人身动气，650以肾水生胆木。650，振肾阳补心气，给心脏输送氧气，430中4震挂，主肝，肝主藏血，3离卦，主心，心主血脉，430肝木生离火，肝血源源不断往心脏输血，心脏气血得补。82000中，8坤卦属土主脾，脾气血生化之源主运化，2兑卦属金，主肺，肺主一身之气，另8坤主静，兑2主肺主收敛，故全方共合，补心气，益心血，脾静肺敛，使房颤不停的心脏，随着气血运化，经络疏通气血得补而复常。

急救参赛选手

耿老师，谢谢您，我们的一个参赛选手突然心动过速1分钟180下，脸色灰黄，念了你设计的象数配方650·430·720很快心脏跳动正常，脸色粉粉的了，八卦象数太神奇了，郑州白××，4月25日。

方义 650·430·720 中，650·430 同前，720 中 7 艮 卦，为山，为止，取 7 以止突然心动过速，2 兑卦主肺，肺主一身之气，金气属秋，有收敛之功，故 720 可收敛过速之心跳，全方合奏补心气，益心血，艮止，兑收敛心脏气血得补，滋阴潜阳而获效。

邯郸耿××报告

****

胰头占位，在全力默念象数中再现神奇疗效

全身发黄，胰头占位，在全力默念象数中再现神奇疗效

我是您的一名患者，2002 年 5 月汾阳医院、山大三院确诊为胰头占位，全身发黄，极度消瘦和虚弱，需立即手术，是我老伴拿定主意，放弃手术治疗，并于当年 7 月 12 日赴青岛登门求老师用象数八卦治疗。

您热情接待，熟练配方，您当时配出三组数① 2000·650·4440 ② 260·4000·050 ③ 72000·60·54000，中间可加 70 或 700·050 插念，并嘱咐多穿黑色衣物，勿戴金属，头朝北睡等。返汾阳后，遵照老师嘱咐，一一照办，闭门谢客，静心默念。

默念时间最长的是第二组，每日除吃饭睡觉就是念数，52 天后奇迹出现，一天中大便 6 次，恶臭，期间手足指甲均由根部凹陷，而后顶出新的指甲，全身黄渐渐消退，饮食增加，身体逐渐恢复正常，9 月教师节经医院检查，一切指标正常。全家人十分高兴，万分感激老师，是老师创造的八卦象数疗法挽救了我的生命。从此我和"象数"结缘，下定决心学习象数疗法、宣传象数疗法，为发扬光大象数疗法尽微薄之力，以实际行动报答老师救命之恩。

病愈后，我和老伴一起学习，一起实践，我俩不懂医，更不懂易经，不怕老师笑话，连"艮""巽"二字都不认识，但教材深深吸引着我们，真可谓爱不释手，书翻旧了，包书皮也不知换了几次。

我们夫妻俩今年均已72岁，从2002年至今基本未吃过药片，有了毛病就自己选配象数默念，实践的过程也得到很多精神食粮，我们过得很充实，真正感到老有所乐，下面向老师汇报实践案例。

老两口自治病

1. 2004年小寒日，腰痛难止，坐下起不来，还需扶住它物才能站立，站立时痛得更厉害，儿子知道后要送医院，我当即拒绝，并对老伴和儿子说，三天会好，放下手头事情，专心默念6000，果然第二日见效，第三日痊愈。又一次象数在我身上显出神功。此方为温通肾阳行气通脉而收效。

2. 2005年农历卯月初七日，牙痛，遇冷热均痛，默念7000无效，改念400·700效果非常好，此为虚火牙痛，滋阴止痛而效。

3. 老伴2009年8月总说，左乳下疼，经默念20·650；40·070后疼消失，此方既考虑补心气又考虑乳房通络。

4. 老伴一次吃虾酱等物后，腰围起了一片红米粒般的小疙瘩，痒得难受，经默念70·160·050，痒止、疙瘩消失。更让人高兴的是，原来乳旁的小肉瘤也无影无踪了。

5. 老伴右肩背疼痛难入睡，默念650·82000半天缓解许多，又继续默念，彻底好了。此方有温阳驱寒之效。

急别人所急

1. 2004年11月17日老伴去某牙科修牙遇见张×老师上牙，疼痛难忍，随口告知默念7000，不一会儿疼痛消失，大夫很奇怪！

2. 2004年11月19日老伴路遇张×高兴地说：果兰，你看我的脖子，一边说一边转动头部示意，念象数 2650·380 后，我的直脖病好了，象数真灵。原来是早几月前，张老师得了直脖病，头部前后左右不能转动，要转动身体带脖子转，是老伴给了他数念好的。

3. 2007 年 12 月 12 日晚，女教师胡××打来电话说，念 60·40·80 的配方后，头不痛能睡觉。2008 年 10 月陪同朋友来诊病时又说，念数后我的多年经期头痛病至今未犯。

4. 一次，朋友冯××带外孙为自己诊病后，其外孙突然说：爷爷，给我个数吧！我说：你要数干什么？他说：我要长个子。坐在一旁的外婆说，他想长个子，长大了打篮球，小小年纪志向不小。我想长个子必先长骨，于是写下了 070·010·60 的配方。本来我认为孩子们好奇闹着玩，谁知孩子是认真的，每天上下学路上总忘不了念数。事隔两年后利文生日，我刚坐在她家客厅沙发上，一个高个子男孩双手捧来一瓣西瓜，我问这是谁，冯××笑着说：这就是以前问你要数长个子的外孙，真不敢相信，这就是两年前要象数长个子的小男孩，现在他比同龄孩子高出一头，已经超过他父母的身高。

5. 2010 年 3 月 13 日，朋友薛××陪同别人诊病，然本人却发不出声，用手比画，见状即给写下 00200·050·070 的配方卡片，要求马上念，当离开时已能沙哑发声，嘱其回去默念，次日早打来电话，说话恢复正常表示谢意。

实践中的教训

2006 年秋一位陌生人经人介绍找到我家，自我介绍他是东关中学一名即将退休的教师。让座后，见其右手掯在胸前，我问怎么啦？胸很疼，我告诉其现在什么也不要想，静心默念 7000，约 8 分钟左右，患者的手放下来了，并说不疼了。接下来他告诉我，他被医院确诊为食管癌，无法手术，现在的状况是喝米汤还需温开水送下。当即赠方：70·2000·640。

第二次来告诉我，念数有效，现在能吃能喝了，也没再疼。第三次来，一进门就说：他头疼是否转移到头部了？我说没有转移，是感冒引起（头上有火罐印），即让其默念820，一会儿他说头胀，改方80·20，几分钟后疼痛消失，本人不放心，又经医院检查，确实没转移，病情一天天好起来。

不到两个月时，他的朋友也来诊病，并说薛××现在恢复的一切正常，正忙着为女儿操办婚事，听到这些很高兴，但也担心其放松默念……

一年后，患者离开人世的消息传来，真有些震惊。如果当时多嘱咐几句巩固疗效阶段的重要性，也许他不会得意忘形离世。总之，从我本身的体会就是虽然表象好了，但内脏很脆弱，还需继续默念巩固已取得的成果。无论大小病，尤其是大病，好了，还需继续默念巩固疗效，否则，一旦病复发，前功尽弃，后果不堪设想。

山西汾阳学员　王××　杨××报告

****

我的老师是李山玉

我是今年5月参加的函授班，也经常上网学习，从接到资料至今，一直边学边实践，先是按照老师和学员的现成配方在自己和家人身上使用，都取得了很好的效果；

象数疗法真神奇

我是一名普通的司法民警，现年52岁，从警20多年，在这期间一直跟劳教吸毒人员打交道，如我队一名吸毒人员刘某，以前吸毒时身上就长了牛皮癣，就一直没有治疗过，越来越重，他的家人都没有信心管他了，我想我刚学八卦象数疗法，可是有人说："治病不治癣"一说，可见难治，我就套用老师教材中的基础配方：2000·60，该吸毒人员因为自己难受，加上也没有什么药物，所以对这组数特别在意，每天用心默念，还别说，十几天后我问他咋样了？他说好多了！中间换了两次方：60·4000·720·160·050，强戒所吸毒人员见了我都非常感谢我，说念数能治病了！

恩师，就是从这一刻起，我就在轮休时间边学习边实践，从自己身上调理，耳鸣念260·40·70；6000·05或者640·720至今一直默念，耳鸣有所改善了。

胃胀痛十分钟止

本月11日，我吃了些水果之类的东西，忽感到胃胀满不适，因忙于工作也没有当回事，用手抚摸肚子也没管事，身边也没有药，正在这时我忽然想到我有象数疗法，用4000·7000默念一段时间肚子开始作响，之后就没有再疼，就这么好了！方义：4000为震，为疏通；7000为胃为止；

口舌生疮三天治愈

前一阵子我妻子因家事儿着急上火，引起口腔及舌头两边全是水泡，吃饭都有困难了，一直流口水，我急忙给她配方：0002·050，经默念三天就治愈了。方义：2为肺，为气管，为口腔，为皮肤，之前三个0偏凉降火；050为胆，除热，全方疏肝利胆，祛风除湿，排毒而获效。

我的老师是李山玉

我家有一个门市专门卖干菜等食品，12月10日有一老顾客进店一手抓腰一手购物，我问他你是不是腰疼，他说不知怎么搞的腰疼，我说你坐下来你念个数看看，0007000·60，念了一会儿我让他站起来走走看，结果真就不疼了，他说我是奇人，我告诉他我的老师是李山玉。

学员侯××报告

****

肾病、心脏病、腰间盘突出念数见效果

我在几年前与八卦象数疗法结缘，先说一下我周围朋友中的实践。

多年的肾病念数见效了

我一位济南的女友，她患肾病多年未治好，经常住院打针吃药，她知道我学象数疗法后，向我索要配方。我从资料上找到和她病情匹配的象数：0002000·030·050，这姊妹悟性高，人善良，每天诚念不休，立刻见效。几天后脸上消肿，肾区不疼了，尿检正常。见到她的医生都很惊奇，她也把这个象数赠与有缘的病友。

象数治疗心脏病

我黑龙江的女友张某，她母亲有心脏病，她从我的资料里查了个方子：650·430·820给了她母亲，老太太每天诚念，并工整地写好放在枕头下面，身体一天天见好，再也没有因心脏病住院，张女士高兴地说，没见过这么好的治疗方法。

还有一位小伙子，她母亲也有心脏病，曾来北京要动手术，后来老人嫌花钱多就回去了，对治疗已失去信心……当时小伙子在我家谈起此事，我感觉老太太病情很重，就拨通了耿老师的电

话赠方：650·430·82000，他母亲是信佛之人，很容易接受，立即持念。小李反馈说原来母亲每年住院几次，现在自从母亲念了这个方子心脏病就一直没犯，连感冒也很少了。

治疗腰间盘突出

刘某患腰间盘突出症，其家属不在身边，孤独地住院治疗，卧床不起，很是可怜，我去看他并给了0001000·6660他欣然接受了，过了一段时间，就出院了，他告诉我说，腰痛已好，还说没想到象数还有催眠的功能，念数后心里清净，我观其气色很好，人也胖了些。

我本人也在天天持念象数，各种病症在逐渐地好转与痊愈。当你受益于一个善行善事之时，其感受其心情是任何文字都不足以表达的。

北京张××报告

****

正人先正己

自去年参加青岛研讨班之前有缘读了《八卦象数自然疗法》一书，真是一本难得的好书，每天通读到深夜爱不释手。毅然决定参加函授学习，并参加了研讨班。

我刚40岁出头，烟民，近年来尿频，痰多，两腿沉重，扁桃体极易发炎，每年都感冒一到两次，每次十来天，不爱好，冬天怕冷，夏天手足心发热，不敢洗凉水澡，胃寒，便溏，混合痔，经常会出现一侧鼻塞。根据自己的这些情况，首先用书中的方着手为自己调理。用方：650·30·820，连续默念两小时左右，果然手足心虚热开始下降，再念，慢慢上、中焦部位微微发汗，手臂内侧出了巴掌大的疹子，有些痒，我认为是内毒外排现象，身体感觉轻松，双腿也不向过去那么沉了，神清气爽。

方义：650·30·820，6为坎，为肾，为疾，为通，故通疾祛病，滋阴补肾，固先天之本，可借水克上炎之火；5为胆，为风，风助火威，善补心阳之不足；奇数0为阳，可补阳之不足；3为离，为火，为心，主血，可治心脏一切病，30可旺君火，下交肾阳而得既济；8为坤，为脾土，为后天之本，与胃成表里，运化水谷之精微至全身，化水湿，去糟粕，升清降浊，补中益气。

广州学员　许××的报告

****

学用八卦象数疗法点滴体会

学习象数疗法体会基本有三点：明原理，熟记重点，勤学多用。明原理，就是八卦象数疗法的基础理论，先后天八卦关系即先天八卦为体，后天八卦为用。八卦与五行关系，即八卦为体，五行为用。阴阳是万事万物的总纲领。后天八卦所代表的方位，时空寒热温凉，升浮降沉；八卦阴阳五行对应人体脏腑，脏腑的功能等。比如恶心呕吐，为什么会出现这种情况？为什么用40·70；400·070，就能调好，这个象数疗法配方的道理必须搞清楚。4震卦五行属木，人体主肝，肝主疏泄，疏通调畅气机；7艮卦五行属土，人体主胃，胃主降，恶心呕吐为肝气不舒，胃气升降逆乱。阳性主升，阴性主降，故40·70疏肝调气和胃而获效，道理搞清楚，举一反三地运用在其他方面，这才有灵活性而言。

熟记重点，为什么学习八卦象数疗法一定要记住，八卦先天数，后天八卦方位，八卦的功能属性，阴阳五行生克制化规律，脏腑主要功能属性。最好把经络循行走向粗略记住；特别是五种取数配方，融会贯通，配方就有了理论基础，教材中前半部分，即八卦学说，阴阳，五行，脏腑理论是八卦象数疗法的体；后半部分即临床病例是用。学习中，体记住了就有了根本，临床病例边学边用，这样临证就能通过形象思维，怎么想，怎么用。如果不能记住，八卦，阴阳，五行脏腑间的关系，用起来就不灵便。

　　勤学多用，学什么都讲学以致用，用进废退。我们学习八卦象数疗法更要勤学多用，教材中李山玉老师把毕生所研究发现、创造的八卦象数疗法无私地奉献出来，并且简单明了，整个教材大道至简，以授之以渔为目的，让广大学员学会捕鱼的本领，也就是掌握八卦象数疗法，你若是不下苦功，总是拿来主义，那恐怕永远学不精进。如果自己感冒了，发烧了，呕吐了，腹泻了，都要大胆以身试方，按照所学组方调理，调好了总结经验，不好找找配方差距；应该记住不管什么病症，你都要辩证，要形想思维，要大胆地怎么想怎么用。不断地总结经验，不断学习，学以致用，才能不断提高自己的配方水平。

　　我们应该牢牢记住，学会八卦象数疗法是一个怎样的概念，下功夫学会就是给自己积累了财富，因为健康是用金钱买不来的，我们结缘象数疗法真的是得到了健康的法宝，因为它简单实用安全有效；你只要每天挤出30-60分钟或学或看或听或念或帮助别人就能使身体不断的充电，而随着时间的推移，机体就可增强免疫力，就能达到黄帝内经中所说的正气内存邪不可干。不要漫不经心，把时间浪费掉，疾病来时，求助别人是下下策。当然必要时求助别人也是应该的，但最主要是学会捕鱼的本领。永远有鱼吃，还可送人，帮助别人。也只有明原理，熟记重点，勤学多用，不断实践总结经验，才能不断体会，感受八卦象数疗法在不同季节时空方位上对人体的作用。

　　如果只是在套方上下工夫，病了这次套方治好了，为什么治好了不明白，下次再用，效果不太明显，因季节时空不同了，自己也不明白，只知道上次有效这次效微；所以我们学习八卦象数疗法一定要不急不躁，持之以恒，勤学多用。学习象数疗法要比学中医时间上不知缩短了多少倍，比学易经简单的不能再简单了，勤于实践，敢于以身试方，不断总结，效与不效的原因，获得经验积累。就能掌握象数疗法，让健康掌握在自己手中。

我有希望了，能像正常人一样生活了

2010年天津章××女25岁，糖尿病半身不遂，每天打60个单位胰岛素，头脑不清醒，老觉得昏昏沉沉，下肢无力，没精神，情绪低落，悲观失望，十分痛苦，大便拉不净，还老想拉，一直用药物还是拉不净。2月25日要配方，据以上综合病症，属阴阳具虚证调理五脏培补元气为主，配方16500·430·820·160，28日打来电话，电话里喜悦之情溢于言表，其高兴地说老师我25日下午要方，头天念觉得很累，坚持到周六晚上，全身轻松，精神大振，头脑清醒，大便一次拉净，别提多痛快了，没念象数配方前用药物都拉不净，我真的太高兴了，我有希望了，我将像正常人一样生活了，所以我着急地高兴向您反馈，太感谢了！我嘱其持念。

方义：16500·430·820·160。

16500中，1乾卦为头主大肠，为健取1以清头醒脑，6坎卦主肾，肾为先天之本，人体原动力，取6以补益肾气生精；5巽卦主胆，主一身阳气，人身之动气巽为气为入为通；16500相合，用乾天之气补肾益气，通督脉振奋肾气，元后偶数零以防风燥；

430中，震卦主肝，肝木生离火泄肝郁助疏泄血脉通利；820中8坤卦主脾，脾主云化，脾生兑金子泄母以损脾中多余之甘助肺行气；160乾卦主大肠，6主两便故16相合，补肾气，润肠通便。

全方共合培补先天，益气养血，补不足，损有余，调补阴阳而获效。

73岁老人急止腰椎摔伤疼痛

3月23日葛洲霸邢××中午11点50分打来电话说老伴摔伤腰椎骨，在床上躺着疼得一直叫唤，折腾，求给个止痛法。我问多大年岁其说73岁，因此我在路上让对方记下配方7000·111666500·4440·382000并嘱咐她如不适反馈调方。

下午3点，打来电话，说老伴约一个小时前不疼了，现在睡着了，我问你怎么念的，她说接到配方用纸写贴墙上两处，枕下也放了配方，用医用胶布写上配方贴在痛的部位让他念，就这样约一个小时，他不疼了，睡过去了。谢谢。

7000·111666500·4440·382000

方义：7艮卦，为止，又为腰椎取止止痛。111666500中乾卦为健为骨主督脉，6坎卦主肾，肾主骨生髓，肾为腰腑取之振奋肾气，111666重叠，以加其效，5巽卦，为气，为入111666500相合加强其通腰部经络气血之功效，通则不疼。4震卦主疏泄调畅气机，震动患处，疏泄气血，助血脉通畅。382000，3离卦主心，心主血脉，取3以通患处之凝血8坤卦主脾，脾主肌肉运化，泄患处血脉之凝血助兑金2行气和血故全方，止痛壮骨通经络活气血化瘀，而止痛。

邯郸耿××

****

我庆幸自己能用象数疗法自救

我自学习象数疗法以来，不断得到您的关心和教导，受益匪浅。虽然自己学得不好，但自己有为象数疗法增光添彩的愿望。多年象数疗法的实践证明，李老师所创的八卦象数疗法是为有缘者谋，为诚心者益，为病患者宝。

2010年2月13日（年三十）下午4时许，家里正准备年夜饭，我从厨房向卧室走，约有七八米远，突然身体摇晃不自主地向前冲，大脑一片空白似的，胸口感觉特别难受，我下意识地抓住门框，勉强支撑，心里立即组了方：70·650·430·820，并采取快速念法，不到两分钟见效了，止住了摇晃，所有不舒服的感觉一下子消失了。当时我被这奥妙的数字惊得站在原地半天没动，不由自主地流下了感激的热泪，是八卦象数救了我。如果那一瞬间我没能用象数救急，不知会发生什么样的后果呢，我庆幸自己对象数的执著和诚信。

2010年3月17日凌晨三点半，我突然拉肚子，到六点拉了三次，每次拉得很多，都是水，大有愈演愈烈之势，感到情况不妙，肯定是脾失健运引起的。针对这一情况马上配方：8880·650·370，经过不到半小时认真念数，症状消失，一直没有复发。

通过这两次用象数急救的例子使我感触很深，八卦象数疗法真是百姓保健祛疾的法宝。

广西学员　蒙××

****

手足口病在象数疗法中的神奇效应

我是病孩家长和××，住上海，这里，我要介绍自己亲历的一件事。这件事使我对八卦象数疗法有了具体的新的认识。

今年6月，我的外孙得了手足口病，住进了定点医院即是儿科医院隔离病房里。之前，我略知此病很凶险，但具体感受是没有的，有了这次的经历，才体会到国家对该病的那么地重视，此病传染性极强，且危及生命！

我5岁的外孙突然得了此病，其症状很快凸显：高烧不退，头疼欲裂，恶心呕吐。医生只好大量用药，然孩子的病反复不定，我们求医生看是否还有别的退烧手段，医生回答：只有用"美林"。在万般无奈，情急之下，我只好向上海的夏老师求助。夏老师二话不说，就告诉我一组配方：00500·00200·00300·00700·260 并告知在孩子降到37度以下时要改念 050·020·030·070·260，详细告诉我使用方法，我从晚上7点左右一直握着孩子的手念到半夜12点，孩子热度退后一直没有上来，到了凌晨2-3点，孩子热度又有点上来了，我有握着孩子的手抓紧默念，热度退下去了，而且直到出院，再也没有发烧，医院的医生也感到奇怪。

在医院，有些孩子已经出院了，考虑到怕孩子二度传染，就决定出院了。出院的第二天，孩子虽不发烧，但作呕，咳嗽，头疼等不良症状又出现了，此时，我又一次求助夏老师配方：00·720·160·080·040。一天过去了，孩子的病情减轻了许多，以后一周，时有复发，我去看了中医，给孩子喝了中药。现在，孩子又恢复了活泼可爱的样子，回想起当初，真是太吓人了，是夏老师及时伸出援手帮助了我们，我们从心里感谢八卦象数疗法。

病孩家长　何××

配方思路

上海何××女士来电说其外孙得了手足口病，况且了解到可以有一个家长陪护，发烧39-40度，还有咳嗽，我当即配方：00500·00200·00300·00700·260 并郑重告知，等孩子热退下之后调方：050·020·030·070·260，方义如下：

00500-5 为巽卦，为木，为胆，为风，为神经系统，此元象数意在用八卦象数风来降温祛热邪，疏通脑神经遏止脑的病变，前后偶数0以强化滋阴扶阳；第二元 00200-2 为兑为肺，此元利用肺的宣发肃降，通条水道以滋肺阴，布气除咳嗽，前后0以强化润肺除咳喘；第三元 00300-3 为离卦，为心，为血脉，邵葆诚在《易医一理》中说："心与脑精相连相应，神本无形，以脑为神之本，以心为神之宫。视、听、言、动皆脑气所发，亦心神有感而应。"这一诊断已被科学实验所证实。此方意在降心火，滋心血护心神，前后0强化；第四元00700·7为艮卦为山为止，为头，为五谷之海，可泄心火，可降浊生肌，此元意在护胃气，降心火，生气血，降浊升清防病变，前后0强化之效；第五元260-2为兑卦肺，6坎卦水，为元气先天之本肾，260以金水相生之力，滋肾气，促心肾相交以退热排毒。五元合力火收退热，止咳，驱除热邪，达迅速康复之效。

　　8月13日早8点多，接何女士感谢电话，知孩子已出院回家。然而，10点多又接电话说："孩子又欲呕，不想吃饭，只想睡"我当即又配方：00·720·160·080·040，一个小时后来电告知，孩子想吃饭了，一切正常了。

　　方义简述如下：00元0为太极，似头像。没有太极0，就没有八卦，实践证明，0可强化信息波的能量，以通精气，调阴阳，常可左右象数配方中阴阳之效，以主沉浮；720-降浊升清，提升胃气，让孩子饭吃的更香；160-脑为髓之海，乾卦1，又为头，大肠，督脉，160为健脑、发育、排毒，生长更健康；080·8为任脉，阴脉之海，万物之母，未脾，主中气四肢，此元意为升清降浊，生气血，健四肢，恢复活泼本性。

　　"易医文化古来有，象数疗法无古人"通过"手足口病"的在象数疗法中的神奇疗效，使我深刻地认识到祖先留下的太极八卦《易经》的宝典，运用象数易理阐天地变化之妙，述万物生化之机，迥然顿悟，石破天惊。

上海　夏××汇报

****

病来数挡，有空就念数

念数咽喉不疼了

某日醒来，发现自己咽喉又干又疼，我马上念020·260·070，念着睡着了，早上醒来，咽喉一点也不疼了，就这么好了！

念370胃里舒服

天气热，我吃了凉粉，结果胃里总是凉凉的不舒服，我怕犯胃痛，我想370·3是太阳，我的胃是土，让太阳照着光和热，我念了三个小时，胃就好了，不凉不痛吃什么都一点也没事了。

念数膝盖好了

我的右腿膝盖肿痛，行走不便，我自己配过多次效果不佳，我反复看资料，看到耿老师用370·2650治好了腿脚膝盖疼的病例，我想自己也试试吧，我就念了将近一个月，不知不觉好了，现在一点也不疼了，行走自如。

口腔溃疡好了

我的血小板少，口腔溃疡有半年之久了，天天刷牙天天出血，真愁人，我打电话求助老师给我指点，配方是6600·070，我念了一周左右就不再出血了，真是感谢好心人！

念数治尾椎骨摔伤

我在家里不小心把尾椎骨摔伤，去医院看了三次吃了几天的药还是不见轻，我想我不是学习八卦象数疗法呢吗，何不用此一试呢？我自己学着配方，不效，就电话求助恩师，路老师有一次指导我，就大胆地配了0001000·6660·7770·44450·3820一念全身气足，气感强，我就天天坚持念数，并用纸片写上象数放在椎骨位置上，有空就念，20多天好了，活动自如，以往我也损伤过，没有这么快就好的。

陈××报告

****

学会用比类取象取数

运用比类取象直接取数配方奏佳效

在平时实践中，我发现对于一些疾病，有时候没有必要非得知道它是什么病而直接运用比类取象去配方也可以，比如有一天上午，本人突然感觉浑身不舒服，以咽痛为主要症状，伴有发热、头痛等症状。起初我一直以为是感冒，配了几组配方效果都不理想，尤其是发烧的厉害，妈妈看着心疼啊，非让我去附近小诊所买药吃。我说我经常给人家用象数疗法无药治病，这样小的病自己反而吃药，那不是天大的笑话。到傍晚，根据头痛发烧这个典型的症状，头为7，发烧，前面用0降温，突然一组象数07·06·04映入眼帘。我觉得这组配方默念起来很舒服，于是躺床上默念，奇迹发生了，不到一个小时，高烧就退了，浑身也感觉到舒服多了。又默念一会儿就睡着了，第二天早上，就痊愈了，一点症状都没有了，大摇大摆地去上班了。

后来我仔细研究了这组配方，07可振后天之气以扶正，驱热邪外出，止高烧；06滋阴通窍，疏导膀胱经气，驱除表邪，6主水，前0为阴，水中加阴，治高烧；4为阴数，前加0又偏凉，疏解气机，解表散热，滋肝阴，发烧多防肝风内动，（本来5胆为巽风，为出入，最善解表，但5为阳数偏温，肝胆互为表里，用本方解表散热当属）。全方07·06·04滋阴解表散热而收佳效。后来看资料知道我这个症状是急性扁桃体炎，我在不知疾病名称的情况，运用教材中"比类取象"取数配方，仍然获得佳效。从而我认为在取数配方的时候，可以根据典型症状加上自己灵感比类取象直接配数，往往也能奏效。

（编者：在教材"取数配方"中的一、"按八卦之象取数配方"即是比类取向）。

象数治疗慢性肾炎

我的一个堂妹，28岁，曾经常年在外打工，不知道何时出现全身浮肿，浑身无力等症状，无法打工，只好回家乡治疗。先是在小医院治疗，并没有取得什么好的效果，后来不得不去平顶山市人民医院，经过取样去省城化验后确诊为慢性肾炎。2008年春节我去医院看她的时候，她的样子着实让我吓了一跳，全身浮肿，肚子，腿脚，脸上都肿得像去月球考察的宇航员。希望能够帮助她。

治法：健脾补气，益肾补阳。象数配方：820·6000。

方义：配方中8为脾，内经云，"诸湿肿满皆属于脾"，她全身浮肿，脾的运化失职，故健脾，并且脾也主中气，为气血生化之源，主运化，消炎去肿痛；2为肺，除了补益中气，而且肺为水之上源，也可疏通调理水道运化；6为肾，直指病灶，三个0增强补益肾阳，通经活络。

疗效：当时反馈说，经常吃药，胃都吃坏了，也有头昏沉的情况。在采用了象数疗法治疗后，电话告知：经过近一周的默念，肚子上的水肿一下子消了很多（以前都是在医院用水泵抽水的，花钱受罪），脸上和腿上也消了一部分，感觉不错。这样一说更增加了她的信心，她比以前更认真地默念象数。又过了1个月，打电话反馈说已经出院半个月了，因为每天的长时间默念，所以恢复非常快，不但全身的浮肿全部消失，而且肾功能的各项检查指标也在不断地好转，后来觉得住院花钱太多，就主动出院了。

我鼓励她继续默念。1年后见面，她说基本上好了，各项指标都正常了。

就这样，一个花费了近3万元没有好转的慢性肾炎患者，运用象数疗法，仅仅20天就基本治愈。这也是我在象数疗法实践中治愈的最严重的病患例子之一。

80多岁高龄老人默念象数治愈腹部肿瘤再创奇迹

我有一个本家的嫂子，今年85岁了，我这个嫂子因为某些原因，眼睛看不见东西了，已经有15年了。我本来打算去给她治疗眼睛，谁知道嫂子非常相信象数疗法，并且特别乐于接受。对我说，让我先不治疗眼睛，给她治疗一下腹部的一个疙瘩。原来是她前几年发现腹部一个硬块，后来越来越大，也不疼不痒的。然后去医院检查，说是良性肿瘤，说老人年龄大了，没有必要动手术切除，但是嫂子说：每每摸着那个疙瘩就担心，想去掉。听了我介绍的象数疗法，马上想尝试一下。我给了她一个配方，并且对她说了默念的注意事项。过了一年后，老嫂子到我家里，把近一年发生在她身上的事情告诉了我，言语中充满了激动，她说："整天闲着没事就默念那组配方，刚开始也没有什么反应，一个月后感觉小了一点点，2个月后，感觉疙瘩中间越来越小，两端也慢慢减小，6个月后，整个疙瘩全部消失，再也摸不着了。我一直想告诉你这个好消息，但是我也不会打电话，所以一直到现在才对你说，真的是太感谢你了。"

由此我想到一个问题，老嫂子因为双目失明，所以有更多的时间静心的默念象数，最后收到奇效。

学生王××汇报

****

哪里不舒服就对"号"入座

我患有多种疾病：腰椎结核，做过两次大手术，导致我长期卧床，生活不能自理，非常怕冷，常年吃药。

2009年有缘参加了函授班，第一次拨通李老师的电话，非常激动，病情没有说全，只说腰椎结核，怕冷，老师赐数：70·20·1650·3870每天默念8小时以上，一周后脱掉了毛衣毛裤，我又一次拨通了李老师的电话，老师又配了数：02000·1650·3870，我如获至宝，每天坚持默念8个小时，几天后看症状，我以为病情加重了，去了医院检查，拍了片子，医生说没犯病，后来我才知道是气冲病灶，过了一段时间逐渐好转，拄双拐能到院子里散步了，到了今年1月，扔掉了双拐能做些家务了。自从念八卦象数以来，就没有用任何的药物，哪里不舒服就对号入座念念数就好了。

有一天，可能是吃了不洁的食物，突然头晕，恶心，肚子疼，拉稀，这时就想是肠胃不好，有晕车的感觉，当时很自信，脑海里出现40·70，默念一会儿，感觉没有什么反应，改成70·40（7主胃，主中气，4为震，）更好些？就这样大概一个小时就好了。起床洗了两件衣服，晚饭也没吃，就没事人一样。

我衷心地感谢八卦象数疗法。

河北保定市　蔺××报告

****

650振肾阳补心气

9月底我从青岛回来之后就肚子不适，就找出女儿用过的暖贴贴一贴，上午10时照旧贴了两贴，暖贴没有什么变化，下午来了灵感，在贴面上写上了"650·2000"，到了晚上发现暖贴涨起来了，鼓的像气球一样，我老伴也在场，都感到不可思议，马上想到老师在讲课时讲过650可以鼓起来的话，前两天用的都没有鼓，一写上象数就鼓，只能说明是这个象数起了作用。这种现象在我身上还发生过一次，1992年我做了胆切除，默念象数6650·5300·70·80，意在补胆之虚，泄胆管之炎，脾胃相合，但是不念腹部不胀，一念腹部就胀，我给王×老师打电话，她给改成260·5300·70·80再念就不胀了，病症也就迅速痊愈。但是我不明白的是：为什么念650·3800或者650·430等就不胀了呢？（老师已在电话里解释！）

　　通过实践我体会到，650震肾阳补心气，贴哪哪变温，使人阳气足，益寿。

　　在《自然疗法》期刊中很多学员的文章真是越看越爱看，都十分精辟，内有玄机，句句真言，我都爱看。

天津市汉沽区　杨××的报告
河北保定市　蔺××报告

肺腺癌已转移的患者，现健康地生活工作着

　　我在两年多的实践中，一边努力学习八卦象数疗法的配方原理，学习刊物中很多学长的优秀实践报告，反复揣摩他们配方的方义，一边在自己的实践中跟着感觉走，大胆配方，用象数疗法为亲朋同事治疗了许多常见病，取得了一定的成效，现汇报两个病例。

　　患者施××，女，65岁，是我的老同事。但她的双胞胎姐姐在五年前患胰腺癌去世，当时她就情绪低落，忧心忡忡，说她跟她姐是同卵双胞胎，基因相同，看来自己也会得癌症。就在2009年7月，她因身体乏力不适去医院，被查已患肺腺癌（已相当严重），并已转移到腰椎、肩背、骨盆和头颅，已不能手术了，只能化疗以尽人事。当时子女隐瞒了病情的严重性，她只知道自己是肺癌早期，需抓紧时间马上化疗（她是半年后知道真实病情的）。

当时医院要她做六个疗程的化疗，在做了第一次化疗后，她的身体就垮了：吃不下，呕吐，头发大把大把地掉，人比死还难受。当她得知我在学习八卦象数疗法并为老同事吴某用象数把右手臂弯的血管瘤念掉后，要求吴某问我能否帮帮她。我在2009年8月12日得知她的病情后，当晚就去了她家，当时看到她头发只剩三分之一，脸色灰暗，眼神无光，她告诉我她的白细胞仅4千多，骨头疼，一点力气都没有。我当即鼓励她不要失去信心，八卦象数疗法一定能救她。我给他讲了要求和要点（她的儿子刚从荷兰念博士回来，在荷兰就听说过八卦象数疗法的神奇，极力劝其母亲一定要诚信念数——这是很大的良性信息。）

我当即给配方：820·220·650 她默念了十几天后来电说，没有什么明显的感觉，此时离她第二次化疗仅十几天了，她十分恐惧。我给她换了耿老师文中的配方：008200·6500·160，要求她每天念10个小时以上，几乎全天念数，而一般探望者都会带来不良信息，而我带给你的是良性信息——八卦象数疗法一定能救你。

她很认真地听懂了，同时把郭××老师化疗时的补肾方让她念：6665550·44430·777820·160，同时给她看研究所网站和视频给她增加信心。

换方后，她谢绝了探访者，房间墙上、床单下都放着六张配方，挂历也拿掉了，全力念数，奇迹慢慢显现：胃口逐渐好转，体力渐增。即做了第二次化疗，化疗前白细胞4900，化疗后白细胞反增到7400，人也很精神，胃口不差。医生觉得不可思议，后又说大概是服用了灵芝孢子？患者心里有数啊——这绝对是象数疗法的功效，从而信心大增，连便秘也好了。第三次化疗也平稳度过了，白细胞还是在7-8千，其他指标均正常。可就在第四次化疗后她一下子又垮了，白细胞又降到4千多，好不容易念数积累起来的元气又极大地被损坏了。她沮丧地问我怎么办？我说没有别的办法，只有高质量地念数，这时她作出了一个大胆的决定——不再做化疗了。我表示赞同。就这样每天念数不停（不过医生建议的药物还在使用），到今年春节人已经全部恢复，一次能睡三个小时，多次检查血象均正常。最可喜的是一头头发再生，不知情的人还以为是假发套呢，根本不相信她是严重癌症病人。八卦象数疗法真使她旧貌换新颜了。

转眼到了今年4月，她去了上海肿瘤医院复查，医生说她恢复得好极了（主任医生一次查病房时还误认为她是家属还赶她出去，竟没看出她就是病人）。医生惊奇于她恢复得这么好无奈地认为这是服用了英国进口药之故。可施××告诉我说，一位跟她生一样病的人，也同样服用这种进口药，病情却非常危重，估计时日不多了。（她向该患者也介绍了自身默念象数之疗效，可她丈夫不信），施告诉我说，过一阵子，她想把进口药也停了，我让她根据自身感觉决定。施诉说，骨头上个2-3天就会阵阵酸痛，医生要配药给她，她拒绝了，她说念数后这种酸痛不怎么厉害了，能顶得住，就是心里不踏实，要求我改一下方子，我设想应该用1650，但没有把握，就请教耿老师，耿老师耐心听了我对该患者的跟踪汇报后，改了配方：008200·111650·16000 随着高质量的默念，她告诉我说骨头上的酸痛几乎感觉不到了。

上海肿瘤医院的医生告诉施说，其恢复之好是病人中罕见的，今后每半年检查一次，可以再活5年。我对施说，后半句你别听他的，否则你活过4年后天天数着日子过，这罪就受大了，我还说：你现在一头黑发，"发为血之余""肝藏血，心主血"而且心肾相交，水火既济，你现在天天念数，所以能活到天年，至少还有20-30年寿命呢。老师说"天天念数，天天健康"，她频频点头，并说不会每半年就去检查，这些检查都对身体有伤害，我说你的悟性真好。她满心感谢。感谢八卦象数疗法，感谢耿老师。

现在的她每周还要上两天班（受聘于美籍华人的企业搞管理，待遇从优），每天神采奕奕的。这是奇迹吗？确实是奇迹。但在越来越多的诚信持念象数疗法的人们中，这样的奇迹却又数不胜数！这就是八卦象数疗法之神奇。

苏州学员：芮芷江

****

念数使硬块变软变小了

我是2006年偶在网上看到后结缘的。现将我4年来的实践向老师汇报。

象数治胃病及其他痛症

我于1972年患上了十二指肠溃疡，治愈后2006年某晚吃饭时突然胃痛起来，我赶紧默念70·40，不到5分钟，痛即止；2006年9月27日上公交车时手指被撞，很疼，我默念70·40，车行两站路，痛即止。这两次的实践，我对象数疗法深信不疑了。由此我对配方70·40或者40·70情有独钟，在后来的实践中，我根据70或40的功效，以其为主，配以其他的数，治疗了下列病症。

（1）头痛 010·70·40；

（2）耳鸣或腰痛 60·70·40；

（3）腹痛 80·70·40；

（4）足痛 40·40·70；

（5）关节痛 070·70·40 等这些配方都能迅速止痛，其中耳鸣60·70·40用到后来只要一耳鸣，一想这个配方就马上不响了，疗效快得出奇。

念数使硬块变软变小了

2007年5月27日，发觉我左腿股后长了长1厘米宽0.5厘米的硬块，我自配方720·640·650·380，念的过程中就发现硬块逐渐变软变小，念到一个月硬块消失了，为巩固我又念了十天，至今未复发，并将每年夏天都发在手背上的湿疹治好了，还把我项后陈旧性的硬块（76年长疮后留下的）变软变小了。

方义：720消凸通堵，折毁肿包；640清热解毒消肿；增强抵抗力；650消坚通滞，温阳燥湿；640和650阴阳共振，扶正固本；380健脾提气，活血化瘀，与720同补后天。

感冒发高烧退下来了

我儿子感冒发烧在医院输液三天，当天是周六，高烧又起，我让他念006·004·002退烧，他不愿意念，我便握着他的手代念15分钟后，手摸他的头已凉了，体温已降至36.3度正常了，此后他对象数疗法不再拒绝了。

方义：6为膀胱经有解表功能，前两个0偏阴能清热解表退烧；004疏风散热，滋肝阴，防肝风内动；002为兑卦，性凉，降火。

调治高血压

2009年10月20日，在民盟退休支部活动中，一位余某，67岁，述说她患高血压，我给了她260·500这个方子，让她默念，到再次活动时她说念了十来天见效果了，血压明显下降，降压药已经减半。我听了之后鼓励她继续念。她又向我要治疗心脏病的方子，650·430·820，念后非常好，后来她告诉我说有一次夜间出现心脏停跳的现象，她看着手表，念了6分钟左右，心跳恢复正常了，她说只要心脏不舒服就念此方，均能很快奏效。

（方义略）

成都市双栅子街　张××汇报

****

爱犬晕车把数贴

老师：你好！承蒙多次不吝赐方，胃寒症和左膝关节增生症几近痊愈，不胜感激。

爱犬晕车贴数防晕车

一是今年五一时，华章由北京驾车回赤峰，其将虎子（爱犬）带回，途中虎子晕车，吐的一塌糊涂，在赤四天基本不吃不喝。在其返京时，我把防晕车的配方380·720·650写在胶布上给它贴在项圈内侧，结果奇迹发生了，返程五百公里，历时5个多小时，不仅未出现晕车之象，且到北京即能食能喝，由此可见，八卦象数疗法对一切生物体均有效。

大胆配方治关节痛

人到老年，生理逐渐衰退，身体出现不适实则难免。我由胃寒引起的左肩胛骨刺痛和双下肢寒凉已基本治愈。但不时还有左膝关节痛。为此，我大胆配了三组配方分别贴在左跟腱：（77000·4000），左膝关节（777000·1650），右股外侧（0005000）。三组数只贴不念，由于眼干涩（中医说是肝阴，肾阴不足），又配4000·030·3720·640），结果三处疼痛同时或治愈或缓解，眼干涩也得以缓解，现在只用眼干涩的配方。为什么讲述此事呢？我同时用多组配方治多种疼痛，均获理想疗效，我猜想，正如著作《八卦象数疗法》第9页所论："太极八卦是整个物质世界系统的结构模式，大到整个天体，小到人体细胞，均布列八卦结构模式。"人体的任何一个局部，都具有八卦结构。

赤峰学院：李××　周××汇报

编后语：李永林先生在学习八卦象数疗法的过程中不断地思索探讨，使他的思路不断地深广，当他在自身几处病患的部位贴了不同的方而均有疗效后,开始不得其解,后来找到了依据,即太极八卦其大无外,其小无内的结构模式原理。

正因为太极八卦的结构模式原理,任何一个方除了调节局部的同时调节全身,这是必然的。故全身多处贴了不同的方,时间较久以后若出现莫名其妙的不适感时,只留一方即可。

****

贴念象数治疗多种病

贴象数治病

今年1月5日,我自觉双腿沉重行走无力,就按老师教的方法用布条写好配方260·650·4440,固定于腰部,2小时后两小腿内侧发热发麻,尿有恶臭味,5天病灶消除。

象数配方急救心脏病

李××,女,75岁,患心脏病30年。2009年12月18日夜开电灯时一瞬间感到胸闷,心脏颤抖,家人急送医院输液并等候病床做支架手术,19日患者妹妹找到我求象数,650·430·820嘱其姐默念,第二天医生查床时,检查心梗消失了。医院误认为是输液起了作用,就又输了三天液才出院。从去年到现在患者每天念此配方,呵护心脏,她说我现在也不吃药了,没做支架还节省了20万元,是八卦象数救了我。

象数配方治肿瘤

张××,男,82岁,2009年12月28日因头部恶性肿瘤住院4天中时有昏迷症状。其儿媳马某向我要配方:3820·770由她与公爹一块念,三天后不昏迷了,7天后照CT肿瘤缩小至小米粒大小，医院说无大碍可出院，马某接她的公爹出院后告诉我：她本人脑部也有一个纤维瘤，同念一个方子纤维瘤也消失了。

方义：3820·3 为离卦主血脉，可治头患振奋心肌除烦安神；8 为坤卦为脾摄血，消肿去毒；2 为兑卦，为肺振气活血散结，治气血不足；7 艮卦为通滞止痛，疏通脉络，消头部肿瘤。

治疗中医大夫颈椎病

垂杨柳医院的中医博士陈××患颈椎病，让我出方：0001000·0007000·640 让她贴在颈部，几天后就不疼了。

象数治愈饮食不当恶心，呕吐

祥×，某大学纪检干部，经期饮食不当恶心、呕吐、乏力，给象数 650·20 治疗 15 分钟，肠鸣音胃部胀满症状好转，此后又调方 400·700，食欲渐进。

象数治睾丸炎显奇效

马××，男，80 岁。2009 年 12 月 26 日突然尿血睾丸肿胀并伴发烧 39 度，异常惊恐，向我求退烧方，随即为其配方：06·04·07·01 他念象数第二天退烧至 37 度，继而退至 36.4 度正常体温。患者在医院检查确诊为睾丸炎，我又为其配方：720·60·2000 他念象数三天睾丸消肿三分之二，应他要求将此方写两条缝在其内裤上，共 11 天完全消炎去肿恢复正常（方义 1：06 为坎为寒，前置（阴位）加 0 为凉可克火热而退烧；04 为震卦为肝，主疏泄，前加 0 为阴，可疏泄热邪；07 为艮卦，为止，可止高烧；01 为乾卦，为头，为督脉主一身阳气，01 可损阳盛。方义 2：720 中 7 为艮卦，为山，2 为兑，为泽，"山泽通气"可消炎止痛；60 中 6 为肾，为阴部，60 可增强肾功能而消除睾丸炎症；2000 中 2 为兑卦，为肺，主一身之气，后置 3 个 0 可强化其散瘀和气化作用）。

北京市朝阳区　杜××报告

****

象数快速治愈老人骨折

象数使86岁老人的粉碎性骨折很快治愈

我的大哥今年86岁，2010年5月17日因头晕摔倒，造成左腿股骨头下方粉碎性骨折。18日经青岛医学院及骨伤医院诊断的，因年龄太大，手术的风险大，最后只好住进骨伤医院进行保守治疗，院方提出要卧床4个月，因活动受限容易出现褥疮、肺感染、血栓等致命危险，死亡率很高。我们请了一位护工照料。

我老伴今年6月参加《国学讲座》后，19日就去了医院，将彭××的配方7000·111650·4440·382000写在纸上装入枕套中，又在患者的腿部写上配方，还写在卡片上让患者自己默念，用方一周后，患者的疼痛明显减轻，不仅可以在床上翻身，还可以下地轻轻站立，这时大夫也看到患者才住院两个月（实际用方十多天），病情有突出变化，决定再次拍片诊察，结果发现骨折处骨头对接的比预想的好得多，但还需静养，以免发生意外创伤。

8月初，在患者的要求下，医院又第三次拍片诊察，这一次大夫惊奇地说，从片子上看骨折处长的很光滑，对接的很吻合，跟手术没什么区别，很幸运的。

若不是有象数疗法陪伴，这么大的年龄粉碎性骨折三个月就痊愈出院这一般是不可能的事情。真心感谢八卦象数疗法。

青岛学员　葛××汇报

****

老中医配合象数治疗获佳效

尊敬各位老师、前辈、同学大家好：我来自中国的芒果之乡广西百色市，我学的是中医，开了二十年的门诊，也练过气功，但很遗憾到了去年才结识八卦象数疗法，在临床上应用了很多，效果很好，是我想象不到的，象数配合中药治疗也收到了事半功倍的效果，临床上治的病例很多，就不一一讲解了，现在选两典型病例和大家说说：

念象数使临危的戴阳证回阳救逆

是一位68岁的老人——蒙某去年春节前的事了，他家来人叫我去看，病人两天起不来了，吃不了东西，说话的声音似乎听不到，量了血压不高，体温也正常但脉搏洪大，我知道是临危的戴阳证，所以不敢给他打针和用药，就有意骗他说，你这病我现在没药，明天我去南宁给弄，现在我先给你个咒语念念，如果你明天能起来就去我那吊针，你必须从现在念到天亮，他点点头，我给配了个方：650·4440·820。第二天他真的能走到我那去但不进屋，就在门前笑着对我竖起大母指说你咒语真灵，就散步去了。我真感到非常的震惊、不可思议，每当我见到他就问你还记得那个咒语吗？他笑着说忘不了，救命法宝呢，现在都念着。喝650、回阳救逆、补益肾阳、4440意在像春天的草木生机勃勃，让生命活泼生机、820补脾益气补后天之本，我认为肺更是后天之本，因为人开始降生，第一声音开始就是呼吸，从那开始就一直工作没停息过，而且职能是宇宙大自然之气是战斗在最前线，担负着人体最重要的工作，若肺20分钟不工作，生命也就难以保证了。

象数使食管癌病人能吃能喝，还下地干活了

第二个是个食管癌的病人，张××今年四月份他家兄弟来叫

我去给他吊针，我问他怎么啦，他说一个礼拜没吃东西了，一吃就吐，水也喝不下，我说那我也无能为力了，他兄弟肯求说，很多人都说你有办法的试试吧，给吊吊针或弄点什么的，于是我去了给他吊了两天的糖盐，不敢配药，只是写：20·7200·80·650。两天下来病人能喝点稀的也不吐了，但他说这病把我给治穷了，现在一分钱都没有了，没办法死也就算了，我说没关系我有不花钱也能治的办法，就给他配方：20·7200·80·650。嘱他要坚持念，念时间越长越好，大概过了二十天左右，这个病人赶集来了，见到我笑着说谢谢你，你这几个数威力很大，我恢复得很好，能吃能喝，也能下地干活了。我也不敢相信，怎么这么快就好了呢？真不可思议。相对来说我知道没有什么药能在短的时间内治好此病，开始我天真地这么想的，20·7200是补肺气振胃气给它两把刀，把瘤摘下来，80温通散寒健脾益气，记得有个师傅是这么说的"万病从寒中起"，因而张仲景写了伤寒论。8是坤是通畅的，中间没阻挡的，650是补先天元阳补充正气，邪不可干，这个病就这么治好了。这太神奇了。我再次感谢李山玉老师授吾如此绝招，让我面对任何疾病都能得心应手，我一定努力学习好八卦象数疗法，予更好地普度众生。

来自广西百色市　蒙××的报告

****

治好了腰间盘突出，全身都感轻松

向您汇报一个我不理解的病例：我的亲戚张××，患腰椎管狭窄、腰间盘脱出已经十几年了，前两年也因此住过院，但无效。他给我来电话想用象数疗法试试，于是我给他一组方：7000·00100·6660，过几天他打来电话，很激动地说自己念了四天这组方腰就不疼了，为什么这个数有这么大的威力，这么神奇？并说自己在念象数过程中就象有个带尖的刀子插在腰里面，但是很舒服，同时眼前有圆乎乎的东西漂浮的视觉。不但治好了腰疼，全身都感觉轻松。对于他说的现象自己也无法回答，只能答以天佑师佑，特向老师汇报此事（注：患者所出现的现象可能是通过默念象数，机体在动态平衡的同时激发了某种潜能）。

天津学员　郭××报告

****

形象思维治胸积液

患者姚××因胸积液住进江苏常州武进区中医院，李××为其配方为：030·820·6000。因患者心不静没有认真持念，断断续续未见显效，出院时胸积仍有48毫升，加之病房空调开放，还造成右膝关节酸痛。随调方为030·820·6400。李××当时配方的思路是3为离卦属火，火能蒸发水气，防止火势过热前后各加一个0；8为坤土，土能克水，2为肺金主肃降，可通水道降上焦之水；6为坎水，4为震木，水生木子泻母水以耗积水。患者经过二十七天的默写默念，积液由原来的48毫升降至16毫升，医生也觉奇怪，念此方还治好了患者右关节酸痛，一个多月后参加了十公里自行车漫游活动（但是患者在念此方过程中一直伴有奇痒值得分析思考）。

学员　李××报告

****

八卦象数疗法真神了

下面学生向您汇报在5个月宣传八卦象数疗法同时，治疗的病例。

800这个象数真神了 444000·33000显神通

5月22日学习班结束当晚，同事隋××来电话："犯了胰腺炎，恶心，痛，睡眠不好，住院8-9天了……"，我顺口说：念"800"，因为8主脾主运化，主腹部并与胃相表里，可调节脾胃，解除痛感恶心等症状，另外8是坤卦，为大地为母亲属阴是晚上，所以能调节睡眠，后面两个0加强力量，一通百通。我教给她念的方法，当晚她念数入睡，症状缓解了，第二天早晨起床感觉良好，症状明显减轻，三天后我去医院看她，已经出院了。她自己也说"几个数就这么神啊！"这是第一个用象数治病好的那么快！

在9月24日她犯了"心律不齐"房性早搏频繁发作，心率很慢，憋气……我打电话叫她马上念象数"444000·33000"，不一会儿她回电话心率正常了，这次也深深感动了她。

确诊六年的病治疗效果不显，念象数一个月明显恢复

同事刘××，（象数学员）患"胆囊炎，胆囊肿大，胆结石，胆总管结石"六年了，经常右上腹痛，放射到后背痛，没食欲，也不能吃"，用好多方法治疗也不见效，另外她还有"冠心按装启搏器，肺内有一占位性病变"，在7月24日向她介绍八卦象数疗法，同时给她一组老师的象数"005400·7200"，5是巽卦，代表胆与4肝相表里，7是艮卦是石头，2是兑卦，碎裂石头"，说明念的方法及注意事项，并写几个卡片贴在床头，放在枕下等，到晚上她来电话，"今中午饭与晚饭有食欲了"，我俩都很高兴，鼓励她继续坚持不懈地念，并写在胶布上贴在大椎穴，命门穴上

或衣领上。

4440 治抽筋，640·000·720 耳聋耳鸣显神灵

晨练的刘姐两腿抽筋，疼痛难忍，告其念"4440"或"4000"，（4 为震，为动、为足、主筋）几天后她高兴地说："不抽筋了，基本好了，谢谢你！"这位刘姐有一天突然听不清电话声音，要数念，我把在八卦象数疗法网站看到的一组治疗乳腺增生配方：640·000·720（此方可用于梗塞之患，还可用于耳聋、耳鸣 640 通耳道，6 为耳道，4 为震为动、为响）。她念了一个月，恢复原来的听力了，这真是疾病各取所需而趋平衡的神奇效果的又一见证。

160 通便效果显著

肖大姐的孙女便秘还带血，把"160"贴在孙女的内裤腰部，（"160"通周身经络 1 为督脉，通便排毒浊），效果也非常明显。她自己念肩周炎的方 50·70，冠心病方 650·430·820，都收到好的效果。

小孙子感触到八卦场效应

学习班前二十几天不明原因的腹泻也不能吃饭，每天午饭后肚子一痛就排便 3-5 次，直到排空为止。我到学习班听李老师的讲课，在这个八卦大气场下好了，什么也能吃，吃什么也香，和小年轻的一样还吃不饱哪！这就是八卦象数场效应的威力啊！

我平常不定时出现心前区痛，尤其是近几天较频，奇怪的是到学习班听课，未再现此症状，我感觉很舒服，血压、心率都稳定，吃饭好，睡觉好，几天听课一点也不累！

有一次小孙子来我家，我想亲近他，他就躲我，并钻到桌子底下去了，大声说："奶奶你别靠近我，离我远点，我到你跟前

难受啊！"，他这么一说，我忽然想到李老师讲的"八卦象数能有2米范围的场效应"，我立刻停止默念象数，小孙子才靠近我。真的不可思议，以后每逢他来我就停念象数。

260 降压显神效

想到李老师讲 260 降压很好，在一组象数中，前面的一元首先起作用，把 260 提到最前面，念"260·650·430·780"，不到 10 分钟，我觉得一股凉爽的气从头向脚下行，马上感觉头脑清醒，测血压降到 130/90，太好了"260"降血压真的显神效！

777000·444000·33000 速降心率

9 月 2 日房早房速频发，念"72000·650·430·3820"，四个小时心率仍 130/分不降，我想到 7 是艮卦，是大山、石头，属土；4 是震卦是雷，属动；3 是离卦属心，大胆的试念"777000·444000·33000"，把快速的心跳止住，恢复正常，我持念一小时，心率降到 70 次/分，60 次/分，又一次"房速"发作，念"777000·444000·33000"象数迅速止住，再一次体会到，李老师讲的"形象思维，怎么想就怎么用"，效果显著！

我坚持在日常生活中利用零星的时间念象数，每天的早晚集中默念，以巩固疗效，积极的调整心态，心病要用心来治，像李老师说的"心向光明，做明君"。虽然有时还偶尔出现早搏，但没任何不适，念数就好了。走路一溜风似的，"650"脚底生风，"720"脚底生气，是真的，也只有念了八卦象数才能体会到里面的奥妙！

青岛市　学员王××报告

****

生活中离不开念象数了

念象数成了我生活的一部分

两年来，我和象数成了好朋友，成了我生活的一部分。每当我看老师的书和易医文化时，都会有想不到的感觉。有时头痛，有时身上时凉时热手摸着书本就会有脉搏的跳动，治便秘的象数时，大便会自己掉下来。因扇空调我后背有碗大一块又凉又痛，象数370·010·450不到1分钟后背从下往上有热感，突然像水开一样，水泡从小到大往上翻滚，大约有5分钟，我一扭身就没那种感觉了，也不痛了，我第一次尝到了不吃药不打针又好这么快，真爽。

我爱人成了直接的受益者

2009年4月16日，晚饭后看电视我爱人突然嘴唇痒，难以忍受，象数配方2000·80不到2分钟就不痒了；过了有十分钟，又说肚脐痒的受不了，配方2000·60又是一两分钟就不痒了，2009年9月25号去青岛学习回来，我爱人又感冒，发热咳嗽，当晚代念象数2000·50不到5分钟咳嗽止入睡。

姐姐对象数非常敏感

我姐姐61岁也是受益者，她是敏感体质，她只要一看象数就知道能念不能念。2009年7月19日，晚饭后，往下坐时，双腿胀痛，不会打弯，坐不下去，念象数00071000没几遍就能坐下来；

2010年6月的一天，下楼时不小心摔倒在地，浑身痛，站不起来，马上念象数4440·7770我拉着她的手帮她助念，不到5分钟就好了。

2010年11月28日在公交车上，我姐突然胸闷，心往上揪着痛，直不起腰双手捂着胸口，一直往下坠，满脸的痛苦，我问她你念象数了吗？念 650·430 不管用，我赶快告诉她后面加上 70，过了一两分钟腰直起来了，脸上露出了笑容。对我说好了，出了一身汗，浑身都很轻松，是八卦象数又救了我一命，当时一没有带药，二在公交车上，三附近又没有医院，多亏有了八卦象数疗法。

念象数干活不累了

我的好友刘某，46 岁，女，今年 5 月右眼患麦粒肿，眼很红，肿，痛，痒，下眼边凸起一个小疙瘩，痛苦难忍让我配象数：象数配方 003·720·010 告诉她一有时间就念，不上班时，把象数写在医用胶布上，贴在眼下边，方义：眼红有火 003，720 消祛眼上凸起的疙瘩，010 扶正祛邪。返回信息，第一天念后，不痛也不太痒了，眼睛还有点磨，第三天上午眼上的疙瘩破了，流出米粒大小的脓，眼白还有点红，第四天早上醒来眼睛彻底康复。有一天傍晚，她来我家一进门，高兴地说："650·380" 真是万岁，干活不知道累，她在酒店工作洗盘子，很辛苦，活一多就累的腰酸背痛，今天五十多桌，她一边洗一边念象数，也不觉得累，洗得又快又干净，真爽，有了八卦象数健身疗疾，干活也有劲，感谢李老师。

我身边象数受益的事例还很多，以后我会更加努力提高自己健身疗疾的水平。

郑州学员　王××汇报

****

边学边用，立竿见影

去年 9 月报名参加了函授学习。可喜的是经过几个月的学习实践，我终于能自己配方，灵活运用象数。

爱人突然昏倒,念象数 430 得救

去年 12 月 18 日下午两点,爱人在睡觉,突然电话响,爱人忙着起来接电话,起得猛了,没说几句话就昏倒在地,当我发现时她已经醒过来了,出了一身的冷汗,脸白的吓人,我马上叫她念 430,半小时后说还有点头晕,我告诉她前边加 650,一个小时后一切正常了。

方义:430 可治疗严重心脏供血不足,4 为震,为肝,3 为离,为心,430 用肝木生心火,以补心气,肝藏血向心脏输送血液;650 补肾清脑,风助火威。

念象数消肿物,治颈椎病立效

9 月份我收到教材时正赶上我口腔右后部长了个肿物,并伴有牙疼。自己就用 050·070 边看书边念,到吃晚饭时不但肿物消退,牙也不疼了,一下子增强了自己学习象数自然疗法的信心。后来,又报了提高班,由于看书时间太长,颈椎病复发,我就马上念 00100·160·040 眼睛发涨就念 003,一切症状随着念数全解决了。

方义:1 属乾卦,为头。因头部热所以前后各加两个 0,以去热清脑,通督脉,160 补肾以助督脉之力,治疗颈椎,040 肝主调达疏通,所以此方治头痛病、颈椎病很有效。

山东淄博学员 窦××报告

****

象数与我家的特殊缘分

象数治好难以确诊的持续高烧

我和母亲及多位亲友是最早受益于象数疗法的受益者。去年冬天,发现一向身体很好的大爷(父亲)有点委靡不振,面黄神

疲，食欲不振，经大家追问才知道，由于盖房劳累而感冒了，每天晚上都有点发烧，到医院检查说没病，又过了十几天，大爷实在忍不住了，说每天下午到凌晨低烧，无法正常睡眠，很难受，家人立即送往医院，每天输液5个小时，按程序做各项检查，十多天后，病情越来越严重了，几乎吃不下任何东西，走路还要人搀扶，每天照常低烧，问医生就是不能确诊，每天还是打点滴，还要进一步检查，5天后，怀疑是肺结核，而大爷瘫软如泥，输液都吐，水米不进。原以为小感冒，住院20多天，花了一万多元，还是这种结果，前几天曾向百忙中的老师要了一个方子，由于输液，效果不大，我一看这样不行啊，征得娘的同意，没有听信大夫说的许多出院可能会出现的严重后果，毅然回家，停用一切药物，自念，助念，贴数加点按老师的象数配方：0720·11650·4440·030，下午4点多，大吐了一场，我知道这是在排毒，6点多，就吃了半碗片汤，晚上睡了一个多月来没有过的安稳觉，也不发烧了，早6点，我拉着他的手助念了一个小时，七点半，自己起床下地，这也是一周以来的第一次。像换了个人似的，乐呵呵地说"我饿了！"，早饭，蜜口香甜地吃了一大碗绿豆粥，在大家的劝说下，才放下碗筷，从这以后，每顿吃饭都看着他，怕他吃多了，一改过去的无精打采，精神十足，吃啥啥香，自从念数以后，大爷的身体一天比一天好，体重也增加了，特别是对老师既佩服又感激，还说我"你的福分不浅啊，遇上这么好的德才兼备的老师，可要珍惜啊"。

念象数去掉眼角赘肉

我十几岁就有眼角痒的毛病，可能是经常揉的关系吧，到了三十多岁，左眼就长出小小的肉瘤，1997年明显见长，用手都能拽住，虽说不疼，但眼角拖着一个肉瘤，实在不雅观，看东西还碍事，只好去医院，医生反复看了之后说，说不能做手术，只能做冷冻，可冷冻液稍进眼睛一点，就有可能导致失明，与其冒这么大的风险，还不如让它长着，我很是失望！忽然想起，何不去找老师啊，老师随意瞥了一眼，就给我配方：640·70·050，我问老师说：640为水生木；7为凸起息肉；050不湿不燥，也起到"木克土"的作用，故合而为力，念后无任何感觉，也未留意它的细微变化。由于刚开学不久，忙的竟把此事给忘了，但念数未停，过了大约一个月，我发现怎么看东西这么亮了呢，这才想起息肉的事，照镜子一看，那个讨厌的息肉不知什么时候消失的无影无踪！简直难以置信，八卦象数在不知不觉中把一个赘肉给念没了！真是奥妙之极！

母亲一方念了十八年，终于能调了

我娘患心脏病用象数治好后，至今已近十八年，从没有换过，说来也怪，720·40不能调方，换了就心跳，老师都说，"不调就不调吧，就念这个吧"，我娘也说，"只要不心跳，比什么都强，别的小毛病随它去吧"，还别说，自念象数之后，还真没出什么大毛病。

有一次老师向我问起二老的身体，我说我娘不太好，腿肿，胃肠都不好，多吃一点就泻肚，而且爱生气，心烦，老师听了后说这样，在720·40后面加个3820，并说告诉老太太，不用怕，于是我娘就照念，没有心跳，慢慢地腿也消肿了，现在什么水果蔬菜都能吃了，说话"骂人"更有劲了。她逢人就说："只要念着数，我就没事！"

八卦象数彻底治愈"类风湿""紫癜"

1992年，您独创的八卦象数疗法不但把我从死亡线上拉了回来，而且也使我的身心发生了脱胎换骨的变化（见"中国八卦象数疗法"病例1）。下面我又一次用八卦象数疗法从危险病程中获得惊人的疗效做汇报。

1998年，因工作需要，调整到另外的学校，那里取暖条件差，很潮湿，2000年调回后，时常觉得乏力，下半身发凉，骑车子也感觉吃力了，想反正念数呢，根本没在意，没料到，老师11月12日去了青岛，我就象失去主心骨一样，把念象数的事忽略了半年，下半年，开始整个下半身象掉进了冰窖，穿多少衣服也暖不过来，不能下地，只能猫腰屈体，摇摇摆摆，两天后发现腿上多处大片紫癜，我马上给老师打电话，配方：780·12650·400念数不到一天，就感到腿轻松了一些，第二天，在家人的劝说下，去医院做了全面检查，确诊只有类风湿化验呈阳性，医生确诊为"类风湿"，我打电话告诉李山玉老师，可老师说："你不是类风湿"，本来，我很是担忧，听老师这么一说，顿悟，认定自己是风湿性关节炎，老师配方：01000·6000·5400不到5天，紫癜全消，能下地走路了，两个月后走路完全正常了！以后老师时常给调方，我自己也在老师的配方基础上调一调，总之念数不辍，2003年复查，首先排除了"类风湿"，只说关节有些增生，老师听后非常高兴，又调方：02000·650·4300·780念后，不适感慢慢减轻，在以后的几年里，身体慢慢好转，使我免受了很多病痛、奔波之苦。重要的是我没听说"类风湿"有治愈的。

虽说大恩不言谢，但我还是忍不住说：老师，谢谢您！

我念数近二十年的体会是：持念象数就是在不停地练气功，自身气场就强，战胜疾病，战胜困难，战胜邪霾。

来自内蒙古赤峰市 相××的报告

****

心存感恩，象数疗法最方便

正当人类进入"关爱生命，回归自然，关爱健康，崇尚科学"

的热潮中，深切地体验到了"求医不如求己，八卦象数疗法最方便"的自然理念。

我姐姐（即叶菊生先生的姐姐）（苏州农业户），16年前曾患脑溢血(中风)。2005年脑溢血复发住院三个月，留下严重后遗症，生活不能自理，苦不堪言，家属劳命伤财，姐姐还患有严重的便秘，3-5天才解一次。2007年9月又查出糖尿病，且来势凶猛，只能依赖打胰岛素针来维持；今年8月有突发骨痛症，经X光检查发现整个脊椎患有多处骨质增生，由于风险大，医生表示，75岁老人不宜动手术。只能靠止痛药维持。当我得知姐姐的病情后，立即赶赴苏州探望，在说服家人同意的情况下，我将姐姐接来上海家中用八卦象数疗法进行诊治和调理。我采用了上海夏金庭老师给出的配方：010·260·050·030·0870为我姐姐调理，写了六张象数条函，分别置于姐姐的衣服口袋里，枕头下，床单身子下等处，进行了八卦场的调理，同时还备了台复读机每天三个小时的传送。

为了姐姐的早日康复，我给她规定了每天治疗调理及作息时间的方案，就这样，按部就班，每天做好书面记录。

想不到啊，真是想不到，第三天八卦象数疗法的神奇效果就显现出来了，首先，困扰多年的严重失眠明显改善了，竟然能一夜睡到大天亮，随之大便也顺畅多了。

有次到亲戚家用餐，竟然发现姐姐不用扶持，自己用拐杖行走了，还能自行登上四楼的楼面，简直是神奇极了。

今年9月，姐姐又突发病症：右手背又红又肿，十分疼痛，我急向夏老师求助，配方：7770·1110·4440·160，当我将此配方写在止痛膏上贴在姐姐的患处时，不料姐姐当即就高喊：好多了，不疼了！目睹姐姐身上出现的如此神奇疗效，不能不使我心悦诚服！真切感谢八卦象数疗法！

叶先生为了姐姐的健康，在短短的几个月时间里，通过患者的诚信专心地默念，取得了令人惊叹的神奇功效。这足以说明"求医不如求己，象数疗法最方便"已成为有识之士公认的事实。

上海　夏××汇报

****

感谢八卦象数疗法寄予的恩惠

象数帮我儿渡难关

我感觉八卦象数疗法是一种最简易有效、最经济实惠的治病方法，这方法是针对疾病而言的。在病患的问题上我感受特别深：我的亲人和朋友他们以前个个都牛壮马大，从不生病，一旦得了病而相继离开人世，这种伤痛是刻骨铭心的。

2006年我在卢师傅处得知和接触到八卦象数疗法，但一开始同所有的人们一样难以置信，也没太在意，就在2007年6月25日凌晨1点多钟得到我二儿子在县医院急诊为胆总管结石的消息，当赶到时他已痛得满头大汗，撕心裂肺地喊痛，已经是二度进急诊，我当即催医生给予止痛，回说3小时前已用过杜冷丁了，经过交流还是再打一支杜冷丁，20多分钟过去止不住痛，情急之下我拨通了卢师傅的电话向他要象数配方，他很快告诉我用450·720；005400·720二组配方，我立马到诊床前握着儿子的手脉紧急默念方一，15分钟左右其痛感稍减，我招呼陪伴人弄车送往住院部，儿子听说立刻忍痛起身自举吊瓶走到住院部，在场的人非常惊讶，再经医师检查后说待观察，这时儿子又痛得直叫唤，我想刚才也许是药物起了作用，我再次用数握手默念近半小时，儿子竟然渐渐减弱痛喊声而打起呼噜来，这时我也有些累了，停下了念数也想瞌一会儿，谁知不到10分钟，儿子又痛醒叫唤起来了，我又接着握手念数，不一会儿他又睡着了，天亮后我要儿子自己坚持默念，次日医师通知办理开刀手续，我们都不主张开刀，一直在医院边打吊针边念数，7天后不做手术出院了，至今没复发过。

由此我才真正领略到八卦象数疗法的神奇，卢师傅得知后高兴万分，我们都特别感激八卦象数疗法给予的恩惠。从此，我与八卦象数疗法结下了不解之缘。

腰扭伤和肩周炎三天念数治好了！

那是2009年6月5日晨弯腰取衣晾晒，不料腰扭伤蹲在地上起不来，痛得厉害，行走困难，当天到医院开了膏药，贴了一天无效；以为是"阴箭"第二天找人看也无效；情急之下这天晚上查阅验方，我忽然想起学员赵××的实践报告中有264380·165370打通经络的配方，我想扭伤的经络打通了就一定会好的，从6月7日起早上散步和晚上睡前各持念一小时，6月9日下午4点多在回办公室的走廊里突然感到腰痛感没有了，这让我感到意外的兴奋，立刻进办公室告诉同事这一奇迹，后一直持念，又过了两天经刮痧未彻底治愈的左肩周炎也彻底好了，至今未痛过，我经过亲身体验感受到八卦象数疗法的神奇，所以我对八卦象数疗法越来越感兴趣。

眼红目痒、耳鸣耳聋象数治疗效果好

我的老大姐，75岁，去年患眼红目痒症，又有老年耳鸣耳聋症。去年冬在一起吃年饭对我说："老弟呀！人老了不中用了，我眼睛发红发痒，耳朵又响又聋很久了，儿女们又要为我花钱治病，这是受罪啊！"我说："大姐不要急，我给个数您念着试试会有效的，治眼病用003，治耳鸣耳聋用260·40·70"，并教她如何记如何念，过了个把月遇见她，大姐说："老弟呀，上次回家后有空我就念数，念着念着就瞌睡，我的眼病打针吃药好几个月了不见好,这回加上你给的数念着很快就好了,耳也不响了,听得见多了,用数字都可以治病真是好神哟"。老大姐在农村一生辛苦劳累,这个年纪已经是肝肾亏虚了。

方义1:3数为离、为火、属火、主心、主目、主血、主炎症,数前加2个零以加强滋阴降火平肝以达疗效。

方义2:2数为兑、为泽、属金、主肺、主气道、主肃降;6数为坎、为水、属水、主肾、主通水道;260以金母生子水,合力加强肾功能通调耳道;4数为震、为肝、主疏通,40"肝肾同源"起到震动耳膜,恢复听力功效;7数为艮、70起到脾胃气化通调中气,中止耳鸣。全方调节肝肾脾胃,气血平衡,达到了治疗耳鸣耳聋之效。

江西学员　卢××报告

****

象数疗法如金子般地珍贵

我原是武警广西崇左市支队机关的一名现役干部,也是一名自然疗法爱好者;2008年9月中旬的某一天,休假期间在网上发现老师发明和运用象数治病这种既神奇又感人的事迹;深深地吸引了我,打动了我。

"是金子总是要发光。"我深信山玉老师对广大的学员(患者)付出了金子般的爱。象数疗法——如金子般的珍贵,我怎能放弃呢!

010·060·050治因腰间椎盘突出引起的坐骨神经痛

农某(45岁),凭祥市发改局局长。一个星期前因腰间椎盘突出引起的坐骨神经痛,疼痛难忍,不能正常行走,不敢下楼;

曾到市人民医院连续打了几天的封闭针，均无明显效果；去年 5 月 2 日，经朋友介绍上门为其治疗，根据"以痛为俞"的经验，我先选了腰阳关、殷门、委中三个穴位进行点按。然后再根据患者在点穴过后的当时反馈和自己的直觉进行配方。

配方：010·060·050；

治法：振（正）督脉、通气血。

方义：1 为乾为纠正（复位）、为督脉，为循经和象意取数，6 为坎为腰为血；5 为巽为直为神经；前后均加"0"以取强化之效。

患者自述，静坐念数约 20 分钟，感觉在先前点穴的疗效基础上又有所舒适；边走边念时，患部有温热感。

疗效：整个念数过程约 3 个小时，当天傍晚已能自己下楼；持念一个星期，电话回访时已基本无碍。

007100·260·50 治好突发性偏瘫引发的后遗症

2009 年 4 月 25 日，我岳母（58 岁）随县老干局组团到南宁青秀山旅游，白天途中由于帮同伴背行李负重过量，当晚又对着风扇吹了一晚，第二天刚回到家就左半边身体僵硬，难以动弹，到县医院花了一千多元用治疗设备进行牵引和按摩也不见效。第三天，我请假赶到家，用气功反复治疗几次后，虽然左半边身体僵硬得到有效解决，但头晕、背沉、双腿酸软、乏力，上楼梯和高处时均感不适，背部和颈椎还是特别的沉重。

配方：007100·260·50。

治法：滋阴潜阳兼以扶正。

方义：7 为艮为背、为左腿亦为头，1 为乾为头、为右腿；前后加"00"取强化之效，偏阴、防头部助阳太盛。260 滋阴潜阳，5 为巽为风为晕。

持念大约 20 多分钟，不适症有明显的缓解，念数时感觉眼睛发亮，甚至在念数的过程中还感觉到周边的一些负能量被象数的正能量排挤得远远的，感到非常神奇。更神奇的是：有一天早上买米粉回家的路上，边念数边走着，不知怎的一辆电单车突然从右后侧撞了过来，身体前晃了一下，手中的米粉被撒在地；可对方一个二十几岁的小伙子竟连车带人摔到了一边。

持念一个星期，所有不适的症状全部消失。

00·010·400 解决了困扰了几年的头顶发麻、发胀

我干姐（46岁），几年前头顶发胀发麻，严重影响睡眠；经几年中西医治仍无任何疗效。2009年2月初，开始接受象数疗法。

配方：00·010·400

治法：滋阴潜阳，养血安神。

方义：00为滋阴并强化象数密码效力；1为乾、为高、为头顶、为督脉，前后加0既可强化通络之效，又可防其助阳太过；400循经取数，滋阴，疏泄。

患者自述：开始分别念了 700·0010；000716000·260；820·650 三个数方感觉都不明显，后来念00的当晚头顶有轻微薄的清凉感；再后来调换 00·010·400 配方后，这种清凉感比较明显；当晚不知什么时候就睡着了。

疗效：持念一个星期后，主动来电话反馈已痊愈。

005·003·002 治小孩发烧并伴咽喉发炎症真管用

2008年12月某日约凌晨1时，小孩（4岁）发烧39.2度并伴的咽喉发炎。于大椎和额头处，分别贴上写好的 005·003·002 二个配方。第二天上午9时下降至36.8度。去年4月中旬的某一天，小孩又发了一次高烧：39.8度，我和家属两人又合念 005·003·002 仅用半个小时就下降到了38.8度。

配方：005·003·002

治法：降火退烧、清邪热；

方义：5为巽为风、为晕，3为离、为火、为热，2为兑，清热解毒，为润泽、为咽喉；前面均加偶数0为阴，为凉。患者自述：（略）

疗效：贴数需约9个小时基本退烧；代念需约3个小时可以退烧。

挽救了医院中一名生命垂危的肝肿大病人

去年3月初的一天上午，我在宁明县和父亲电话闲聊中得知他的一位好友（61岁）因常喝酒过量而引发肝肿大，殃及到肺、脾，已第二次住院。喝口水都困难，生活已完全不能自理，市（县）医院已经没办法。听到这个消息后，我当天下午就赶到凭祥市人民医院。到病房时见其家属正在往病人嘴里灌水，可病人刚喝下半口就咳，灌不下去；一位医生正催家属尽快交款办出院手续。"实脾则肝病自愈。"受到这句中医常识的启示：我随即按李山玉老师的手穴部位选取了艮、坤穴位点按了10多分钟后，病人总算把半杯水喝下去了，可还是咳不断，我当即给病人配了820·60的数方，可病人神志时好时坏，加之咳嗽不断，念不下去。我只好握着他的手帮他念，接着又嘱其家属加入助念的行列，约2个小时后病人咳嗽有所减轻并渐渐进入了睡眠状态（看到病情有了转，医院的态度又来了360度的转弯，要求再多住院两天）。临走时又交代其家属两人晚上睡前轮流助念此象数方。

第二天上午，当我又赶到医院病房时，其家属反馈说：昨晚病人的状态是稍好了些，特别是精神亢奋打闹和说糊话的程度明显的少了；但早上喂东西下咽时还是有些困难。这时，我突然想起随身携带的象数学习笔记本里曾记有解决类似情况的数方：4440·6660。于是，在点完穴位之后；我就要求其家属换念了这组数方。大约1个小时后，病人就能跟着念了；又过约2个小时到中午时间，病人第一次开口说想喝点粥（此前一个星期病人都是靠灌流质的东西和打点滴维持生命）。午睡醒来时，病人的状态又有了新的变化，已能自己自觉地默念数方了。

第三天出院回家时已能自己吃下一碗稀饭，神志已经正常；但总觉得念4440·6660这组数时有些不太自在。于是我又给3820·6660·4440这组数。次日反馈说此数方较理想，比原来的顺。又过三天，电话跟踪回访时反馈：生活已基本能够自理，能吃下两碗饭了，体能正在恢复当中。半个月后，又电话回访：已完全治愈，而且精神状态比原来还要好，像换了个人。

配方：820·60；4440·6660；3820·6660·4440。

治法：健脾益气、滋水涵木。

方义：820与3820健脾益气，升清降浊；4为震、为动，4440主要是安神和加强肝的功能；6为坎、为通，60与6660滋阴济阳，即可扶肝又可济脾阳生化。

象数治外伤止痛，真的很神奇

2008年10月下部队蹲点，一战士反映说右脚静脉曲张，曾动过手术；现在站久了都痛，持念40三天就好了，他说念了以后，手心出汗，但右脚比较轻松，现在站岗不累了，还可以跑步了。

方义：4主条达，亦为伸展之意，可把曲变直。

我理解老师讲的"怎么想就怎么用"

我理解老师"怎么想就怎么用"的问题，咋一看，还以为是老师忽悠学员；可稍微思考一下，不得不被老师的坦荡和对学员们的无私所感动。老师的这句话可谓是全面体现了"配方有法，法无定法。"的原则性和灵活性。

八卦之象均含有藏象、循经的取数配方。故在实际的运用当中，只要当初的"想"符合"象"的意思范围，亦可抛开藏象、循经，甚至是病象和部位，而直接用其"象意"，取数配方。如650取其"5"为直、为长的象意还可治肩周炎；如例教材15：10·820治左腿静脉曲张；例16：0001000.70治右髋关节扭伤，就是取"1"为正（纠正）的象意，包括其他骨断、嘴歪的复位等；如：40也可治静脉曲张就是取"4"的伸展之意。又如：820·650治肺漏气，"漏气"为泄、为虚，虚则补其母——只有熟悉各卦的归类和象意，才能按照卦的象意"怎么想怎么用。"

广西南宁学员　李××报告

****

是象数疗法救了我

我年72岁，是老师用八卦象数给我疗疾的受益人。现将我用象数疗疾的简要情况报告如下：

因祸得福结缘象数疗法

2003年我因修牙被碰到牙神经疼痛不止，一治就是两个月不但不见好转，还引发了右侧头部、眼眶、鼻翼、双耳、面颊关节跳痛，咽部红肿，嘴肿得张合困难影响进食，疼痛难忍，夜不能寐，输液过敏险些丧命，后转到大医院治八个月还不见好转，他们建议我转院到北京，几经辗转到了宣武神经内科，诊断是类三叉神经痛及并发症，制定了两个方案：一是保守治疗，吃止痛药止痛；二是手术治疗，手术费3万–6万元。我担心术后消炎再引发过敏，另外与我同室的术后半边脸失去知觉，耳失聪。还有隔壁病室有个小女孩也是一年前做的手术，已经复发，疼得头直往墙上撞，见状我只好忍痛回家。正是在我走投无路之时，经人介绍我结识了李山玉老师，给我配了三个方：（1）00200·050·070·160；

（2）720·640·80；（3）00200·070·160·050·30·80。这三组方我念了两天，觉得第（3）方更舒服就接着念，第二天下午奇迹出现了，各种症状明显减轻，当时我激动地把这个消息告诉了老师，老师鼓励我好好念，家人也因看到了希望而为我高兴，从2004年6月5日起我每天念数不少于三个小时，请老师先后调过3-4次方，一天比一天好，终于2007年12月12日上午当我念11660·4300·380；070·1116660·450·380这两组方时，耳上一寸处出现气流往外淌，凉丝丝，有一点点麻但很舒服并向全身漫延，从此我告别了"类三叉神经痛"及合并症四年的生不如死的折磨，我没花一分钱，没吃一片药，没住院、没手术，是八卦象数疗法把我从病痛挣扎中解救出来，我流下激动的泪水中蕴涵了太多太多的感慨。

意想不到的收获

同时还发生了一些神奇的事：我原来右肩处有一个玉米大的黑痣二十多年不痛不痒，还有近几年胸前长了一个红斑，特别红，这次突然不见了；十多年前扭伤过脚，每当走路多时就会肿痛，现在走路多了也不肿不痛了；原来有胆囊炎，经常腹胀，肝区闷痛，厌油，这次也好了；大肠息肉不再长了，我从2000年到2006年因大肠息肉做过三次手术，而且一次比一次多，2006年一次切除14个息肉，通过这次象数治疗，2009年复查时竟然一个没长。

象数疗法的点滴体会

俗话说久病成医，通过念数我明白了一点某些数能治某些病。如003治眼睛病；070·70治鼻子病；0005000治胆囊炎；002、0002治痔疮和荨麻疹；1110治大肠息肉；7000止血还止痛，最近我拔了三颗牙，当时我就念这个数，两天伤口愈合，牙龈粉红、无齿痕，连大夫都纳闷，还说我这个人肉和，我说我有法宝，不用吃药自己就长上了。（编者：象数的内涵十分深广！）

在学习与实践中用老师的配方和自己调方为亲友们治好了很多病，重点选几例向老师汇报。

配 0380·070·40 治麦粒肿和眼中异物

我侄子54岁，因为眼睛飞入小虫没弄出来形成硬粒，念此配方麦粒肿不翼而飞；我小外孙女2岁，眼睑底部长麦粒肿，由于部位深拨不出来，眼中有脓液残存，粘睫毛影响视力，去医院说要做手术，但不保证不复发，还要打麻药怕刺激孩子大脑。我说这不是急病，不然先用象数试试，外甥女同意，给其配方并嘱其认真助念，第二天眼内脓液消失，第三天硬结变小往一块聚，外甥女也有信心了，念到第五天完全消失，未复发。还用此方治好一例麦粒肿和一例眼中异物。

象数止伤痛

（1）我老伴71岁，被人骑自行车撞了左肋，疼得不敢喘气，我帮他念 02000·650·870；02000·1650·070 一个星期，没吃一片药，好了。

（2）小女儿38岁，上大学时摔伤了尾骨落下后遗症。一次去洗手间疼得站不起来，出虚汗，嘴唇发白，休克过去，我和她姑姑把她抬到床上，一人抓着她一只手念象数 8887770·1110·666000·4300，有五六分钟她就缓过来了，后来让她自己念，念着睡着了，醒后便能活动自如了，现在她只要犯病就念这个方子很管用。

（3）小女儿生孩子是剖腹产，手术挺顺利，回到病房全身抽搐不停，开始以为是冻着了，给她盖上棉被，可是过了一个小时还是抽，敢紧找来医生，给她打了一针镇静剂让睡觉，可是打针过了40多分钟还是不管用，我很着急，突然想起李老师给女孩治烦躁的方试试，我让女儿念260·450·800女儿边念我一边观察，半小时有明显缓解，两个小时彻底不抽了，也没复发。

象数治骨折再现神奇

我外孙女霖霖8岁，上小学二年级，在舞蹈班学跳舞，2010年1月26日晚在家练下腰时将右肘部摔伤，女儿给我来电话，我问她骨折没有，女儿说还能动没肿不象骨折，就是痛。随即让其念0007000先止痛，女儿带孩子去医院拍片确诊肘上一公分处肱骨骨折，肘关节脱臼错位。情急之下我拨通了李老师的电话，老师赠方2000·650·440·3870，得方后便嘱女儿和孩子一起念，第二天早晨我去女儿家，见孩子胳膊已肿，昨一整夜哭闹喊疼没睡好，我又请李老师调方，3870·2000·650·440，将方贴于患处，我和女儿助念，孩子睡着了，到中午胳膊好象肿得更厉害了，疼得也更厉害，手指都肿得伸不开了，我想是不是因为石膏绷带太紧又经象数复位刺激，痛肿必然是好的过程，就哄着孩子坚持念，夜里孩子还是疼醒三次，第三天看孩子没有减轻，我也着急了，就想起彭××学友为其丈夫治骨折的那篇报道，老师曾经给配个消肿快的方，马上给孩子贴上并助念，到中午见孩子胳膊有了明显的消肿迹象，我们都长出了一口气，继续念，这时眼见着孩子的胳膊往下消，用手捏着也软乎了，小手也能伸开点了，觉得这个方灵，就给孩子的双脚也贴上，并让孩子也跟着念，念着念着孩子哭了，我们忙问她怎么了，她说姥姥我的胳膊往一边涌，我笑着问那你哭什么呀，她说胳膊再骨折了可咋办呀？我高兴地告诉她这是好现象，是气通了在动，说明你快好了，鼓励她认真念，孩子含着泪笑了。此后就平时让她自己念，中午晚上大人助念，情况一天比一天好，小手已经看不出肿了，孩子还晃晃小手给我看，胳膊也青紫转为红色，第四天能抬到胸前了，不碰到不疼，躺下起来都不用别人扶了。我把这一喜迅告诉了老师，老师也非常高兴。为了巩固疗效老师又赐方念 4440·3870·1650，右脚贴 2000·1650·440，左脚贴 0007000·1650·4440 按照老师的嘱咐念了两天，孩子有点上火，鼻涕发粘发黄，就把脚上的数揭下来了，因为不疼孩子又贪玩念得也少了，我就将方给她贴到患处、脐下巩固着，到了第九天去医院复查（本该第七天去因为双休日错后两天），排片一看长好了，骨折的地方一点痕迹都没有，根本看不出骨折过，脱臼复位也特别好。奇迹，真是奇迹，才短短九天（应该是七天，因为七天时孩子已经活动自如了），医生看了也感到不可思议，自言自语地说这孩子咋好得这么快呀，问我们给她吃什么药了，告诉他什么也没吃，我心里想你怎么会明白我们的象数疗法比灵丹妙药还好呢。

为了预防外力对孩子伤处的撞击，医生建议三周再拆石膏，我心里暗笑，我担心缠着石膏绷带会影响气脉运行，其实我早就把石膏两边剪开了，只是装装样子而已。到了年三十那天拆除了石膏，一家人欢天喜地过了个好年。现在孩子一切正常，俗话说，伤筋动骨一百天，可如今只有 48 天。孩子父亲是西医，原来根本不信，只是碍于我的面子不好讲出来，这次的事实，他嘴上不说心里肯定服了，不然他父母及家人有病念象数他早就反对了。

另外，大女儿从外地回来探亲，得知霖霖的情况很感慨，她同事的儿子 14 岁，上初二，年三十晚上把小腿摔骨折了，到医院复位，初八去医院复查发现断面错位，无奈又做手术重接，还打了钢板，说半年后才能拆掉，孩子只好休学了。

赤峰学员　王××报告

****

象数治愈中耳炎

2010 年 11 月 20 日，我的弟媳甘×向我求助。原来：她刚刚满月的双胞胎女儿中的大女儿突然得了中耳炎，流了很多脓水出来，她立即将女儿送到市妇幼保健院，医生诊断之后说：是由于喂牛奶时没注意，有时睡着了，婴幼儿吐奶流到了耳朵，引发了中耳炎。目前没有什么好治疗方法，就叫输液，并吃些消炎药。但输了两天后，花了几百元，不见半点好转，反而更严重。她又立即转到本市最高级的医院——市第一人民医院，医生看后说：对这么小的新生儿真的没什么好办法，这么小，不能下重药，又是叫输液，并给些滴耳液，并说，效果不会很好，还说了些令人恐怖的话："这么小的孩子，以后怎么办，你们大人不注意……"

我的弟弟、弟媳也惊得慌了，马上跟我的妻子说了经过，我说：叫她用八卦象数疗法，并叫她拿纸笔，我立即配方：2000·160·450，并嘱咐了念法，且要将配方贴在有关穴位上。

两天后，弟媳回复，已完全好了，真神奇。

接着，隔了一天，又打来电话，说小女儿又同样患上了中耳炎，也难怪，一对双胞胎，照顾不过来。我叫她用同样的方法同样的配方。第二天，好了，这次，没有去医院，也没吃药，足不出户，一个电话，几个象数，就数到病除。

弟媳深有感触地说：八卦象数疗法真是神奇。在此，我再次深深感谢李山玉老师，是恩师的发明，使我学会了如此神奇的医术，能为人民服务，是恩师的发明，使我更加理解和运用了我们的国宝——万经之首《易经》。

这个病例，我认为较有普遍性，且易发生，为了使更多的年轻父母和孩子受益，我特整理此病例，并公开，给大家参考。

广西玉林　郑××报告

****

八卦象数救了猫咪的命

是八卦象数救了猫咪的命

现在给您汇报一件事情。去年10月我爸家养的一只野猫（名：大黑，9年了），我们见到它时已经瘦得皮包骨了，原来只能喝水不能吃东西，去宠物医院检查是肝功能多项超标，后来就连水都喝不进去了，要医治的话每星期要2000多元，还未见能救活。后来我说人肝有病都不好治，何况猫呢？干脆给它念数试试吧？反正已经这样了，我就用手摸着它的肚子念640·380，我就想啊，640为水生木，4肝主疏泄；380火生土健脾，肝出了问题影响脾胃消化功能的，第一天我给它念了3个小时，第二天就能吃一点东西喝一点水了，后来我又帮它念了4天，结果它吃喝正常了，我现在也是偶尔也帮着它念一念数。原来我们以为它是活不了了，我爸说是你救了它的命！我说是八卦象数疗法救了它的命啊。

父亲肝癌切除后皮肤刺痒也治好了

我父亲2004年做了肝癌切除术（没扩散），他出院吃了一年的汤药也没有复查过，就是皮肤刺痒一直不好，他也不去医院看，我向山玉老师求了方子：820·160·050，刚开始他不接受，后来他痒的没办法了，于2009年底主动和我要方子说试试，每天他散步时候就开始念，上下午两次，后来他跟我说他的手指感觉有点麻，我就说这就是气功的作用，他信了，就更有信心念了，这一年多，已经好了90%以上了。念这组数把他几十年的晕车的毛病也给治好了，这得感谢八卦象数疗法！

脸上的扁平疣念数好了

我侄子体弱还整天坐在电脑上，脸上长了扁平疣，去医院用激光打后来又长出来了，医生说是病毒感染，我向老师求方：810·650·720 他念了些天真就好了，至今都没有犯。

北京市　赵××汇报

****

肺主一身之气

去年12月，我地正处流感期，我对患者施治时，以"手掌点穴按摩"和默念象数相结合，取得了事半功倍之效，并对多人试治、验证，行之有效，快而捷，一人一方，多人同方，均获良效。

"鼻乃肺之表"

根据中医理论，感冒与肺气虚弱有关，气不正，邪则入。我在象数配方中以补肺气，佐脾气，升清降浊，化痰止咳，振肾气佐肝气，祛风邪，排毒气。若咳喘先以"手掌点穴按摩"按摩坤宫止咳穴以振脾阳，调畅气机。若感冒鼻塞严重者，再按摩"迎香穴"（鼻翼两侧五公分处），因"鼻乃肺之表"，以通利鼻窍，清热散风。只要打通经络，因"经络有运行气血，联络脏腑，沟通内外，贯穿上下"的作用，使五脏六腑阴阳平衡，五行生克协调有序，病邪自退。

象数快速治愈感冒流感

病例一，闫××，男，4岁，本村，还有潘××，女，61岁，本村

伤风感冒数日，多处求医不得疗效，鼻音重，吐粘痰，咳嗽，喉痛，舌苔淡白。

首先以"手掌点穴按摩坤宫"止咳，先顺后逆，一分多钟按摩，象数配方：820·60·050，次日愈。

方义：8为坤卦，属土，主脾，土生兑金母救子，补肺气，宣气机；

2为兑金，主肺，为口，喉咙；

6为坎卦，为水，主肾，降浊；

5为巽卦，为阳木，祛风邪，后加0增效，三元共奏健脾益气，祛风降浊而速效。

病例二，李××，男，40岁，本村

感冒，流稠涕，吐黏痰，多日不愈

象数配方：2000·6000·50，次日即愈。

方义：2为兑金，主肺，司气机，调水道；

6为坎卦，主膀胱经解表；

5同上，三元合奏而效。

病例三，杨××，女，46岁，广宗县顺义纸业商店

感冒咳嗽，流清涕，多方求医一个月余不效，尤其近日，子夜后咳嗽，发烧（39.7℃）频发，吃药打针输液都难愈，病情日渐加重，体弱无力，整日卧床，忧心忡忡。

诊其为寒邪所侵，肺气不宣，先天失养。

首先以"手掌点穴按摩法"施治，方法同上，再配三组象数：

（1）400·70；（2）820·60·50·70；（3）003·006·70，分别在三个时间段默念，每一组配方默念约4个小时，白天流涕严重，咳嗽发烧，先念400·70，急则治其标止住流涕（这个方子治流涕效著）；17点改820·60·50·70，缓则治其本；22点改为003·006·70止烧。子时坎水旺，火死，利水降温，嘱其加大力度默念，以增疗效，另嘱其多喝开水，我于2月16日又去该店，其满脸笑容地说："次日痊愈，至今未犯"，还说这法真神，真厉害！念的嘴都起了起泡了，后经分析：一是饮水不足，二是70

循经所致，即口唇为胃经所循。

方义：003水克火，故起消炎去火之效；006补肾纳气，前偶数0偏阴凉，以水降温，又肾与膀胱相表里，排毒降浊；70属阳明经，但其夹鼻上行，故又循经取数，7偏温性，但施治于发烧，应偶数0，007（胃寒者慎用，烧退即止）。

40·70治牙痛速效

去年12月31日，本村谭某正为其儿子办婚事，我和堂弟及众乡亲前去帮忙，好不热闹，约10点多，我见堂弟正扶着左脸腮，肌肉颤抖，疼痛极甚，他说：又牙疼了！此时我大脑一闪，直指病区的同时，大喊快念40·70，2-3分钟，堂弟说："叫你这么一喊，把病给吓住了，牙也不疼了！"一直到下午宴席结束没再犯过，当时我离他仅两米之遥，堂弟为敏感体，曾两次快速治愈肩背和流感，象数配方是：7820·0001000·640·和400·70（书中的配方）。

象数治愈脚面浮肿

杨××，男，75岁，本村，左腿至脚面浮肿，尤其脚面肿约10公分，裂口，流黄水，目不忍睹，流涎，尿频，左股骨头坏死15余年，站立困难，脸色苍白，身体虚弱，精神不振，多方求医，均无疗效。

象数配方：2000·60，其效不著，17日后改7000·2000·6000，到10月27日已不流涎，浮肿逐日减轻，11月20日又改2000·6660·380，其效甚著，到了寒冬之时，已能穿棉鞋了（原来只能穿大拖鞋，脚面还外露），历经约半年之久，十几年未能治愈的难症，被神奇的象数疗法攻破了！

方义：7000为艮卦，主凸物，脚面为凸，为左，为止，止住不再发展，7000温振土阳，燥湿消肿；

2000 为兑卦，主肺，主皮毛，为口，通调水道，兑金泄艮土之疾，后三个 0 振奋本脏之气促肃降；

6000 坎卦，主血，主肾，温通肾阳，又肾与膀胱相表里，降浊排毒，6000 活血化淤，又有补肾明目之效；

380-3 主血，利心血，消炎，8 主脾，主肌肤，温补脾阳，运化水湿，使伤口尽快愈合。

2000・6660・380，则以补先天济后天而获效（每次象数配方贴于座椅两侧近患处，靠背近大椎穴，睡床靠患处，枕巾下，每一处写四行，意思是四为木，木吸水，主疏泄）。

河北广宗县　闫××汇报

****

象数治疗股骨头坏死、高梗塞、前列炎等

治疗七年之久的股骨头坏死，疗效显著

郝××，女，72 岁，退休教师，患股骨头坏死已七年之久，论经济条件一般比不上，儿女又孝顺，钱再多治不好病，经各大医院中西医治疗无效，注射药物一针一万元，连注射三次，医生说三个月后可扔掉拐杖。但事实不然，仍无效。2010 年 11 月（因我们是同学）见面说话中，我说我刚学的象数疗法，各类疑难杂症都疗效不错，不妨试一下，她同意试试。我就参考有关资料套用一方，65550・4000・7770，给以说明注意事项和念法，诚心持念。10 余天见轻，月余扔掉拐杖，现已行动自由，可到处行走活动。现仍在持念中以固疗效。

方义①：65550・4000・7770

6 坎卦：五行水，属性陷，对应肾、背脊、腰、骨、血等；5 巽卦象风，五行木，三个 5 叠加增强其功效，又水生木，一个 0 为阳，

善振肾阳，温补肝肾，温肾散寒，肾施气化，扶正固本。4000，4为震卦，象雷，属性为动，五行木，为肝，40主疏泄，养心血。疏肝利胆，滋阴除烦，三个0力更洪。7770，7艮卦，象山，为止，为突，五行土，足阳明胃经，70疏导气机，驱邪，振阳土驱寒湿，三个7加强止疼效果，三元合力，疗效显著。

治疗脑梗效果不错

张××，女，66岁，住永城市，2010年1月因患梗塞后遗症，经住院治疗不明显，后出院。

患者大小便失禁，不会说话。去年11月底，郝××问我此病可治疗否？我说可以，她让我给配方：0001000·650·3870，由家人握住病人手代念，一个月后能行走，春节前可说短语，现自己能念数，知道大小便了，并且生活可自理，行动自如，饮食正常，能与人正常交流说话，说成句语言，就是过去的事回想不起来，相信只要坚持默念，一定会恢复正常。

方义②：0001000·650·3870

1乾卦，象天，属性健，五行金，对应首、头，为督脉，统领全身经脉，前后各加三个0，加强通督脉通逐经之力。650善振肾阳，温补肝肾，温肾散寒，肾施气化，扶正固本，3870，3为离卦，象火，为心，8坤卦为脾为顺，五行土；7艮卦，为山，为止，为背肩、指关节、足、为胃，五行土。70疏导气机，振阳土，驱寒湿，又1为金，生6肾水，水生5木，木生离火，火生土，一路顺生，三元合力效洪。

治疗前列炎

练××，男，73岁，中学退休党委书记，前列炎十多年了，多方治疗无效，问我用啥法治，我给配方：650·870默念三个多月，现已大有好转，尿频尿急好了，现正在治疗双膝退行性痛变。

方义③：650·870

6为坎卦，为肾，属水，为膀胱，等下窍，5为巽卦，为风，为入，五行木，水生木，650合元通活经络，消炎化瘀温肾阳；8为坤土，为脾，为顺，主运化，7艮为土，为胃，为止，870止痛消炎，养后天正气，两元合力，治疗效果好。

治疗脊椎炎

患者赵××，男，50岁，家住永城市农民，半年前，突然右手举不高，手握不紧，无力，经医院查确诊为脊椎炎引起，花了壹仟多元无效，医院让牵引，他没有时间。今年4月上旬给我家干活，他问我好治吗？我说好治，遂给配方：00100·650·770·3820，并告诉念法和注意事项，他专心持念，第二天手能举起，而且握权已经紧握，且有力。让其继续持念一段时间，以巩固疗效。

方义④：00100·650·770·3820

1乾卦，属金，为头脊椎，督脉前后各加两个0偏阴避免阳亢，通督脉调逐经；6坎卦属水，肾、脊背、腰；5巽卦属木，为风、入、对应胆、股等，650善振肾阳，温补肝肾，温肾散寒，肾施气化，扶正固本。7艮卦，象山，属性止，五行土，对应背、肩、腰、手、指关节骨等，70疏导气机，振阳土，驱寒湿叠加两个7增加其力，3离火，8坤土，2兑金，温脾益气通血，温通冲任二脉，四元合力效显。

河南学员　蒋××报告

****

****

部分网友（博客）留言及来信（邮件）

致《益生文化》读者的一封信

尊敬的各位《益生文化》读者，感谢你对李山玉老师和我的信任，来参加这次学习班，我相信，你们一定会有重大收获，甚至是改变人生、改变命运的收获。只要你运用八卦象数于养生、医疗，就能改变命运。许多身患绝症的人，坚持应用八卦象数疗法，获得了新生，这样的事例，何止千数，何止万数。如果因为八卦象数疗法，给你或亲人带来了健康，我想，这是超过所付出的财富的价值。

我本想看望诸位读者朋友，跟大家一起向李老师学习，我也是好学之人，也愿意和你们一起去崂山游览道家胜地，可是，李老师讲学的时间正是我编校第十一期《益生文化》的时间，难以脱身，正好，这两天不断有外地读者和朋友登门，有两天我没有工作，不得已，连夜加班，我写这份信的时候，已经是13日的深夜了。我为不能看望你们感到抱歉。

我自信还是一位严谨的人，我在《中国气功科学杂志》社工作过，见过无数办班传功的人，真真假假都有。办《益生文化》八年来，我很少专门推荐某人某功某法，我是慎重的、负责的，这多少年来，我没有专门为了利益推荐过某人，但推荐过几位有真正法门和高尚品德的人，李山玉老师就是其中的一个，因为信任和敬仰，也因为八卦象数疗法的神奇、李老师平凡中见道力的境界，我乐于推荐李老师和她的八卦象数疗法。希望朋友们能平心静气地学习，最终获益。

也许，由于每个人的状态、心情、地域、工作、个性、经济的不同，对同样的事情，会有不同的看法，所谓"众口难调"，也许，讲课和服务，有使你不满意的地方，但我相信，这些都不会成为学习的障碍，我们首先要明白，千里迢迢来这里的目的是什么？以一个修道者的博大胸怀来理解你一时不能理解的人和事，而要认真听讲，你就会有真正的收获。

我讲自己体验八卦象数疗法的一件事。今年的6月11日，我到北京长安街某处为朋友办事，是急事，我骑电动自行车赶路。我从不闯红灯，严守交通规则，可总有人不守交通规则，有个小伙子违章行驶，也骑电动自行车，把我撞倒了，当时也没在意，手臂有外伤，我一看，是一个打工者，也就没说什么，让他走了。过了十多天，我发现自己的左小腹有肿块，是车把撞的，正赶上我回甘肃老家，就用了一点外用药，十余天后，肿块消失了，我也没在意。可是，过了不久，我感到左腹里隐隐作痛，我请山玉老师给我配组象数，通过念象数来治疗。山玉老师给我配了72000·1650·3338880。我工作忙，也没时间像其他象数学员一样，一组象数念四五个小时，我就按李老师说的，把象数写在医用胶布上，贴在左脚背上。夜里静坐时，也默念，并把每一个数字观想出来，观想在病灶处，真见效，至少现在伤处不再隐隐作痛。这几天外出办事，乘车的时候，我默念这组象数。有一次，我去胡孚琛教授任会长的老子道学文化研究会，在那里等约好的人，等了三小时，在这三个小时里，我默默地念这组数字，心念合一，这是我唯一一次连着数小时念八卦象数，效果非常好，这是我对象数疗法的自身感受。

李老师给我所配象数的方义是什么？代我向李老师请教。

我真心祝愿大家学习愉快，学有所得，学能致用。李老师的许多弟子，用现在年轻人的时髦话，叫"铁杆粉丝"，和我都是朋友，他们技术精湛，品德高尚，如耿××、章××、彭××，你们有不懂的地方，也可以向这几位前辈学员请教，他们都会真心辅导你们。有些《益生文化》读者请我配八卦象数，我没有经验，不是请李山玉老师配数，就是请耿文涛或包曼琳这些学有所成的高手配数。这次，耿老师也会向大家汇报心得和经验的。今年五月，团结出版社的高级编辑韩金英女士来青岛学习八卦象数疗法，当时她的脚崴了，自己说脚"肿得像小猪蹄"，李老师的学员彭××给她配了象数，贴在脚背上，1小时后，肿消了。今天，韩老师还对我的一位朋友谈起此事，赞叹八卦象数疗法的神奇。韩金英就是李老师的专著《八卦象数疗法》的责任编辑，在她的推动下，李老师的书成了畅销书。

我希望朋友们用心学，不要计较是非得失，课堂上没学懂的，课后可以向李老师，或耿××、彭××、章××等请教，定能使你真实受益。假如回到家里，遇见疑难，李老师和她的得意弟子也会继续帮助你，为你服务，并使你满意，是我们的宗旨。假如有不如意的地方，敬请指正，我们感谢你的关注，使工作精益求精。祝大家学习愉快。

你们的朋友陈全林——《益生文化》刊物主编

****

一封邮件

上个月，办公室的人说念一组数字2650·380可以治疗颈椎病。我就去网上搜索了一下，搜索的结果让我兴奋不已。

象数疗法，如此神奇吗？

我有冠心病、乙肝（近15年病史，大三阳，肝功能正常）。于是我就在网上搜了一个640·380·20，按照网上搜到的方法读起来。奇迹就在当天发生：原本我上班骑车要上一段坡道，每次在坡道中间都觉得心脏压力很大，隐隐作痛，每次都在半道下来推着自行车上坡。可是今天，读着640·380·20不仅心脏没有感觉到压力，反倒觉得很轻松地骑过那段路。

　　天哪，神了。

　　于是，我坚持读了半个月了，心脏隐隐作痛地感觉再也没有了。但是，我明明在网上搜索到这组数字对乙肝也有奇效的，可是我为什么没有感觉呢？相反，却觉得肝区有些不适，为什么呢？

祈医

****

从好奇到信服（邮件）

尊敬的李山玉老师：

　　我叫明翔，山东省邹平县人。

　　在20天前，我无意中从网上发现了您的象数疗法，由于好奇便打开看了起来，在您的象数疗法书上呈现的一个个熟悉的数字，直接让我目瞪口呆了。我是做财会的，跟数字打了一辈子交道，没想到您把他用在了普度众生上，竟是如此的神奇。我因看电脑颈椎疼了，我按您书上的指导读了010，神！疼痛感几分钟就消失了，后背胳臂酸了，我又读了820·40，也缓解了，眼干眼疼了，我又按您书上的指导读了400，眼又舒服了。如果说您书上写的是纸上谈兵的话，但是我试了几组数感觉确实管用，真的神奇。

　　恰在这时，我老公被查出了股骨头坏死之病，并已定好再有三天要到省院去做介入手术，当时我如雷轰顶，心急如焚。在准备住院的同时，我赶紧从网上将您的象数疗法书大体看了一遍，并将重点抄在了笔记上。在医院陪同病人的日子，闲余时间我又捧着笔记本认真地看了起来，同时在我老公去手术室时我又让他用上了止疼象数 700，奇怪从打麻醉到手术结束一直到出院，老公竟没有一丝疼痛的感觉。虽然手术不大，但大小总归是个手术啊，我知道是李老师您的象数疗法起了作用。

感谢李老师，是您的疗法让我的老公免去了手术的疼痛之苦。人说股骨头坏死之症是去不了根的顽症，控制不发展就是最好的治疗效果了。但是我感觉在您的象数疗法之下，不管什么样的顽疾彻底康复应该不是天方夜谈了。

在我接触象数疗法一直到现在，我都在随时随地地让我的亲朋好友去体验、去感受，就是在医院那几天的日子，我看到我们同病房的两个病人，一个是肺气肿，另一个是食道手术后神经疼，医生说是术后综合征，扎了封闭也没起多大作用还是疼。并且便秘已达两月之久，一开始我还不好意思，怕他们不接受，当我给他们讲了自己的亲身经历后，他们都想试试，我对医一窍不通，所以我就根据他们的病情，都给他们抄了好多条，让他们自己去对症，结果手术病人他是老师悟性好，不到半小时他的疼痛就缓解了，并且到了明天早上大便非常的顺利，他自己说他已有两个多月没这样舒服过了。临走时我又告诉了他查找这本书的方法和购买网站。

通过这几个我亲身经历的例子，更加坚定了我要认真学好八卦象数疗法的信心。从医院回来我就从网上购买了您的八卦象数疗法这本书，认认真真地学了起来。

一直以来我为自己不是个医生而遗憾。看着自己的亲朋好友自己的亲人也包括自己受着病痛的折磨而束手无策，只能是吃药打针再吃药再打针，导致旧病没去新病又增，一直导致了恶性循环。

我自己就是很好的例子，三年前查出浅表性胃炎。从那就开

部分网友（博客）留言及来信（邮件）

始吃药，西药不舒服了吃中药中药不行又换西药，胃里根本就没有盛饭的空间了，结果把人搞得骨瘦如柴，最后导致胃下垂，气血不足，造成全身功能下降。还有我那最让人牵挂的哥哥患糖尿病近20年，五年前又眼底出血，心脏病高血压，肾也不好，一年中好几次住院。现还有个长肺癌的姐夫等。为了我的亲人，我的亲朋好友，也为我自己更为我的家庭我也要认真学好、用好、发扬好老师您的象数疗法。让我的周围的人们减少痛苦，也让我们这一带的人们能够享受到您的象数疗法带来的温暖的阳光。

李老师我怎么样才能成为您的函授学员麻烦您告诉我。

我的联系电话及邮箱（略）

山东省邹平县：您的预备学生明翔　2011年4月7日早

****

来自捷克　布拉格的信（邮件）

尊敬的山玉老师，您好！

我是自今年四月份才开始接触学习您和李教授研创的八卦象数疗法。至今已有三个月了，虽然没有显著成绩，也不善于华丽言辞，但近来感觉，应该向老师您作简单汇报。

五月份接到函授班学习资料后，就在阅读学习资料的同时，试着主要是在自己身上，也为别人进行治疗。大多数情况下，我使用您在书里，及简易卡上的象数配方，效果很好。我自己也试着配方，虽然也能见些效果，但是心里把握就不大了。八卦象数疗法看似简单，实际上，真是博奥精深。感觉自己尚未入门，所以非常期待去参加今年九月份的青岛面授班，见到老师，聆听老师面授。也愿与学友前辈交流学习，希望能多学些东西。

能有幸与八卦象数疗法结缘，与老师您结缘，心里非常感激上苍恩赐引导。我自幼拜师学习京剧，并习练太极拳、气功至今。后来出国留学至欧洲捷克，大学毕业后从事演唱及声乐教学。今年四月我因母亲猝然病逝回国，在返程中，在北京待机去逛书店，准备购买有关气功，中医方面的书，无意间发现了您和李教授的著作"八卦象数疗法"。立即引起我极大兴趣。一打开书，就读进去了。当时我正因母亲去世，悲痛万分，最让我心痛的是，我认为，亲爱的老母亲是死于医院用药计量过多及产生的副作用。悲痛欲绝的当时，我就想，要是能有一种非常自然，温和，人道的治疗方法，该是多好啊！偶遇并结缘"八卦象数疗法"，也许是母亲在冥冥中对我愿望的佐助吧。

　　二位老师挖掘并发扬中华文化精髓，独创八卦象数自然疗法，实在是为人类走自然健康之路作出了伟大的贡献。作为一名生活工作在国外的中国人，我在对您二位老师充满无限感激的同时，也感到非常地骄傲和自豪。谢谢老师！

　　祝二位老师健康，愉快！万事如意！

　　　　　　　　　捷克　布拉格　　　　　　宋×× 敬上

****

新浪网友 2010-04-01　13:09:29（博客）

　　李山玉老师的八卦象数疗法确实太神奇了，我3次感冒，一次腰腿疼通过念象数快速痊愈。在此感谢李山玉老师的辛勤劳动的硕果。通过学习知道山玉老师的八卦象数疗法为道医学范畴，高于中医，而我们通过简单的学习就能部分掌握运用这一疗法强身强体。因此，我们应好好学习和掌握山玉老师的八卦象数疗法，为己为大家造福。

****

我对000的感悟（博客）

1月12日早上我因受凉而感冒，流清鼻子，早饭后咳嗽不止，我就念200·650·70，半天无效，改念200·050·70还是不见效，正在着急之时，电视卖药的广告说灵灵灵，我马上悟到灵灵灵就是通通通，于是我就念200·650·000，一念马上见效了，几分钟工夫就不咳嗽了。

洛阳学员陈××2010-07-26　19：38：39

000我也常用，也经常介绍朋友们用，效果也都像谢老师说的那样好，这就是八卦象数疗法的神奇啊！

****

去西藏旅游用上了象数疗法（博客）

1746590175援藏的朋友你好！

看了你的求助，我把我去藏区旅游曾用过的配方告诉你，2007年我去藏区也曾出现了头疼头晕，咳嗽等症状。我试用了几组方子最后用了72000·650·380。和我同车的游客相继也出现了以上症状，一新加坡回国的女孩在车上大声喊我："刘阿姨我头疼想吐怎么办？"我大声告诉她这个配方。并告诉全车游客，上山时可用这组方子。全车40多人，大多数人都买了氧气。可登山时念象数配方，下山时一看氧气都没用上。下山时人们都跑来告诉我，用了方子症状真的好了。并赞叹八卦像数疗法的神奇！藏区天气寒凉，你一定要戴帽子，用围巾遮住口鼻。这是因为肺经前额，阳明胃经夹鼻上行寒凉之气先伤肺。请你不要忧虑。诚心念方吧。愿你早日康复！

****

默念象数不需要找感觉（博客）

nini8493 2010-07-27　15：41：03

偶然接触了八卦象数疗法，第一次治便秘，念方最多10分钟，即有强烈便意。再参考网上其他配方治咳嗽等小毛病，都有一定感应，甚至还出现身体冒热气的现象。但用过大约半个月，却什么感应也没有了。百思不得其解，诚求各位老师赐教，感激不尽！

博主回复：2010-08-09　09：14：16

请试用0016400·00300。另外你所说的感应问题本身就是一种误区，不要把心意放在寻找感应上面，这样反而是一种有为的诱导。你只需有为地持念，象数会自动寻找病灶，与你感应不感应没什么关系。

新浪网友 2010-10-03　06：29：40

楼上的朋友，默念是不要寻找感觉，只管默念就是，如老走神，你不妨在纸上默写。

****

有付出，才能有收获（博客）

甜杏 2010-07-23　16：07：27

有付出，才能有收获。心诚则灵！我天天都在为自己的身体能在"八卦像数疗法"配方的调理下而感到兴奋。我曾经全身瘫痪3年半，几十年来，没有哪个医院和哪种药，能彻底地治好我的病；而使用象数疗法配方，两个月就使我再也不怕冷、全身的骨头再也没有一处痛的啦！（我是函授学员，都是学习了李老师的技艺后，自己试治的。）当然，我身上几十种疾病不是一天同时都能治好的。现在，我还在继续一个一个的攻克我自身疾病的难关。

我坚信：在山玉老师的指导下，我定能战胜顽疾欢度晚年？！

****

不是授人以"鱼"，而是授人以"渔"（博客）

甜杏 2010-07-27　00：05：57

新浪网友：你好！你既然买了李老师的书，说明你已经开始与八卦像数疗法有了缘，但是还没有结缘。你的病其实不是什么大病，但不及时医治，小病也会演变成大病。咳嗽，脾阳虚或肺热，都能引起。而你的症状是肺气虚引起的鼻炎，因而也会头痛鼻塞。而遇到肺热又引起咳嗽。（我是新学员，才疏学浅，只能这样试着帮你分析一下，用以说明学习的重要和必要。）这样，你可以在书中找到治鼻炎和之肺热咳嗽的配方，按照书中"母子补泻法"或"五行相生法"的规则加以灵活调配，就可以治疗你自己的病了。（我在没有参加函授之前的半年时间，就是按照李老师的书，自己试着给自己治疗一些小病的。）

朋友，我的体会是：认识了李老师，不当她的学生，是终身的错误；当了李老师的学生，不学高级班的技艺，是终身的遗憾；学了李老师的一些技艺，不参加老师面授而提高，是终身的懊悔！我现在是在准备找准机会，赶上李老师面授的班车，再向前奔！

我本来也可以为你出配方，在你面前献丑，但是，这不符合老师的教导。李老师创造发明"八卦象数疗法"的最终目标是：不是授人以"鱼"，而是授人以"渔"。你是与八卦象数疗法有缘的人，你现在就应该再进一步，与它"结缘"。

师傅请进门，修行在个人哟！！努力吧！加油吧！朋友。

****

笑谈一元象数 "160" （博客）

甜杏 2010-11-17　23：57：0

我的小外孙女儿从 2007 年 10 月刚出生时起就便秘。我从 2008 年 8 月起，就用 "160" 让她能顺利拉大便。后来，她自己一上厕所，就自己念 "160"，大便就很快拉出来了。可是，总是拉的是 "羊屎"。今年 5 月 19 日，我用 "820·160·40·70" 贴在她的大椎处，意在治疗便秘。三天后（22 日），一大早就拉大便，拉的是一大把 "羊屎"，我高兴极了。刚想带她去玩，她又嚷着要大便。接着又拉了一大把 "羊屎"。刚擦了屁股，她又说还要拉。这样，就又拉了一大把 "羊屎"。一上午，拉了三次，把集了两年多的 "宿便" 全拉出来了！！拉完以后，她自己也笑了。从此，她拉大便再也不费力气了。一天晚上在外散步时，一个老太太说她便秘，我就叫她念 "160"。我的外孙女（2 岁 9 个月）听到了，就对她说："奶奶，我也是念 160 的。哈哈！" 老太太忙说：哦，你也会念吗？小外孙大笑说："我一去拉大便就念'160'！" 说完也大笑起来。

今年 5 月 27 日晚，我老伴口腔溃疡十几天都治不好，嘴唇肿得老高，不能吃东西。(他是一个老顽固，原来是不接受象数治疗的) 无奈之下，他求我用象数给他治。我一看，就让他念 "800·160"，他一听就疑惑地问："这 160 不是治疗便秘的吗？怎么又治起口腔了呢？？？"

"哎，这你就不明白了吧？这 1 和 6 都是从头管到脚的。有升清降浊的妙用。8 是管唇的。这样就可以使你的嘴唇消肿，去腐生肌。" 我说完，他听了半信半疑，但还是立即默念了起来。我说：你想好快点，就死念；想好慢点，就慢慢念；不想好就不念，你自己看着办吧。说完，我顺手就写了一条胶布，贴在了他肿起老高的嘴唇上。第二天起床时一看：嘴唇已经消肿，可以进食了。

但是里边还有黄脓块，我让他继续默念。29日晚，我翻开他的嘴唇皮一看：脓块没有了，变成了一片新肉。为了不反复，我让他巩固默念两天，31日彻底好了，至今没有复发过。

看看：一例是治大便不通；一例是治疗口腔溃疡；简直是牛头不对马嘴的地方，想想都觉得好笑。可是，同样是用"160"，都获得奇效，这就是老师所说的："异病同治"吧。

"160"妙用的地方还有很多，今天就不一一例举了，以后我们有机会再来漫谈吧。

盼望同学们多多来这里集会哟！！！

****

这个配方我记下了（博客）

冷荫梨 2010-07-02 17：01：26

咱家猫，已经在吃猫粮，都吃很久了，我都是牛奶和猫粮配着给它吃的，现在还是很严重，诺氟沙星好像效果不是很好，刚吃完有一段不拉稀，现在还是拉稀，而且边跑边拉。根本憋都憋不住，好像丧失大便的功能了。

洛阳学员陈××2010-07-03 17：04：56

呵呵，我看朋友该抱着你家猫宝宝念念：650·7770 或 3880·7770 了。

冷荫梨 2010-07-07 00：19：24

谢谢你们，咱家猫已经痊愈了，秘方我已经记下，留我拉肚子的时候用的，有些事情真的很神奇，希望咱家猫越长越好。

****

紫衣摆摆 2010-02-21　08：41：15

报告老师，孩子的鼻子现在透气了。他说起床后就透气了。浑身没有哪里不舒服。

另外，我昨晚8点来钟给婆婆的象数0007000，她刚才告诉我10点左右她就开始失眠了，但是精神很好。之前，她一直是委靡不振的，我们一度怀疑她是不是得了精神抑郁症。无论是吃药还是打针，从来没有提起过精神来。象数疗法太神奇了！治疗的不仅仅是局部的病痛，而且是全身性的大调整和大提升！婆婆第一次告诉我她有精神了！我给了她00100·00700这组象数，老师，可以吗？

下个月，我也希望可以成为老师的学员。

****

一封感谢信（邮件）

首先，我以最真诚和最感动之心向您表示深深的感谢！！！

我叫宫××，女，54岁，二级心理咨询师、副主任护师，现从事院内感染管理工作。2011年1月10日获得八卦象数疗法函授课学员资格。

我自2009年开始出现阵发性心脏不适，经做心电图检查证实为室性早搏。2010年秋季月经渐停后心脏不适越发严重，甚至出现二三联律情况，后来住院：心脏造影检查心脏血管很好，24小时动态心电图为频发的室性早搏，心脏彩超有轻度的血液反流，其余检查都很正常，经治疗一个月只是好转出院，坚持一直吃药，但仍然早、午餐后30分钟至1小时出现早搏。2011年1月10日下午近5点我拨通了李老师的电话，讲明原由获得了李老师给我的配方：7720·650·430，默念之前把药全停了，采取集中加分散的默念方式整两夜一天，早搏症状消失了，真是神奇。

我近几天持续的默念象数，把我约两个多月的睡眠差也给纠正好了，真是收益很大非常感动，我会好好学习，学好本领去救度众生脱离痛苦，不辜负恩师的培育。

威海市经区医院：宫××

****

一封来信（邮件）

尊敬的李山玉老师：您好！

接到您的来电，如同聆听伦音，让我由衷感动！我会永远牢记着您的名字：李山玉！

今天是个头衔贬值的年代，专家权威满天飞；但能够像您一样，为了人类的文明和众生幸福，独辟蹊径，自成体系，真正在一个领域里开出了新路的，能几人？！希望时间能告诉我们一切！

远祝新秋快乐！事业发达！

再致深深敬礼！

经常能得到您的救拨！

华××

****

附录一　先后天八卦方位图和先后天次序图

以图 1 所示：

乾卦居南方，卦数 1；

兑卦居东南，卦数 2；

离卦居东方，卦数 3；

震卦居东北，卦数 4；

巽卦居西南，卦数 5；

坎卦居西方，卦数 6；

艮卦居西北，卦数 7；

坤卦居北方，卦数 8。

古人以上为南，下为北，左东右西。这个图即称"伏羲八卦方位图"。

离卦居南方，卦数 9；

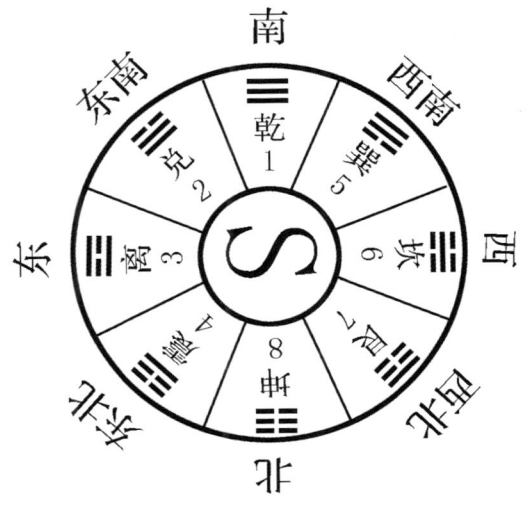

图 1　伏羲八卦方位图

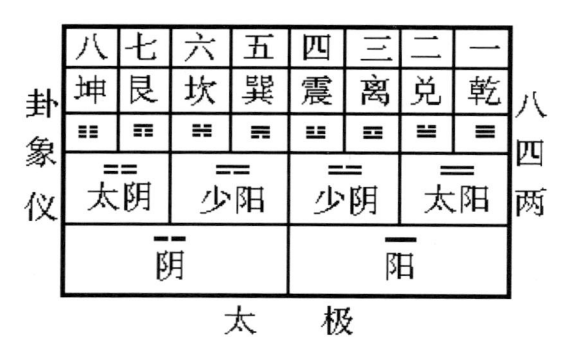

八	七	六	五	四	三	二	一	
坤 ☷	艮 ☶	坎 ☵	巽 ☴	震 ☳	离 ☲	兑 ☱	乾 ☰	八卦
太阴 ☷		少阳 ☳		少阴 ☴		太阳 ☰		四象两仪
阴 ⚋				阳 ⚊				
太　极								

图 2　先天八卦次序图

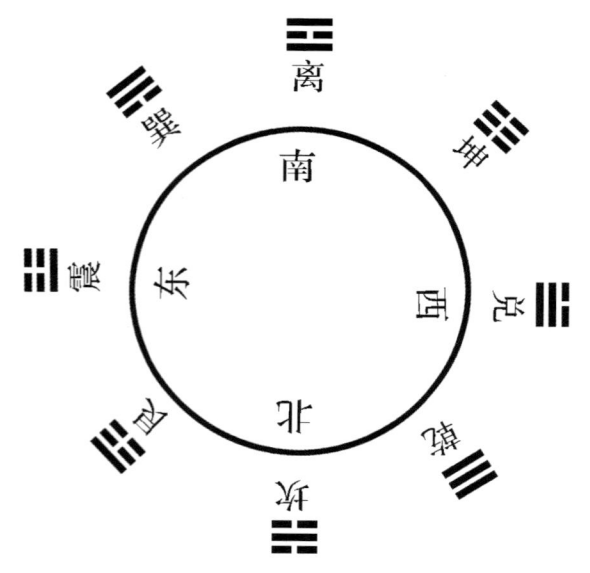

图 3　后天八卦方位图

坎卦居北方，卦数 1；
震卦居东方，卦数 3；
兑卦居西方，卦数 7；
巽卦居东南，卦数 4；
艮卦居东北，卦数 8；
乾卦居西北，卦数 6；
坤卦居西南，卦数 2。

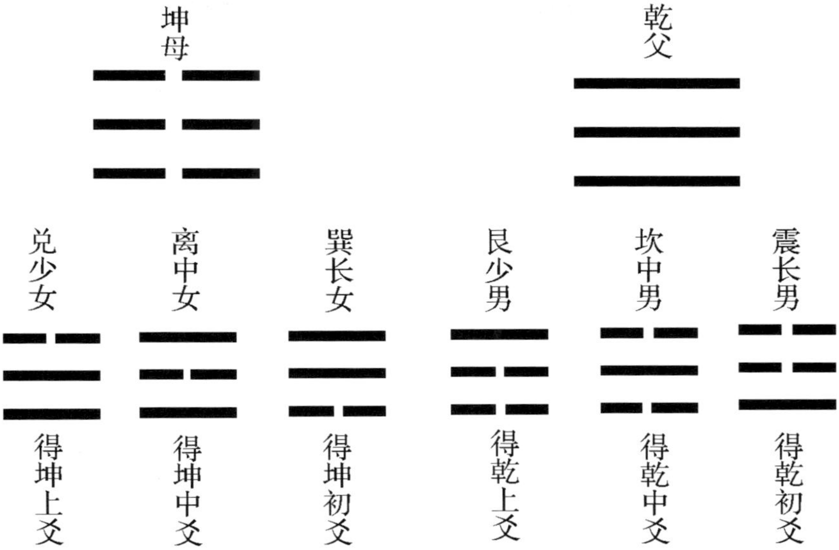

坤母							乾父
⚏							☰

兑少女	离中女	巽长女	艮少男	坎中男	震长男
得坤上爻	得坤中爻	得坤初爻	得乾上爻	得乾中爻	得乾初爻

图 4　后天八卦次序图

附录一　先后天八卦方位图和先后天次序图

附录二　经络图解

经络学说是祖国医学基本理论的重要组成部分。它是研究人体经络系统的生理功能、病理变化及其与脏腑相互关系的学说。它来源于我国古代对人体解剖的观察研究和针灸及其他各科的长期临床实践，在此基础上，经过对感性材料的整理、归纳而逐步成为系统的理论。长期以来，它一直指导着中医各科（尤其是针灸科）的临床实践，取得了明显的成就。特别是现代针刺麻醉的成功，进一步证明经络学说的内容十分丰富，是应该努力学习、继承和发扬的宝贵遗产。但是，经络学说由于历史条件的限制，还存在不够精确和许多没有阐明的问题，有待用现代科学疗法加以整理提高。

第一节　经络的含义及其生理病理

经络是人体内气血运行的通路，其干线叫经，分支叫络。经络有规律性的循行路线和错综复杂的联络交会，遍布全身，将人体所有的内脏、器官、孔窍以及皮毛、筋肉、骨胳等组织紧密地联结成一个统一的整体。

经络包括经脉和络脉两个部分。经脉是经络中的主干，多循行于深部。有一定的循行径路；络脉是经脉的分支，循行部位较浅，大多没有一定的循行径路。经脉分正经、奇经两类，正经有十二条，左右对称，即手、足三阴经和手、足三阳经，合称十二经脉，各自分属于一个腑。奇经有八条，即任脉、督脉、冲脉、带脉、阴维脉、阳维脉、阴跷脉、阳跷脉。常把十二经脉加上督、任两脉，合称十四经脉。络脉之中，较大的称别络（别络有十五条，是相为表里的两条经脉之间的联系通道），由别络分出之细小分支称孙络，孙络浮行在浅表的称浮络，经与络纵横交错，遍布全身。

经络的生理作用是"行气血，营阴阳，濡筋骨，利关节"。它内属脏腑，外络肢节，通里达表，运行气血津液，输布全身，发挥濡养、温煦等作用，以维持人体组织器官的正常生理活动。同时，脏腑之间，脏腑与人体其他各部分之间也是通过经络的联系，保持着功能上互相协调，构成有机的统一整体。经络本身的功能活动称为"经气"，表现为经络的反应性和传导作用，如针刺治疗时的"得气"，就是经气的一种表现，总之，经络将人体各部分联结为一个统一的整体，在生理上有联系内外上下，运行气、血、津液以及反应和传导等作用。

经络在病理上的作用，主要是与疾病的发生和传变有关。经络失去正常的机能，即经气不利，就容易遭受外邪的侵袭而发病。既病之后，病邪可通过经络由表入里，传入内脏。《内经》说："邪中之则腠理开，开则入客于络脉，留而不去，传入于经；留而不去，传入于腑。"这就具体地说明病邪由表入里的传入途径。例如，风邪侵袭面表，表现出恶风、发热、鼻塞、流拂、全身酸痛、头痛等症状，若内传可出现咳嗽、咯痰、胸闷胸痛等肺的证候（肺合皮毛）；又因肺与大肠相表里，有时还出现腹痛、腹泻或便秘等大肠的证候。内脏病变通过经络径路亦可反映到体表一定部位，如肝病常见胁痛，肾病常见腰痛，肺病常见肩背痛，胃火见牙龈肿痛，肝火见目赤等；又可通过经络影响有关的脏腑，如肝病引起肝胃不和，心移热于小肠，肾虚水泛而凌心射肺等。但是，这种传变只能是相对的，是否传变，还要看病邪的性质、强弱，人体正气的盛衰，以及治疗的得当与否等因素而定。

第二节　经络系统的主要内容

经络分经脉和络脉两部分，而经脉是经络系统的主体，它有正经十二条（十二经脉）和奇经八条（奇经八脉）。分别简述如下：

一、十二经脉

十二经脉在体表分布于四肢、头面、躯干部，在体内每一条经脉又各与肺、心包络、心、大肠、三焦、小肠、脾、肝、肾、胃、胆、膀胱等某一个脏腑有特定的"属""络"联系。（经脉与同名脏腑的联系称"属"，与相为表里的脏腑的联系称"络"。）

（一）十二经脉的循行走向规律

十二经脉是：手太阴肺经，手厥阴心包经，手少阴心经，手阳明大肠经，手少阳三焦经，手太阳小肠经，足太阴脾经，足厥阴肝经，足少阴肾经，足阳明胃经，足少阳胆经，足太阳膀胱经。循行分布于上肢的称"手经"，循行分布于下肢的称"足经"，分布于四肢内侧（上肢是指屈侧）的称"阴经"，分布四肢外侧（上肢是指伸侧）的称"阳经"。阴经中循行在四肢内侧前缘的称"太阴经"，在中间的称"厥阴经"，在后缘的称"少阴经"。总称"手三阴"或"足三阴"。阳经中循行在四肢外侧前缘的称"阳明经"，在中间的称"少阳经"，在后缘（在下肢为后侧）的称"太阳经"，总称"手三阳"或"足三阳"。

说明：在小腿部和足部，足太阴脾经和足厥阴肝经的位置前后互换，肝经在前，脾经在中间。在内踝上8寸处交叉后，才是脾经在前，肝经在中间。

十二经脉在四肢的分布规律

部位		阴经（内侧）	阳经（外侧）
手经（上肢）	前	手太阴肺经	手阳明大肠经
	中	手厥阴心包经	手少阳三焦经
	后	手少阴心经	手太阳小肠经
足经（下肢）	前	足太阴脾经 ※	足阳明胃经
	中	足厥阴肝经 ※	足少阳胆经
	后	足少阴肾经	足太阳膀胱经

十二经脉的走向规律是手三阴，从胸走手，交手三阳；手三阳，从手走头，交足三阳；足三阳，从头走足，交足三阴；足三阴，从足走胸，交手三阴。

（二）十二经脉的循行路线与主要证候

1. 手太阴肺经（图1）

循行路线：起于中焦，向下网络大肠，回过来沿着胃的上口，穿过膈肌，入属肺，再从气管到喉，沿锁骨到腋窝上面（中府穴），沿着上肢屈侧前缘，经过寸口、大鱼际肌，到拇指桡侧端（步商穴）。分支：从腕后（列缺穴）分出。绕到背侧，到食指桡侧端（商阳穴），交于手阳明大肠经。

主要症候：咳嗽、气逆、喘息、喉痛、胸闷胀满；感冒恶寒、出汗、肩背痛；小便频数；上肢屈侧前缘疼痛、厥挣，或掌心发热等。

主治：喉、胸、肺等部位的病证。热病，自汗，盗汗，消渴以及本经所过部位的病证。

2. 手阳明大脑经（图2）

循行路线：起于食指桡侧端（商阳穴），沿食指桡侧缘向上，走在上肢伸侧前缘，顺次经过肩峰、大椎（第七颈椎棘突），进入锁骨上窝，向下络肺，入属大肠。分支：从锁骨上窝（缺盆穴）

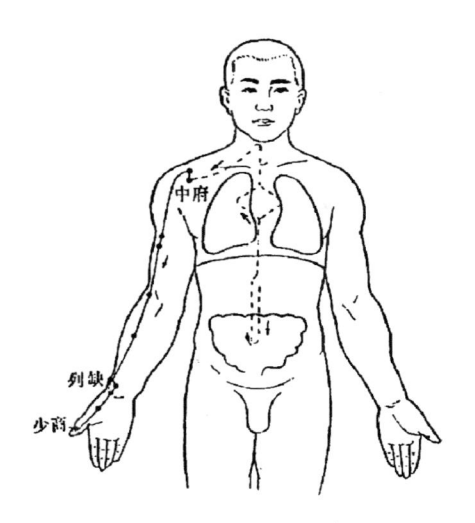

图 1　手太阴肺经循行分布示意图

上行，经颈部到面颊，进入下齿龈，再回绕出来经过口角和上唇，到对侧鼻翼旁边（迎香穴），交于足阳明胃经。

主要症候：下牙痛，咽喉肿痛，鼻出血，口干，颈、肩和上肢伸侧前缘疼痛，食指运动障碍等。

主治：耳、鼻、喉、头、颈等部位的病症，发热病，以及本经所过部位的病症。

3. 足阳明胃经（图3）

循行路线：起于鼻部，经过眼内角到眼眶下（承泣穴），进入上齿，绕过口角与对侧经脉交会于颏唇沟（承浆穴），然后往后沿着下颌角，经过耳前，循着前发际到前额部。

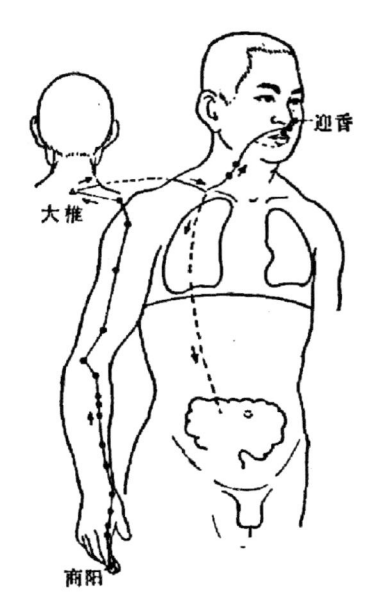

图 2　手阳明大脑经循行分布示意图

直行脉：从锁骨上窝下行，经乳头，沿腹中线旁二寸到腹股沟（气冲穴）。有四分支：一支从面颊部分出，沿着喉咙进入锁骨上窝，穿过膈肌，属胃络脾；一支起于胃口，循腹里，与缺盆部直行脉会合于气冲穴，斜行至髀关穴沿下肢外侧前缘，经足背两筋间（解溪穴）。到第二足趾外侧端（厉兑穴）；一支从膝下三寸（足三里）分出，下行到第三趾外端；一支从足背（冲阳穴）分出，进入足大拇趾内侧端（隐白穴），交于足太阴脾经。

主要症候：高热汗出，鼻衄，口唇发疹，咽喉肿痛；精神失常；惊悸、狂躁；浮肿，脘腹胀满，肠鸣，易饥；头痛，鼻腔发炎，面肌瘫痪，颈部肿大，乳房胀痛，腹股沟、小腿前面、足背第三足趾疼痛或遥动障碍等。

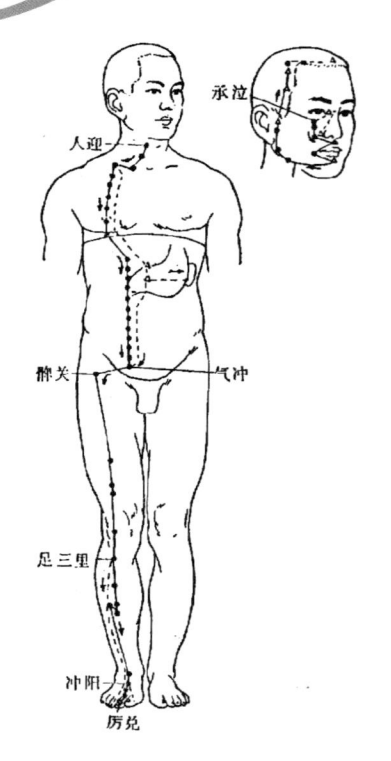

图 3　足阳明胃经循行分布示意图

主治：头、面、眼、喉、鼻、齿等部位的病症，精神病，胃肠疾病，高热，以及本经所过部位的病症。

4．足太阴脾经（图4）

循行路线：起于足大拇趾内侧端（隐白穴），沿足背内侧，经内踝前面，沿胫骨后缘上行，经膝股内侧前缘进入腹部，属脾络胃，穿过膈肌，行于胸部前外侧，再内斜至咽喉，连系舌根，分布于舌下。另一支络向外斜分布于胸胁（大包穴）。分支：从胃部分出，向上通过膈肌，注入心中，交于手少阴心经。

主要症候：食欲不振，倦怠无力，脘腹胀满，大便溏泻，嗳气，呕吐，矢气，黄疸，舌根疼痛，舌运行障碍；下肢内侧肿痛或厥冷，足大趾运动障碍等。

主治：胃肠道疾患，月经病，各种出血，贫血，失眠，水肿，以及本经所过部位的病症。

5．手少阴心经（图5）

循行路线：起于心中，属"心系"，分为三支；一支从心系下穿膈肌。络小肠；一支从心系沿食管上行联系"目系"（眼与脑相联系之脉）；一支从心系上行肺部，穿过腋窝前壁（极泉穴），沿上肢屈

图4　足太阴脾经循行分布示意图

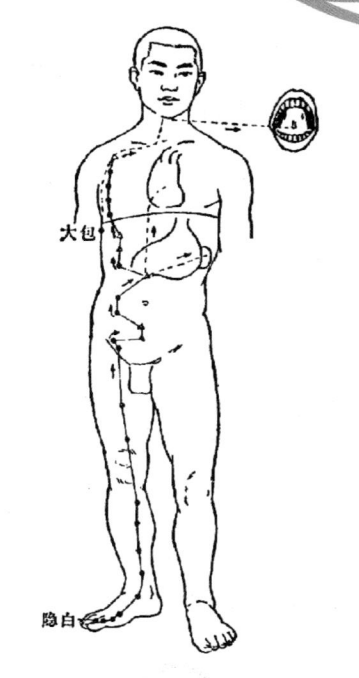

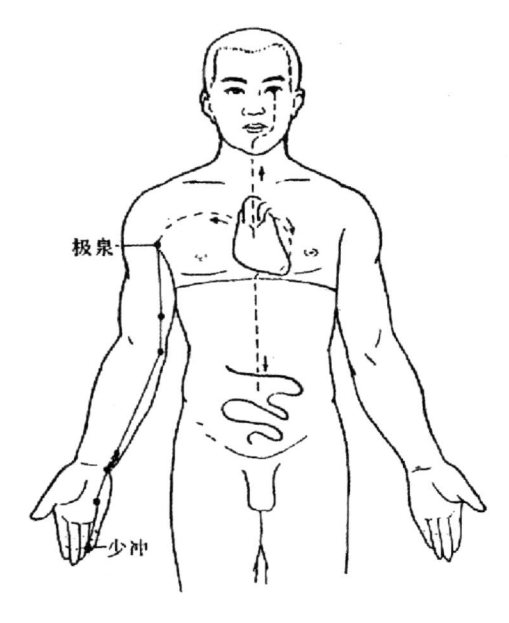

图5　手少阴心经循行分布示意图

侧后缘经第4-5掌骨间，到小指桡侧端（少冲穴），交于手太阳小肠经。

主要证候：心前区疼痛，咽喉痛，咽干口渴，上肢屈侧后缘疼痛或厥冷，掌心发热等。

主治：心和胸部疾病，精神病，大脑发育不全，以及本经所过部位的病症。

6. 手太阳小肠经（图6）

循行路线：起于小指尺侧端（少泽穴），沿上肢伸侧面的尺侧上行，循肩关节后下方，绕行肩胛部。与督脉交会于大椎，再折而向前，进入锁骨上窝，络心，沿食管通过膈肌，经过胃，属小肠。有二分支：一分支从锁骨上窝经颈侧部和面颊部到外眼角，再转入耳中（听宫穴）。另一分支从颊部分出，斜向眼眶下缘到达鼻根部的内眼角（睛明穴）。到眼内角，交于足太阳膀胱经。

主要症候：耳鸣、耳聋，目翳，咽喉疼痛，下颌及颈部肿痛，

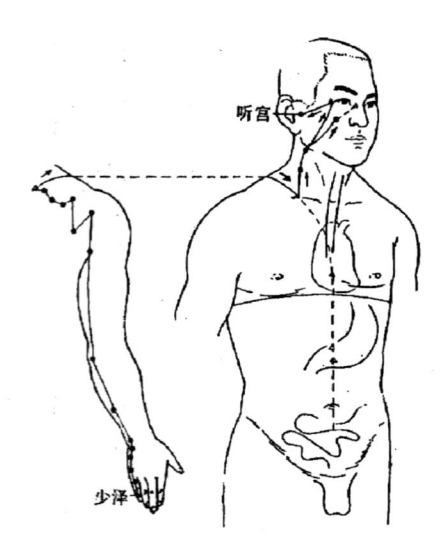

图6 手太阳小肠经循行分布示意图

头不能转动，上肢伸侧后缘疼痛等。

主治：眼、耳、喉、头、颈等部位病症，精神神经疾病，以及本经所过部位的病症。

7. 足太阳膀胱经（图7）

循行路线：起于眼内角（睛明穴），上到额。分布于头顶及耳上部、并穿入颅内，络脑，回出来下行项后，分成（二）支：一支沿背中线旁一寸多，下行到腰部，络肾，属膀胱，再从腰向下，贯穿骶部，经股部后面的腘窝；另一支沿背中线旁三寸，由项到臀下行，经髋关节后方（环跳穴）及股后外侧下到腘窝，与前一支会合，向下通过腓肠肌，经外踝后方，在足跟部折向前，经足背外侧到足小趾外侧端（至阴穴）。另一分支：从头顶分出到耳

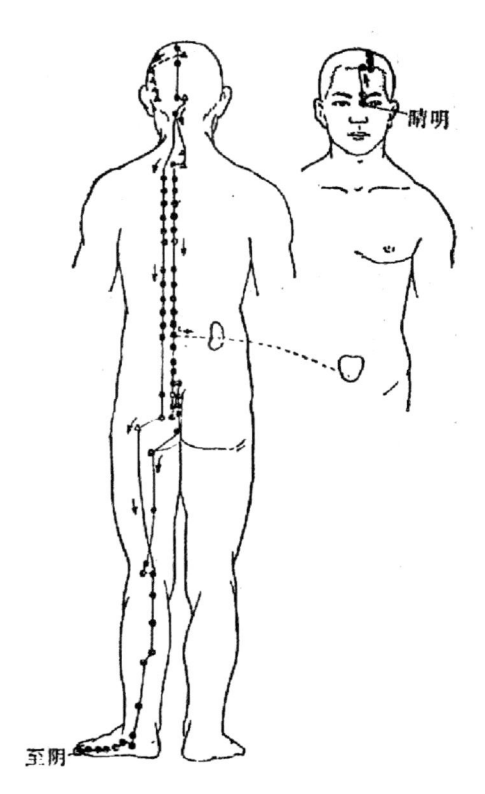

图7 足太阳膀胱经循行分布示意图

上方，交于足少阴肾经。

主要症候：小便短少或遗尿，头、颈、背、腰、臀部疼痛及运动障碍，眼球胀痛，流泪。鼻衄，耳鸣，癫痫，精神错乱，中风失语，半身不遂，痔疮，以及腘窝，腓肠肌，足及足小趾等处疼痛或运动障碍等。

主治：头项、眼、背、腰、臀等部位的病症。膀胱的疾病，与本经背俞穴相关的脏腑病，发热病，以及本经所过部位的病症。

8．足少阴肾经（图8）

循行路线：起于足小趾下，斜向足心（涌泉穴），出于舟骨粗隆下，经内踝下方进入足跟，再向上循下肢内侧后缘上行，入腹贯穿脊柱，在腰部属肾并下络膀胱，再向上通过肝和膈肌，进入肺中（俞府穴），沿着喉咙，到舌根的两侧。分支：从肺分出，联络心，散于胸中，交于手厥阴心包经。

主要症候：水肿、小便短少或尿闭，气短喘促，坐卧不安，心悸、口舌干燥，咽喉肿痛，胸痛，黄疸，慢性腹泻，食欲不振，腰脊疼痛，下肢无力，足心发热等。

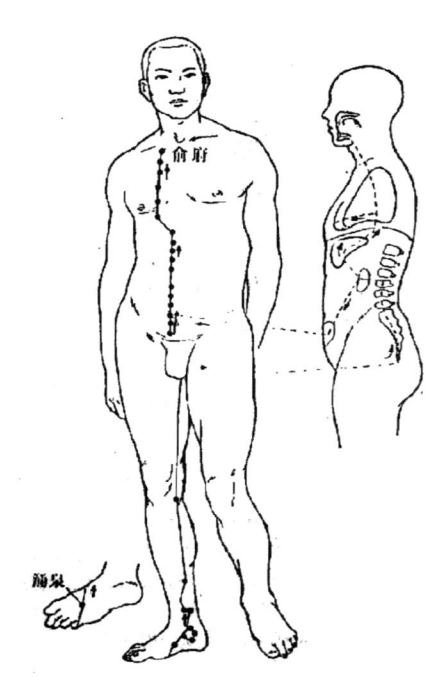

图8　足少阴肾经循行分布示意图

主治：肾及生殖系统疾病，某些神经精神病，喉、胸、腰部病症，及本经所过部位的病症。

9．手厥阴心包经（图9）

循行路线：起于胸中，属心包，向下穿过膈肌，联络上、中、

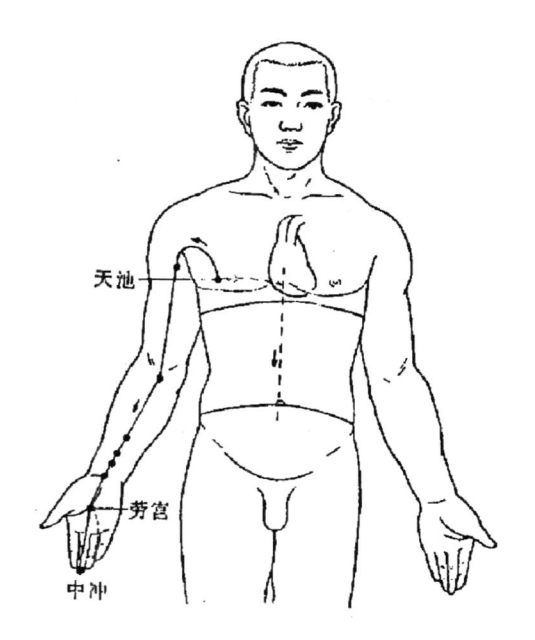

图9　手厥阴心包经循行分布示意图

下三焦。分支：从胸中开始，在乳头外侧的天池穴，穿出胸腔，上抵腋窝，沿上肢屈侧中线下行，进入手掌心，直到中指末端（中冲穴）。另一支从掌心（劳宫穴）分出，沿无名指尺侧缘到指端（关冲穴），交于手少阳三焦经。

主要症候：心悸、心烦、胸闷、胸痛或心前区痛。精神失常，上肢屈侧疼痛，掌心发热等。

主治：心、胸、胃等部位病症，精神病，大脑发育不全以及本经所过部位的病症。

10．手少阳三焦经（图10）

循行路线：起于无名指端（关冲穴）。经无名指尺侧缘及第4-5掌骨间，沿上肢伸侧面的正中，上行至肩关节后面，折而向前进入锁骨上窝，分布于前胸正中，络心包，再穿过膈肌。遍属上、中、下三焦。有二分支：一支从前胸正中向上穿出锁骨

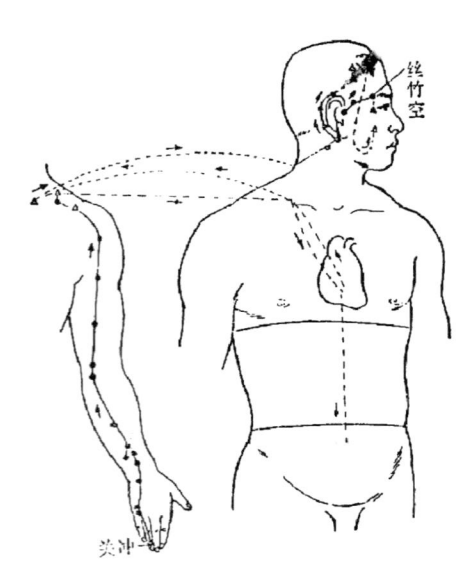

图 10　手少阳三焦经循行分布示意图

上窝，上走项部，沿耳后上行至耳上方，再弯下走向面颊部，到眼眶下方（颧髎穴）。另一支从耳后进入耳中，穿出耳前，到眼外角（瞳子髎），交于足少阳胆经。

主要证候：耳聋，耳鸣，咽喉肿痛，眼外角、颊部、耳后、侧头痛，肩、肱、前臂伸侧疼痛，无名指运动障碍等。

主治：颞、耳、胸、胁等处疾病，发热病，便秘，以及本经所过部位的病证。

11．足少阳胆经（图 11）

循行路线：起于眼外角（瞳子髎），向上到达额角部，下行至耳后（风池穴），然后由颈部侧面，经肩部，进入锁骨上窝。直行脉——从锁骨上窝走到腋下，沿胸腹侧面，在髋关节与眼外角支脉会合，然后沿下肢外侧中线下行。经外踝前面，沿足背到足第四趾外侧端（窍阴穴）。有三分支：一支从耳（风池穴）穿过耳中，经耳前到眼外角；一支从外眼角分出，下走大迎穴，与

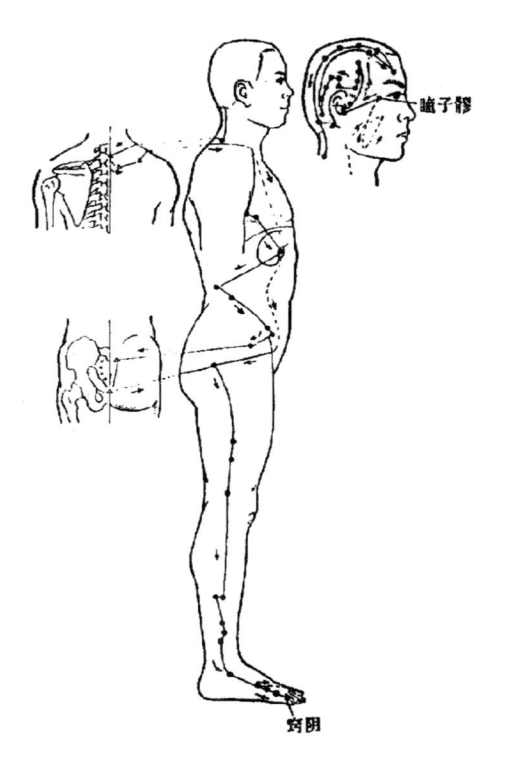

图 11 足少阳胆经循行分布示意图

手少阳三焦经会合于目眶下，下经颊车和颈部，进入锁骨上窝，继续下行胸中，穿过膈肌，络肝属胆，沿着胁肋内到耻骨上缘阴毛边际处（气冲穴），横入髋关节（环跳穴）；一支从足背（临泣穴）分出，沿第1-2跖骨间到大拇趾爪甲后（大敦穴），交于足厥阴肝经。

主要症候：往来寒热，口苦，胁痛，偏头痛，外眼角痛，颈及锁骨上窝肿痛，腋下淋巴结肿大，股、膝、小腿外侧疼痛及第四足趾运动障碍。

主治：侧头、眼、耳、鼻、喉。胸肋等部位的病证，肝胆疾病，神经系统疾病，发热病，以及本经所过部位的病证。

12. 足厥阴肝经（图 12）

循行路线：起于足拇趾背面趾甲后（大敦穴），沿足背第 1–2 跖骨间，经内踝前一寸外，沿小腿内前侧上行，在小腿中部（内踝上八寸）交叉到足太阴脾经后方，再沿股内侧上行，回绕外生殖器，经小腹及腹侧，再走到胃旁（期门穴），属肝络胆，从肝往上穿过膈肌，分布于胁肋，再沿喉咙的后面，向上进入鼻咽部，连接"目系"，再向上经过前额到达头顶。有两分支：一分支从"目系"分出，循面颊的里面下行，环绕嘴唇；另一分支从肝分出，穿过膈肌，注入肺，交于手太阴肺经。

主要症候：胁胀痛，恶心，呕吐，腹泻，疝气，遗尿或小便不通，腰痛，妇女小腹胀痛等。

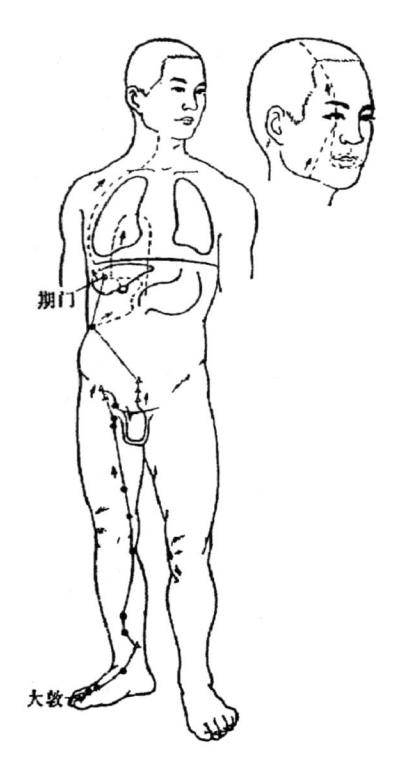

图 12　足厥阴肝经循行分布示意图

主治：肝、胆疾病，泌尿生殖系统疾病，以及本经所过部位的病症。

综上所述，十二经脉表里关系和衔接顺序如下：手太阴肺经—手阳明大肠经—足阳明胃经—足太阴脾经—手少阴心经—手太阳小肠经—足太阳膀胱经—足少阴肾经—手厥阴心包经—手少阳三焦经—足少阳胆经—足厥阴肝经—手太阴肺经。

（三）十二经脉在人体各部分布的规律

1. 头面部：手、足三阳经均到达头面部，故有"头为诸阳之会"之说。其中手、足阳明经分布在面部及前头部，手、足少阳经分布于侧头部，手太阳经分布于颊部。足太阳经分布于前额、头顶及枕项部。此外，手少阴心经连于"目系"，足厥阴肝经上至头顶。

2. 躯干部：手、足三阴经及足阳明经均分布在前面（胸腹部），足少阳足厥阴经分布于侧面（胁肋部），足太阳经分布于背面（腰背部），手三阳经分布于肩背部。

3. 四肢：在上肢，手三阴经分布于屈侧，太阴经在前，少阴经在后，厥阴经在中。手三阳经分布于伸侧。阳明经在前，太阳经在后，少阳经在中。

在下肢，足三阴经分布于内侧，三阴经的前后分布与上肢基本相同，只是在小腿下段厥阴经与太阴经位置互换。足阳明经分布于前侧，足少阳经分布于外侧。足太阳经分布于后侧。

概括起来，大致是手三阴经联系上肢和胸部，手三阳经联系上肢和头部，足三阴经联系下肢和腹部，足三阳经联系足部和头部、腰背或胁肋部。这些关系常可以为针刺治疗，或针刺麻醉选穴时提供线索，如胸部疾病或胸部手术，就可考虑选用手三阴经的穴位。至于耳部，则认为"耳者宗脉之所聚"，"十二经脉皆上络于耳"，因此，耳针可以广泛应用于治疗全身疾病和针刺麻醉。

（四）十二经脉的表里规律

十二经脉分属脏腑，阴经属脏（络腑）为里，阳经属腑（络脏）为表。十二经脉中的每一条"阴经"都和它分布位置相对的一条"阳经"构成表里关系，如手太阴肺经（属肺、络大肠）和手阳明大肠经（属大肠、络肺）；手厥阴心包经（属心包、络三焦）和手少阳三焦经（属三焦、络心包）；手少阴心经（属心、络小肠）和手太阳小肠经（属小肠、络心）；足太阴脾经（属脾、络胃）和足阳明胃经（属胃、络脾）；足厥阴肝经（属肝、络胆）和足少阳胆经（属胆、络肝）；足少阴肾经（属肾，络膀胱）和足太阳膀胱经（属膀胱、络肾）。它们通过络脉和经别相互衔接沟通，因此表里两经在生理和病理方面都是互相联系，互相影响的。根据这个规律，在针灸治疗时，可选取某一经脉的穴位来治疗和它相表里的脏腑或经脉的疾病。如手太阴肺经的穴位可以治疗大肠或手阳明大肠经的疾病。

（五）十二经脉的同气相通规律

十二经脉中，每一条手经都和它同名的足经之间有一定的联系，称为"同气相通"。如手太阴肺经和足太阴脾经；手厥阴心包经和足厥阴肝经；手少阴心经和足少阴肾经；手阳明大肠经和足阳明胃经；手少阳三焦经和足少阳胆经；手太阳小肠经和足太阳膀胱经，都存在着"同气相通"的联系。根据这个规律，在针灸治疗时，某一脏腑或经脉的疾病，可以选用与其同名的另一经脉上的穴位来治疗，如大肠或手阳明大肠经的疾病可以选取足阳明胃经的穴位来进行治疗。

二、奇经八脉

（一）奇经八脉的组成和作用

奇经八脉是由督脉、任脉、冲脉、带脉、阴维脉、阳维脉、阴跷脉和阳跷脉组成，因它们不与脏腑直接相连属，故称"奇经"。其作用有三：

（1）调节统率十二经脉的气血，如任脉总督一身的阴经，督脉总督一身的阳经。十二经脉中气血旺盛，可以注蓄于奇经；十二经脉中的气血，也可由奇经补充供应。所以有人把十二经脉比作江河，把奇经比作湖泊。

（2）奇经八脉交叉贯串于十二经脉之间，进一步密切了经络之间的联系。

（3）在生理病理方面，奇经与某些奇恒之府的关系较为密切，如子宫、脑髓等内脏主要由奇经直接联系。

（二）奇经八脉的循行路线，基本功能及主要症候

1. 督脉（图13）

循行路线：起于胞中，下出于会阴部，向后沿骶、腰背、项的正中线上行，至项后（风府穴）进入脑内，属脑，沿头部正中

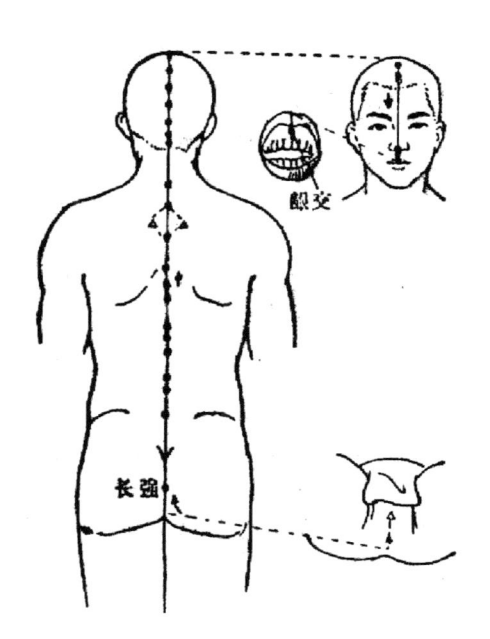

图13 督脉循行分布示意图

线，由项经头顶、额部、鼻部、上唇正中线、到上唇内唇系带处，并有支脉络肾，贯心。

基本功能：

（1）为"阳脉之海"。六条阳经都与督脉交会于大椎，督脉对阳经有调节作用，故有"总督一身阳经"之说。

（2）督脉属脑、络肾。肾生髓，脑为髓海，督脉与脑、脊髓的关系十分密切。

主要症候：角弓反张，脊背强痛，背脊高突，龟背，精神失常，妇女不孕，小儿惊厥等。

主治：中枢神经系疾病，泌尿生殖系疾病，发热病、头、项、腰背及运动系统疾病。

2. 任脉（图14）

循行路线：起于胞中，下出于会阴，向前进入阴毛部，沿着腹、胸、颈部的正中线上行，到颏下分为二支，经面部到眼眶下部。

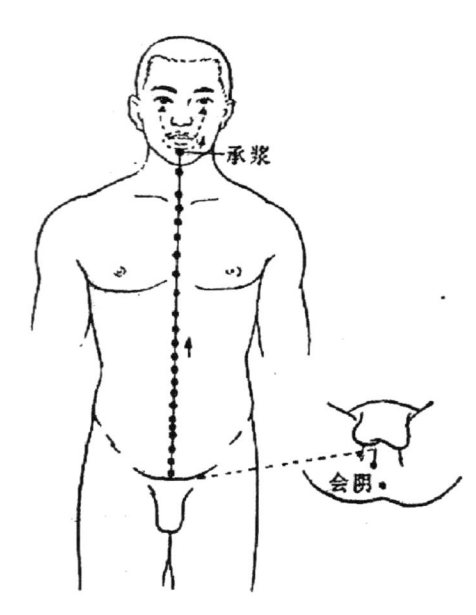

图14 任脉循行分布示意图

基本功能：为"阴脉之海"。足三阴经在小腹与任脉相交，使左右两侧的经脉通过任脉而互相联系，因此任脉对阴经有调节作用，任脉能调节月经，孕育胎儿，故有"任主胞胎"之说。

主要症候：月经不调、经闭、白带、流产、不孕，以及疝气、遗尿、少腹肿块等。

主治：生殖、泌尿系统疾病，胃肠疾病，以及本经所过部位的病症。

3．冲脉（图15）

循行路线：起于胞中，下出于会阴部，在腹股沟（气冲穴）处与足少阴肾经相合上行，抵胸后散布于胸中，再向上到喉，环绕嘴唇，在少腹有一分支，上行于脊柱内。

基本功能：为"阴脉之海"。冲脉能调节十二经的气血，主要生理功能是调节月经，因此，有"冲为血海"之说。

主要症候：妇女生殖系统的疾患（崩漏、流产、经闭月经不调、乳少、小腹痛），吐血及气逆上冲等。任脉、督脉和冲脉，均起于胞中，故有冲脉、任脉、督脉"一源而三歧"的说法，这三条经脉主要调节人体的生殖功能，因此，"调理冲任"是治疗月经病的主要方法之一，"温养任督"是治疗生殖功能减退的主要方法之一。

4．带脉（图16）

循行路线：起于胁肋部下面，斜向下行到带脉穴，沿髂骨上缘到少腹部，绕身一周。

基本功能：约束任、督、冲三条经脉。

主要症候：白带、子宫下垂、腹部胀满、腰软无力等。

5．阴跷脉（图17）、阳跷脉（图18）

循行路线：阴跷脉起于足舟骨后方（照海穴），上行到内踝上部，沿大腿内侧后缘，至前阴部，上沿腹胸部进入锁骨上窝，

图 15　冲脉循行分布示意图　　图 16　带脉循行分布示意图

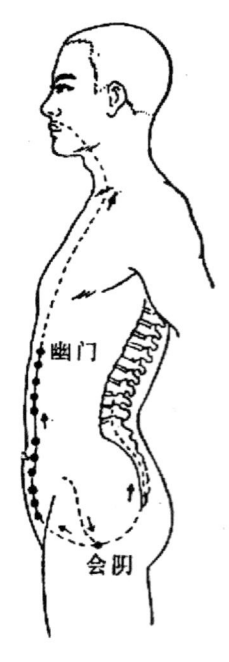

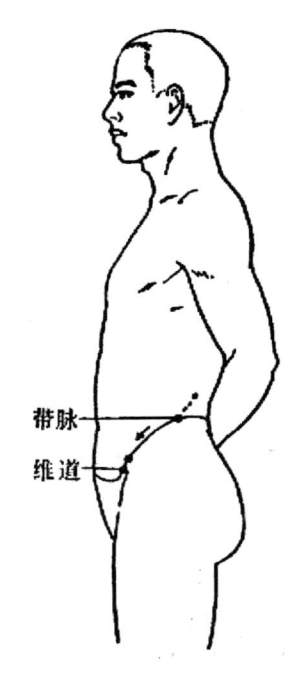

上行喉结旁人迎穴之前，到达眼内眦，与阳跷脉会合；阳跷脉起于足跟外侧（申脉穴），沿外踝上行，经腓骨后缘，沿大腿外侧，胁肋后方，从腋缝上肩，经颈外侧上挟口角，到达眼内眦（睛明穴），与阴跷脉会合，再沿足太阳膀胱经上额与足少阳胆经会合于项后（风池穴）。

基本功能：阴阳跷脉主要生理功能是控制眼睛的开合和筋肉屈伸运动。

主要症候：眼睑开台异常，目开无力，或目闭不紧。以及癫痫、脏躁等疾病中所出现的抽搐、瘛疭。（难经）有"阳跷为病，阴缓而阳急；阴跷为病，阳缓而阴急"之说。

6. 阴维脉（图 19）、阳维脉（图 20）

循行路线：阴维脉起于小腿内侧，沿大腿内侧上行，到腹

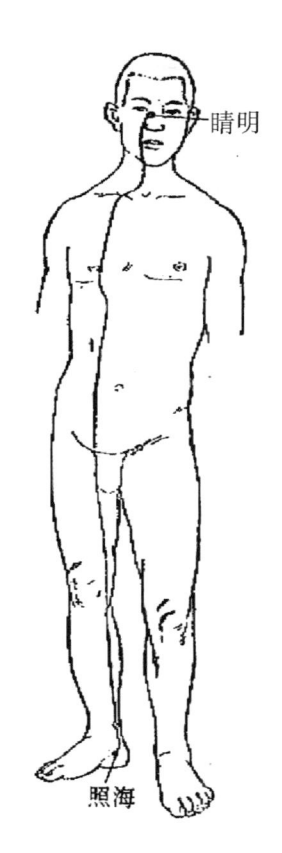

图 17　阴跷脉循行分布示意图 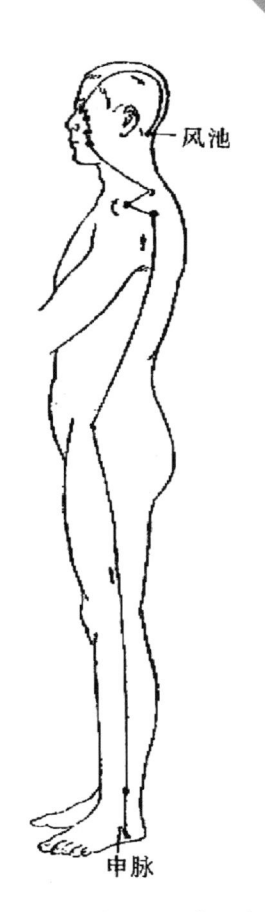　　图 18　阳跷脉循行分布示意图

部与足太阴脾经相合同行，到胁部，沿着胸部上行至咽喉，与任脉相会（天突穴、廉泉穴）；阳维脉起于外踝下（金门穴），向上出外踝，沿足少阳胆经上行，经过髋关节部，循胁肋后侧从腋后上肩，到前额，再到项后，和督脉会合（风府穴、哑门穴）。

　　基本功能：阴维脉维系各条阴经，阳维脉维系各条阳经。

　　主要症候：阴维脉的病变主要为心痛、胁痛、腰痛等证；阳维脉的病变主要为寒热长期不退。

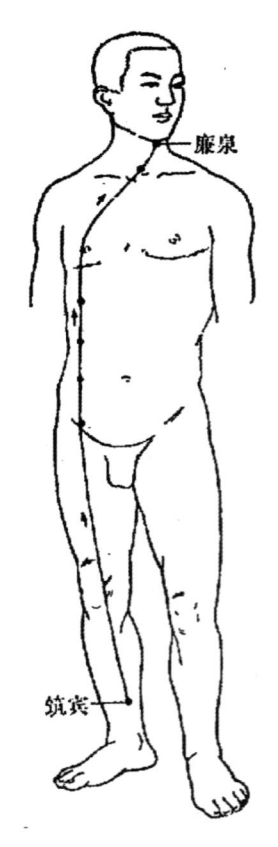

图 19　阴维脉循行分布示意图 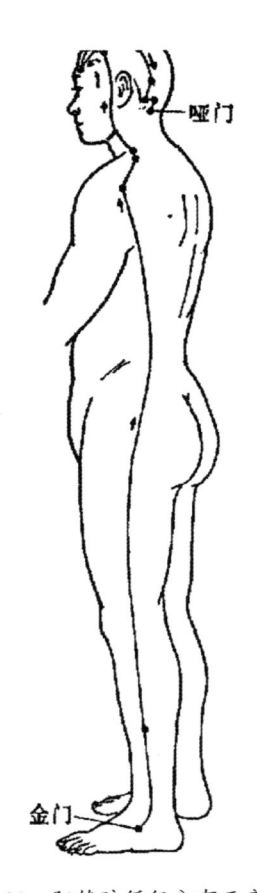　　　　图 20　阳维脉循行分布示意图